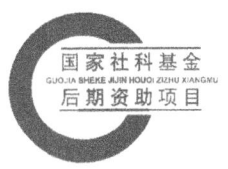

我国长期照护服务多元供给的整体性治理研究

Woguo Changqi Zhaohu Fuwu Duoyuan Gongji
De Zhengtixing Zhili Yanjiu

王莉 著

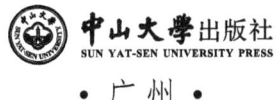

·广州·

版权所有　翻印必究

图书在版编目（CIP）数据

我国长期照护服务多元供给的整体性治理研究／王莉著. -- 广州：中山大学出版社，2025. 6. -- ISBN 978-7-306-08452-1

Ⅰ. R473.59；D669.6

中国国家版本馆 CIP 数据核字第 2025SM3477 号

出 版 人：	王天琪
策划编辑：	鲁佳慧
责任编辑：	鲁佳慧
封面设计：	林绵华
责任校对：	陈书坤
责任技编：	靳晓虹
出版发行：	中山大学出版社
电　　话：	编辑部 020-84113349，84110776，84111997，84110779，84110283
	发行部 020-84111998，84111981，84111160
地　　址：	广州市新港西路 135 号
邮　　编：	510275　　传　真：020-84036565
网　　址：	http://www.zsup.com.cn　　E-mail：zdcbs@mail.sysu.edu.cn
印 刷 者：	广东虎彩云印刷有限公司
规　　格：	787mm×1092mm　1/16　17.625 印张　304 千字
版次印次：	2025 年 6 月第 1 版　2025 年 6 月第 1 次印刷
定　　价：	88.00 元

如发现本书因印装质量影响阅读，请与出版社发行部联系调换。

国家社科基金后期资助项目
出版说明

后期资助项目是国家社科基金设立的一类重要项目，旨在鼓励广大社科研究者潜心治学，支持基础研究多出优秀成果。它是经过严格评审，从接近完成的科研成果中遴选立项的。为扩大后期资助项目的影响，更好地推动学术发展，促成成果转化，全国哲学社会科学工作办公室按照"统一设计、统一标识、统一版式、形成系列"的总体要求，组织出版国家社科基金后期资助项目成果。

全国哲学社会科学工作办公室

前　　言

长期照护服务被视为我国老龄化社会治理的重要突破点，本书在此背景下应运而生，致力于在长期照护服务多元供给的整体性治理方面做出有益探索。

本书首先从理论基础出发，厘清了长期照护服务、正式照护与非正式照护、家庭照护、社区居家照护与机构照护等核心概念，并构建了长期照护服务多元供给与整体性治理的理论分析框架。其次，本书以国际比较的视角，分析了不同福利体制下长期照护服务多元供给的变革趋势。在此基础上，本书重点聚焦中国长期照护服务的治理现状与困境。通过梳理政策供给历程和地方试点实践，揭示了当前多元供给尚存在一定程度的主体失衡与非协同以及机构与职能碎片化等问题，针对这些困境提出了整体性治理下的理念变革、结构重塑与机制推进。

通过本研究，我们期望能够为中国长期照护服务的整体性治理提供有益的思路和建议，不断推动长期照护服务体系的完善和发展。同时，我们也意识到鉴于长期照护服务的复杂性和多元性，我们需要持续地努力和探索。

本书的撰写得到了多方的大力支持与帮助。在此，我们要特别感谢国家社会科学基金的资助，感谢各位同仁、专家的宝贵意见和建议，以及各相关部门的鼎力支持与协助。同时，我们期望本书的出版能进一步激发社会各界对长期照护服务问题的深入思考与广泛讨论，共同推动我国老年福利事业的发展与进步。

由于时间仓促和水平有限，书中难免存在不足之处，恳请广大读者批评指正。

编者
2024 年 8 月

目 录

导论 ………………………………………………………… 1
  第一节 研究背景、问题的提出与研究意义 …………………… 1
    一、研究背景 ………………………………………………… 1
    二、问题的提出 ……………………………………………… 3
    三、研究意义 ………………………………………………… 6
  第二节 国内外研究现状述评 …………………………………… 7
    一、国外研究现状述评 ……………………………………… 7
    二、国内研究现状述评 ……………………………………… 14
    三、对国内外研究成果的评价 ……………………………… 18
  第三节 研究思路与方法 ………………………………………… 19
    一、研究思路 ………………………………………………… 19
    二、研究方法 ………………………………………………… 20
  第四节 章节安排 ………………………………………………… 23

第一章 长期照护服务多元供给治理：基础理论与分析框架 ……… 25
  第一节 相关概念界定 …………………………………………… 25
    一、长期照护服务 …………………………………………… 25
    二、正式照护与非正式照护 ………………………………… 30
    三、家庭照护、社区居家照护与机构照护 ………………… 32
    四、长期照护服务中的多元供给 …………………………… 36
  第二节 治理理论与多元供给 …………………………………… 42
    一、治理、福利治理与多元供给 …………………………… 42
    二、治理失灵与多元供给的困境 …………………………… 44
    三、治理的治理与多元供给关系重构 ……………………… 45
    四、整体性治理与多元供给的新趋向 ……………………… 46

第三节　长期照护服务多元供给与整体性治理：一个理论分析框架 ………………………………………………… 50
　一、整体性治理契合长期照护服务多元供给理念 …… 50
　二、整体性治理推动长期照护服务多元供给主体协同 …… 51
　三、整体性治理促进长期照护服务功能与部门整合 ……… 51

第二章　长期照护服务多元供给：国际变革与整体性治理趋向 …… 53
第一节　不同福利体制下长期照护服务供给变革：治理驱动 …… 53
　一、不同福利体制下长期照护服务代表性国家的选择 …… 54
　二、不同福利体制下长期照护服务供给变革的驱动因素 …… 56
第二节　长期照护服务多元供给中的政府责任 ……………… 61
　一、不同福利体制下长期照护服务供给中政府责任的演变 …………………………………………………… 61
　二、多元供给治理中的政府责任：核心主体 ………… 75
第三节　长期照护服务多元供给中的政府与家庭 …………… 79
　一、不同福利体制下的政府与家庭责任分工 ………… 79
　二、长期照护服务变革与新的责任分工 ……………… 81
　三、政府与家庭：责任边界的调整与政策支持 ……… 84
第四节　长期照护服务多元供给中的政府与市场 …………… 92
　一、不同福利体制下照护服务供给的市场化改革 …… 92
　二、市场化困境：效率、服务质量与需求回应 ……… 99
　三、政府与市场：不确定性与关系调整 ……………… 105
第五节　长期照护服务多元供给中的社会组织与政府 ……… 107
　一、不同福利体制下长期照护服务供给中的社会组织 …… 107
　二、社会组织与政府：传统伙伴关系的挑战 ………… 116
第六节　长期照护服务多元供给：整体性治理趋向与反思 …… 119
　一、以被照护者为中心的照护服务理念的生成 ……… 119
　二、多元供给下长期照护服务组织、递送与支持功能的整合 ……………………………………………… 122
　三、长期照护服务整体性治理结构与机制 …………… 131
　四、长期照护服务整体性治理的反思 ………………… 133

第三章 中国长期照护服务多元供给：治理现状与困境 …… 136
第一节 中国长期照护服务政策供给及其治理逻辑 …… 136
一、中国长期照护服务政策供给历程 …… 136
二、中国长期照护服务政策的治理逻辑演变 …… 142
第二节 中国长期照护服务地方试点的供给实践 …… 145
一、中国长期照护服务地方试点的制度分析 …… 146
二、长期照护服务供给主体分析 …… 160
三、长期照护服务供给机制分析 …… 173
第三节 中国长期照护服务多元供给：治理困境 …… 184
一、治理理念：长期照护服务理念与定位偏差 …… 184
二、治理主体：多元供给主体失衡与非协同 …… 186
三、治理机制：机构与职能碎片化问题 …… 208

第四章 中国长期照护服务多元供给的整体性治理：理念、结构与机制 …… 211
第一节 整体性治理下多元供给的理念变革 …… 211
一、长期照护服务多元供给的利益整合：以被照护者为中心 …… 211
二、长期照护服务供给的价值整合：健康理念的构建 …… 213
第二节 整体性治理下多元供给治理结构的重塑 …… 215
一、整体性治理下政府责任的重构与多元供给主体的培育 …… 215
二、政府与家庭支持政策的构建 …… 220
三、政府与市场关系的调整 …… 223
四、政府与社会组织的嵌合 …… 226
第三节 整体性治理下多元供给治理机制的推进 …… 229
一、长期照护服务多元供给层级整合 …… 230
二、长期照护服务多元供给部门整合 …… 231
三、长期照护服务供给社区层次功能与资源整合 …… 233

第五章 结论与展望 ……………………………………… 236
一、长期照护服务：从多元供给到整体性治理………… 236
二、主要结论 …………………………………………… 239
三、长期照护服务的发展及下一步研究方向…………… 240

参考文献 …………………………………………………… 242

导 论

第一节 研究背景、问题的提出与研究意义

一、研究背景

长期照护（long-term care，LTC）是老龄社会不可或缺的基本公共服务，已成为积极应对人口老龄化战略的重要内容。中国是世界上老年人口最多的国家，也是增长速度最快的国家之一。人口老龄化已成为中国人口发展的显著特征。国家统计局公布的《2020 年第七次全国人口普查主要数据》显示，中国 60 岁及以上人口为 2.64 亿人，占总人口的 18.70%；其中，65 岁及以上人口为 1.91 亿人，占总人口的 13.50%[①]。从 2022 年开始，中国人口老龄化快速发展，正式进入中度老龄化社会。此后，中国老年人口数量将保持在高位水平，人口结构向深度老龄化和超级老龄化发展。预计在 2033 年左右，中国 65 岁及以上人口比例大于 21%，进入重度老龄化；2045 年后，65 岁及以上人口比例大于 28%，进入极度老龄化[②]。未来中国将持续面对老龄社会带来的挑战。

随着人口老龄化程度的不断加深，失能失智老年人规模将进一步增加，长期照护服务的刚性需求不断释放。老龄化对人类社会最直接的影响是衰老、急慢性疾病等原因导致老年人失能失智等风险的不断增加。中国保险行业协会、中国社会科学院人口与劳动经济研究所联合发布的《2018～2019 中国长期护理调研报告》显示，调查地区总失能率为 11.8%，其中 65 岁是老年人面临失能风险的重要转折点。在 65～79 岁

[①] 国务院第七次全国人口普查领导小组办公室：《2020 年第七次全国人口普查主要数据》，北京，中国统计出版社，2021 年，第 1 版，第 9 页。

[②] 林宝：《从七普数据看中国人口发展趋势》，《人民论坛》2021 年第 15 期，第 56～59 页。

阶段，失能问题开始集中出现，中度及重度失能人群占比达12%～14%；80岁以上人群进入失能加剧阶段，其中20%～25%的人需要较大程度地依赖他人照料①。从中国城镇人口与农村人口的失能率来看，调查数据显示，2018年中国城镇60岁及以上人口失能率为17.2%，农村失能率为26.5%②。根据预测，我国失能老年人群规模在未来将持续扩大。到2030年和2050年，失能老年人将分别达到6168万人和9750万人③。此外，中国失智症患者每年快速增长，如果将失能和失智人口与需要连续照护6个月以上的残障者、慢性精神病患者及其亲属加总，影响面至少涉及2亿多人④。老年失能人口数量的快速增长将给家庭、社会、政府等带来极大的照护负担，也将给中国医疗服务体系带来巨大冲击。世界卫生组织（World Health Organization，WHO）在《健康老龄化行动十年：2020～2030》中强调：每个国家都需要有一个长期照护系统来满足老年人的需求，使身心能力显著下降的老年人能够获得必要的照护和社会支持，以便其保持身体能力、享受基本人权和有尊严地生活⑤。

针对日益凸显的老年人长期照护服务危机，建立、健全针对失能失智老年人的长期照护服务体系，成为越来越迫切的社会需求。为此，中国采取了一系列干预政策。2016年起，中国出台《人力资源社会保障部办公厅关于开展长期护理保险制度试点的指导意见》，组织部分地方开展长期护理保险制度试点。2019年，"长期护理保险"的表述首次出现在总理政府工作报告中，报告指出，"扩大长期护理保险制度试点，让老年人拥有幸福的晚年，后来人就有可期的未来"。2020年，国家医疗保障局发布《关于扩大长期护理保险制度试点的指导意见》，又扩大了长期照护制

---

① 中国保险行业协会、中国社会科学院人口与劳动经济研究所：《2018～2019中国长期护理调研报告》，2020年，http://www.iachina.cn/art/2020/7/6/art_22_104560.html。
② 陈欣欣、陈燕凤、龚金泉等：《我国农村养老面临的挑战和养老服务存在的突出问题》，《中国农业大学学报（社会科学版）》2021年第38卷第4期，第64～77页。
③ 全国老龄工作委员会办公室总报告起草组：《国家应对人口老龄化战略研究总报告》，《老龄科学研究》2015年第3期，第4～38页。
④ 杨团：《中国长期照护的政策选择》，《中国社会科学》2016年第11期，第88～111页。
⑤ 世界卫生组织：《健康老龄化行动十年：2020～2030》，2020年，https://www.who.int/docs/default-source/decade-of-healthy-ageing/full-decade-proposal/decade-proposal-fulldraft-zh.pdf?sfvrsn=ec68d2e7_4。

度试点。2021年国务院办公厅印发的《"十四五"全民医疗保障规划》和2022年国务院发布的《"十四五"国家老龄事业发展和养老服务体系规划》，均提出要适应我国经济社会发展水平和老龄化发展趋势，构建长期护理保险制度政策框架，协同促进长期照护服务体系建设[1][2]。可见，探索建立长期照护制度正在成为党中央、国务院积极应对人口老龄化的重大制度安排。老年人长期照护服务体系的构建是对当前不断加剧的老龄化进程及长期照护需求的有力回应，也顺应了人民对老有所养、老有所护的美好期待。而在推进过程中，如何实现老年人长期照护服务合理有效供给，为老年人提供能够满足其需求的、高质量的、可负担的且可持续的长期照护服务，成为亟待深入研究的课题。

二、问题的提出

长期照护制度发展的重心是服务供给。长期照护服务供给机制和服务水平是满足老年人长期照护需求的关键环节。在中国，长期照护制度尚处于探索阶段。当前政策制定者的关注点和学者的研究，主要集中在长期照护保险制度的设计上，而对服务供给的关注不足。

从服务供给主体来看，目前中国老年人长期照护还是以家庭照护为主，但传统的家庭照护服务供给正在受到家庭小型化、女性就业增加、人口流动性增强等因素的影响与冲击，照护功能弱化，而社会照护服务市场仍处在起步阶段，尚不能与家庭非正式照护构成协调统一的长期照护服务供给体系[3]。许多市场供给的机构照护服务存在着供需不匹配问题，超出了老年人的购买能力，导致其床位使用率较低，大量照护资源处于闲置状态。与此同时，政府主导的福利照护机构覆盖面较小，常常一床难求。而在公共政策方面，大量公共资源用于支持社会化、市场化

---

[1] 国务院办公厅：《国务院办公厅关于印发"十四五"全民医疗保障规划的通知》（国办发〔2021〕36号），2021年，https://www.gov.cn/zhengce/content/2021-09/29/content_5639967.htm。

[2] 国务院：《国务院关于印发"十四五"国家老龄事业发展和养老服务体系规划的通知》（国发〔2021〕35号），2021年，https://www.gov.cn/zhengce/zhengceku/2022-02/21/content_5674844.htm。

[3] 国家应对人口老龄化战略研究长期照料服务制度研究课题组：《长期照料服务制度研究》，北京，华龄出版社，2014年，第10页。

照护服务供给，特别是机构照护服务，作为基础的家庭照护公共支持缺乏，家庭面临的照护困境没有得到缓解。社区居家照护服务发展不足，无法充分发挥其资源整合能力，其依托作用也尚未得到充分发挥。这种针对失能失智人口的长期持续服务因家庭照护功能弱化、市场服务不完善，以及社会保障制度不能满足需求而无法有效发挥作用，成为这个时代社会发展的痛点和难点之一。全球性、成规模出现的老年人失能失智忧患，昭示着构筑人类生命周期终端的安全网成为长寿时代国家、社会、家庭的共同责任①。

从长期照护服务组织机构与服务提供方来看，不同部门之间的分割、各级机构之间服务供给的分散化都制约着中国老年人照护服务的发展②，导致老年人照护服务的有效供给不足、效率低下、资源分散，难以满足服务对象多元化的需求。首先，在服务机构方面，尚未能形成协同治理，导致老年人照护政策制定与执行方面的碎片化问题。目前，中国老年人照护服务供给的政策决策与管理运行涉及医疗保障、民政、卫生健康、人力资源与社会保障等多个政府职能部门，而各部门对老年人照护服务供给的决策认识以及运行激励又都存在差异。其次，从长期照护服务提供层面来看，服务提供机构联动不足，老年人医疗、康复、护理、照顾等服务问题无法在同一环境下得到一体化解决。居家照护、社区照护、机构照护服务在提供上相对独立，各类服务之间缺乏转介机制，造成在服务提供上缺乏连续性，老年人在服务选择上存在随意性③。中国长期照护服务供给与老年人需求之间的错配，使得长期照护服务资源未得到有效配置，失能失智老年人的长期照护服务需求也未得到有效满足。特别是在新冠疫情期间暴露的一些问题凸显了国家在为快速增长的老年人群提供适当的、以社区为基础的长期护理服务方面存在的不足。

长期照护服务的困境，特别是服务供给的跨领域性与供给过程的复

---

① 杨团：《中国长期照护的政策选择》，《中国社会科学》2016 年第 11 期，第 88～111 页。

② 杜鹏、李兵、李海荣：《"整合照料"与中国老龄政策的完善》，《国家行政学院学报》2014 年第 3 期，第 86～91 页。

③ 梁誉、林闽钢：《论老年照护服务供给的整合模式》，《中共福建省委党校学报》2017 年第 7 期，第 88～95 页。

杂性，需要我们转变理念，在构建长期照护服务体系及提供服务的过程中，采取变革性方法。整体性照护被广泛接受为一种改善健康和体系效率的机制，与此同时，其也被嵌入了整体性治理思路。整体性治理针对治理资源分散化、治理过程碎片化、公共责任模糊化等问题，强调"协调"和"整合"。自20世纪80年代以来，各国的长期照护服务的整合改革，代表了长期照护政策改革的普遍趋势。相较于传统的长期照护服务供给方式，在整体性治理思路下，长期照护服务改革体现了以被照护者的需求为中心和以提高服务供给效果为中心的双重导向[1]，其通过加强服务管理机构与服务项目之间的协作和联系，实现各类服务之间的有效整合与无缝衔接，从而提高服务供给效率、服务质量以及服务的回应性和可及性[2]。

不同的福利体制下，长期照护服务的改革需要重视治理的实践背景，通过不断调整，探索出应对方案。中国特色的长期照护服务还需要我们借鉴和反思他国经验，并基于本土情境，做出更多有益的探索。为此，本书以老年人长期照护服务多元供给为主题，以政府、市场、家庭与社会组织等主体下所形成的治理结构与治理机制为研究对象，尝试分析并回答在老年人长期照护服务改革过程中，如何通过"整体性治理"，基于治理理念的重塑、治理结构调整与治理机制的推进，形成跨越一系列组织边界、部门边界和功能边界的高质量、可持续的长期照护服务供给。具体内容可细化为以下问题：整体性治理作为一种新的公共管理范式，引入老年人长期照护服务领域，是否有利于深入认识、破解长期照护服务多元供给的困境，提升老年人长期照护服务质量与供给效率，推进长期照护服务建设？在中国长期照护服务试点中，多元供给面临的挑战、困境及其成因是什么？本土化情境下，政府作为核心主体如何合理定位？政府与市场、家庭、社会组织如何实现多主体协同？如何通过整体性治理下的理念变革、治理结构的重塑、治理机制的推进，实现高质量、可持续、可获得、整合性的长期照护服务供给？

---

[1] Alaszewski, A., Billings, J., Coxon, K.: "Integrated Health and Social Care for Older Persons: Theoretical and Conceptual Issues", 2003, https://www.kent.ac.uk/chss/docs/integrated_health_and_social_care.pdf.

[2] Brown, M., McCool, B. P.: "Vertical Integration: Exploration of a Popular Strategic Concept", *Health Care Management Review*, 1986, 11 (4), 7-19.

三、研究意义

（一）理论意义

（1）系统梳理了多元供给与治理理论，借鉴整体性治理，提出合理定位政府核心主体职能，强调多主体协同，并以理念变革、政府、市场、家庭与社会组织等多元供给结构的重塑，以及供给机制的推进，实现高质量、可持续、可获得、整合性的长期照护服务供给。上述理论研究进一步丰富了中国长期照护服务领域的研究成果，以此推进中国长期照护服务从多元供给向整体性治理实践的转变，也在长期照护领域中对整体性治理理论进行了深化和拓展。

（2）就不同福利体制下长期照护服务供给变革，探讨了长期照护服务供给中的驱动因素，政府的核心主体地位，各主体的协同，以及治理理念、治理结构、治理机制等治理特征。结合各国变革趋势，探讨了治理目标中有关效率、服务质量与需求回应等方面面临的困境，以及整体性治理趋向的生成与实践挑战。这一研究有助于了解不同福利体制下，长期照护服务改革实践与趋向，为中国长期照护服务制度的建立与完善提供参考。

（二）实践意义

对中国长期照护服务发展阶段及试点方案进行梳理分析，总结了长期照护服务多元供给的现状与困境，并基于治理理念变革、结构重塑与机制推进，提出基于中国本土情境的多元供给的整体性治理对策。相关研究有效地回应了在中国人口老龄化背景下，社会经济转型、家庭变迁等多重因素带来的"照护危机"，理顺了长期照护服务供给机制，精准应对了回应老龄群体日益差异化需求，实现了可获得、高质量、可持续、整合性的服务目标。有关政策建议可为试点扩大提供理论依据和实践参照；同时，可为各级政府、企业、社区机构、养老机构、医疗机构以及家庭在服务供给中的角色与作用、互动机制提供参考蓝本，推动健康领域中社会治理的实现。

第二节　国内外研究现状述评

一、国外研究现状述评

（一）长期照护的多维度性与部门分工

照护（care）本归属于社会生活的私领域，多数的照护都是由家庭和社区承担的。然而，随着城市化、工业化的推进，越来越多的女性进入劳动力市场，家庭小型化进程的加速，使得老年人抚养比例持续上升，传统照护模式必将给整个家庭带来更大的时间和经济压力。要满足庞大的老年人群在养老及生活、医疗等方面的照护需求，远非个人与家庭层面所能解决的。因而，在近代，照护已经作为一种社会政策出现在发达国家中，由政府提供支持和服务，这是公领域向私领域的延伸[①]。老年长期照护不再仅仅是个人或家庭的事，而被看作社会潜在风险，要通过社会共担互济来化解。

社会照护（social care）是一个多维度的概念。Daly、Lewis（2000）在研究社会照护的本质时指出：首先，照护被视为一种特殊的劳动形式，在分析福利国家的作用时必不可少。这种分析需要特别关注照护的性质（有偿或无偿、正式或非正式），也需要考察国家在界定这些性质及其他边界方面所扮演的角色。其次，照护产生于一定的责任和义务的规范性框架。作为一种复杂性活动，照护往往是在社会、家庭关系和责任的条件下发起与提供的。最后，照护活动是有成本的，既有经济方面的也有情感方面的。照护活动跨越了公共与私人边界，需要将其置于国家、家庭、市场和社会组织的相互作用中。在宏观层面，产生了部门间照护分配的变化。在微观层面，产生了个人与家庭之间的照护分配以及照护条件的变化[②]。Razavi（2007）在老年人照护中提出"照护钻石"（care diamond），即基于市场、政府、社会

---

① Daly, M., Rake, K.: *Gender and the Welfare State: Care, Work and Welfare in Europe and the USA*, Cambridge: Polity Press, 2003, 49.

② Daly, M., Lewis, J.: "The Concept of Social Care and the Analysis of Contemporary Welfare States", *British Journal of Sociology*, 2000, 51 (2), 281-298.

组织与家庭特定的构成，总结了四个"逻辑"：市场逻辑，关注通过竞争寻求利润；政府管制的逻辑，以满足通过正式/公共机构和国家机构运作的公民的社会权利；通过正式/私人/社会组织的逻辑，其规则源于道德规范和准则；非正式的私人家庭供给的逻辑，其规则和实践都包含在道德/个人义务与情感/社会关系中①。

（二）长期照护类型与国家福利体制

老龄化背景下，长期照护成为理解当代福利制度的形式和性质的核心概念。与老龄化相伴生的长期照护制度是对各国政治、经济、人口等的结构性结晶体。长期照护制度的改革与完善，实际是对政府、家庭、市场及社会组织等在福利供给过程中关系模式的重新定位。一些学者集中讨论了照护在不同福利体制下的特征。

Esping-Anderson（1990）根据国家、市场、家庭的结构性关系，划分了三种可能的福利体制：自由的福利体制（liberal welfare regime）、社会民主体制（social-democratic regime）、保守/法团主义体制（conservative/corporatist regime）②。三类不同的福利体制在其福利发展脉络下形塑出差异性的照护体制。Anttonen、Sipilä（1996）基于政府和家庭在社会照护服务中的责任，将资格标准、政府支持作为政策维度，对欧洲照护制度做了进一步划分，创建了第一个基于照护制度的类型学分析③。Bettio 等（2006）将照护制度视为国家/地区面对内外压力的社会黏合剂，特别关注了家庭、市场和政府间的互动性，结合照护制度及其产生的不同经济社会影响，分析了国家福利体制中南欧福利体制这一独立类别，并指出其特征是家庭为主要的服务提供者，而正式照护服务缺乏④。Leitner（2005）将照护在政府与家庭间的责任分工从国家体制层面转入政策分析层面，得出了"家庭化"与"去家庭化"照护政策

---

① Razavi, S.: "The Political and Social Economy of Care in a Development Context". Geneva: United Nations Research Institute for Social Development (UNRISD), 2007, 20-21.

② Esping-Andersen, G.: *The Three Worlds of Welfare Capitalism*, Princeton: Princeton University Press, 1990, 23-33.

③ Anttonen, A., Sipilä, J.: "European Social Care Services: Is It Possible to Identify Models?", *Journal of European Social Policy*, 1996, 6 (2), 87-100.

④ Bettio, F., Simonazzi, A., Villa, P.: "Change in Care Regimes and Female Migration: the 'Care Drain' in the Mediterranean", *Journal of European Social Policy*, 2006, 16 (3), 271-285.

中二者可能的政策图景。Leitner（2005）指出，在"家庭化"照护政策中，政府作为中心行动者，可提供三类强化家庭照护功能的政策，即照护假期等时间权利，现金、税收减免等直接或间接的照护津贴转移，以及个人社会保障给付（部分）资格等照护的附加社会权利。反之，在"去家庭化"的照护政策中，一般经由市场或公民社会中的社会组织来提供公共照护或相关社会服务。在政府干预下，"去家庭化"程度越高，家庭所承担的福利责任就越低，对家庭中照护者的减负效果也越明显①。

（三）非正式照护（家庭照护）与正式照护

国外研究指出，家庭照护被视为老年人长期照护的未来，对公共健康制度的可持续性和照护质量均产生积极影响。在欧洲，来自家庭等的照护在长期照护中的贡献超过了3/4，其人员数量至少是正式照护者的2倍②。2021～2022年，英国无偿照护人员每年贡献的经济价值高达1840亿英镑，接近英国年度国家卫生服务支出总额③。考虑到未来老龄人口的发展和大多数国家公共预算的压力，以正式照护完全替代家庭照护既不可行，也不可能。

正式照护与非正式照护之间的关系一直是国外学者关注的重要问题。有关正式照护与非正式照护也在一定程度上反映了政府与家庭在长期照护中的关系。Pfau-Effinger（2005）指出，对政府和家庭角色的态度是欧洲老年人选择照护方法的重要因素④。早期研究指出，正式照护（尤其是居家照护服务）对非正式照护存在"挤出效应"，即二者之间存在替代关系，增加（或减少）正式居家照护服务供给会减少（或增加）家庭照护服务⑤。也有研究认为，二者之间的关系取决于照护服务

---

① Leitner, S.,: "Conservative Familialism Reconsidered: the Case of Belgium", *Acta Politica*, 2005, 40 (4), 419-439.
② Courtin, E., Jemiai, N., Mossialos, E.: "Mapping Support Policies for Informal Carers across the European Union", *Health Policy*, 2014, 118 (1), 84-94.
③ Petrillo, M., Zhang, J., Bennett, M.R.: "Valuing Carers 2021/22: the Value of Unpaid Care in the UK", 2024, https://www.carersuk.org/reports/valuing-carers/.
④ Pfau-Effinger, B.: "Welfare State Policies and the Development of Care Arrangements", *European Societies*, 2005, 7 (2), 321-347.
⑤ Van Houtven, C.H., Norton, E.C.: "Informal Care and Health Care Use of Older Adults", *Journal of Health Economics*, 2004, 23 (6), 1159-1180.

类型，在家庭服务领域，正式照护与非正式照护之间存在替代关系，但是随着照护程度的加深，替代关系倾向于消失。在进一步的研究中，学者提出了老年人照护责任分工理论，指出正式组织和非正式组织在老年人照护中发挥着不同的作用，正式组织主要提供专业化、制度化的照护服务，非正式组织（以家庭为核心）主要提供发生突发事件之后的照料、非规律性的照料、情感性兼工具性的照料等[1][2][3]。二者之间实际上存在"挤进"效应。国家增加对于失能程度较重、护理压力较大、专业性较强的照护服务供给，可以将家庭从沉重的照护压力中解脱出来，使其有更充足的精力去提供家庭帮助服务[4]。各国长期照护制度改革实践表明，正式照护与非正式照护、国家和家庭的分工合作倾向越来越清晰。

为减轻照护负担并更好地履行照护服务，发达国家意识到为家庭照护者提供支持的必要性。这些支持通过向照护者提供现金福利发展起来，还包括各种服务，如喘息服务、心理社会支持和信息技术支持等。一些发达国家还推动实施了单独的照护者需求评估方案，在制度层面将其嵌入正式照护体系[5]，乃至实施国家照护者战略[6]，将持续可获得的家庭照护视为重要的公共健康问题。各国非正式照护的正式化程度以及与正式化和非正式化照护相关的社会权利和国家政策大不相同。在这些情况下，除了发展出与公共照护提供相关的社会权利外，还发展出与非

---

[1] Litwak, E.: *Helping the Elderly: the Complementary Roles of Informal Networks and Formal Systems*, New York: Guilford Press, 1985, 9-10.

[2] Lottmann, R., Lowenstein, A., Katz, R.: "A German-Israeli Comparison of Informal and Formal Service Use Among Aged 75+", *Journal of Cross-Cultural Gerontology*, 2013, 28 (2), 132.

[3] Ktinemund, H., Rein, M.: "There is More to Receiving than Needing: Theoretical Arguments and Empirical Explorations of Crowding in and Crowding Out", *Ageing and Society*, 1999, 19 (1), 93-121.

[4] Motel-Klingebiel, A., Tesch-Roemer, C., Von Kondratowitz, H. J.: "Welfare States do not Crowd out the Family: Evidence for Mixed Responsibility from Comparative Analyses", *Ageing and Society*, 2005, 25 (6), 863-882.

[5] Triantafillou, J., Naiditch, M., Repkova, K., et al: "Informal Care in the Long-Term Care System: Executive Summary", 2011, http://www.euro.centre.org/data/1278594816_84909.

[6] Donnelly, S.: "I'd Prefer to Stay at Home but I don't Have a Choice: Meeting Older People's Preference for Care: Policy, but What about Practice?", University College Dublin, 2016, 40-41.

正式照护有关的新的社会权利①。

（四）长期照护服务供给与市场化改革

20世纪80年代末以来，长期照护服务领域逐渐引入市场机制，将市场化作为解决长期照护服务困境的方案。面对人口老龄化、家庭与社会结构变化等社会风险，以及政府直接参与照护服务供给出现的诸多问题，市场机制形成对公共提供的替代。英国学者Le Grand等人（1993）提出了"准市场"（Quasi-Markets）理论②，将其作为增加公众选择、提高公共服务市场效率与反应能力的工具。"准市场"理论也逐渐在照护服务供给领域得到实践。

市场化成为长期照护服务供给的最重要和最有争议的方式之一。一方面，市场化改革支持者认为，市场力量可以通过消费者选择供应商产生的竞争来达到提高服务质量、降低成本的目的。营利性和非营利性提供者有所增加，用户获得了更大的选择权。市场竞争、消费者选择可以提高服务质量、降低服务成本[③][④]。另一方面，市场化改革的反对者认为，利润动机与信息不对称可能导致不平等加剧、服务质量降低等问题⑤。因为市场化要实现上述目标，其运作需要满足某些条件，如供应商必须在竞争激烈的市场中运营，以及消费者能够在提供地获取竞争供应商关于价格和质量方面的准确信息等。但由于照护服务的特殊性，服务和供应者信息不完善，老年人无法基于市场选择机制做出正确决定⑥，政府也难以就服务的无形方面进行衡量和监

---

① Pfau-Effinger, B.: "Welfare State Policies and the Development of Care Arrangements", *European Societies*, 2005, 7 (2), 321-347.

② Le Grand, J., Bartlett, W.: *Quasi-markets and Social Policy*, Basingstoke, Hampshire: Macmillan Press, 1993, 1-12, 13-14, 202-220.

③ Pavolini, E., Ranci, C.: "Restructuring the Welfare State: Reforms in Long-term Care in Western European Countries", *Journal of European Social Policy*, 2008, 18 (3), 246-259.

④ Brennan, D., Cass, B., Himmelweit, S., et al: "The Marketization of Care: Rationales and Consequences in Nordic and Liberal Care Regimes", *Journal of European Social Policy*, 2012, 22 (4), 377-391.

⑤ Petersen, O., Hjelmar, U.: "Marketization of Welfare Services in Scandinavia: a Review Swedish and Danish Experiences", *Scandinavian Journal of Public Administration*, 2014, 17 (4), 3-20.

⑥ Land, H., Himmelweit, S.: "Who Cares: Who Pays, A Report on Personalisation in Social Care", London: UNISON, 2010, 16-18.

管,因此,供应商可能会在追求成本控制方面对服务质量置之不理。在非竞争性的市场结构中,供应商可以设定自己的价格,从而增加政府和服务使用的成本,并带来服务不公平方面的问题,这也成为反对长期照护服务市场化的理由。上述有关市场化的相关争议表明,"准市场"产生的实际效果没有明确的结论①。市场化并不必然带来长期照护服务效率与质量的改进。

(五)长期照护制度改革及整合趋势

与其他成熟的福利制度不同,目前各国的长期照护还处于发展完善中,其制度运行面临着诸多挑战。为了实现"可获得、高质量、可持续"的制度目标,各国正积极推进长期照护制度改革。

虽然各国制度模式存在差异,但改革呈现出一定的趋同性②。基于过去几十年的实践,国外学者进行了诸多跨国案例研究③④⑤。大多数经济发达国家有相似的制度变革背景,如老龄人口及照护需求增加、女性进入劳动力市场增加、家庭照护减少,以及不断增长的公共医疗成本压力、长期照护资金筹集的困境等。尽管各国长期照护制度建立的具体契机及其选择模式有所差异,但在长期照护改革中却呈现出一定的相似性,包括鼓励家庭和社区提供长期照护服务、为需要长期照护的人群设定筹资机制、政府负责提供基本的广覆盖的长期照护服务等⑥。基于家庭照护和非正式照护的作用与机制,国家出台措施支持家庭,实施单独的照护者需求评估计划,并上升到国家战略高度推行家庭照护;致力于长期照护服务与医疗卫生,社会服务进行协调整合。在增加照护服务供

---

① Forder, J., Allan, S.: "The Impact of Competition on Quality and Prices in the English Care Homes Market", *Journal of Health Economics*, 2014 (34), 73-83.

② Pavolini, E., Ranci, C.: "Restructuring the Welfare State: Reforms in Long-term Care in Western European Countries", *Journal of European Social Policy*, 2008, 18 (3), 246-259.

③ Ranci, C., Pavolini, E.: *Reforms in Long-term Care Policies in Europe*, New York: Springer, 2013, 269-314.

④ Glendinning, C., Moran, N.: "Reforming Long-term Care: Recent Lessons from Other Countries", 2009, https://www.york.ac.uk/spru/research/pdf/LTCare.pdf.

⑤ Mot, E., Aniko, B.: "Performance of Long-term Care Systems in Europe", Social Science Electronic Publishing, 2013 (6), 26.

⑥ Lehning, A. J., Austin, M. J.: "Long-term Care in the United States: Policy Themes and Promising Practices", *Journal Gerontol Social Work*, 2010, 53 (1), 43-63.

给效率方面，国家非常重视市场机制（选择与竞争）。为增加照护服务供给效率，基于公共服务重组的新形式的公共管理等①成为策略选择。因而，从各国的老年人照护政策也可以观察到长期照护制度改革共同的方向，包括在地老化的目标、多元化的服务发展、个人化服务、支持家庭照护，以及强调整体照护体系中的服务提供方应该有充足的协调性，而整合照护被视为支持这些政策发展的重要基石。

同时，长期照护服务整合也成为避免重复、加强供给、提高效率的重要策略②③。Mur-Veeman等（2008）认为，整合照护是通过横跨广泛的医疗和社会照护组织、不同的专业和非正式照护者，向个体服务使用者提供连贯和协调的服务④。整合照护强调照护服务组织结构、供给主体、服务内容、提供方式等各个层面的协调与合作。整合照护可以使传统照护模式中因健康与长期照护体系分立而产生的诸多问题得到解决，又能通过以个案为中心的模式来取代传统提供者导向的模式，达到健康与长期照护体系整合的个人化及连续性的照护⑤。2015年，世界卫生组织在《关于老龄化与健康的全球报告》中阐述了整合长期照护的一般性原则，包括提供可负担且可及的照护、维护老年人人权、加强老年人内在能力、以老年人需求为导向、公平对待有偿与无偿照护者以及国家承担全部管理责任等⑥。这些有关整合照护的改革实践已经在欧美国家实施。一些国家已开始努力通过电子记录等手段加强信息共享和交流，使长期照护服务用户的信息能够转换成可在不同环境下共享的互操作格式。通过标准化诊断和综合需求评估，以及建立协调任务来促进整合，

---

① Hood, C.：“Contemporary Public Management：a New Global Paradigm?”，*Public Policy & Administration*，1995，10（2），104-117.

② Gröne, O., Garciabarbero, M.：“Integrated Care：a Position Paper of the WHO European Office for Integrated Health Care Services”，*International Journal of Integrated Care*，2001（1），e21.

③ Kai, L.：“Developing Integrated Health and Social Care Services for Older Persons in Europe”，*International Journal of Integrated Care*，2004，4（3），10.

④ Mur-Veeman, I., Van Raak, A., Paulus, A.：“Comparing Integrated Care Policy in Europe：Does Policy Matter?”，*Health Policy*，2008，85（2），172-183.

⑤ Lloyd, J., Wait, S.：“Integrated Care：a Guide for Policymakers”，London，Alliance for Health and the Future，2006，22.

⑥ WHO：“World Report on Ageing and Health”，2015，128.

以指导用户完成照护过程①。根据经济合作与发展组织（Organization for Economic Co-operation and Development，OECD）和欧盟等国际组织对欧美先进国家的综合评估，各国的整合模式总体上降低了住院、照护机构的使用频率，节约了照护费用，推迟了老年人功能衰退的时间，并出现了增加使用社区服务与预防保健服务的趋势。但是，因为受到国家制度、环境、文化差异的影响，整合照护所带来的成效也不尽相同②。基于对整合后的照护模式的检验，提供服务的满意度、照护质量，以及包括服务成本在内的其他结果证据仍不明确③。

二、国内研究现状述评

（一）中国长期照护服务现状及问题反思

在中国人口老龄化、照护需求快速增长和家庭结构变迁的现实下，老年人失能失智风险已经成为国家风险，建立老年人长期照护服务体系与建立老年人养老服务体系和老年人医疗服务体系同样重要，化解风险的长期照护政策选择和制度设计到了刻不容缓的地步④⑤⑥⑦。

当前中国的老年人长期照护服务仍是亟待解决的难题，需求与供给矛盾日益加剧。孙建娥等（2013）对长沙市失能老年人长期照护服务的调查表明，失能老年人照护需求增加，家庭已无法完全满足失能老年人

---

① WHO："Global Strategy and Action Plan on Ageing and Health"，2016，35-41.

② Johri, M., Beland, F., Bergman, H.："International Experiments in Integrated Care for the Elderly: a Synthesis of the Evidence"，*International Journal of Geriatric Psychiatry*，2003，18（3），222-235.

③ Baxter, S., Johnson, M., Chambers, D., et al.："The Effects of Integrated Care: a Systematic Review of UK and International Evidence"，*BMC Health Services Research*，2018，18，350.

④ 荆涛：《对我国发展老年长期护理保险的探讨》，《中国老年学杂志》2007年第27卷第3期，第295~298页。

⑤ 戴卫东：《中国长期护理制度建构的十大议题》，《中国软科学》2015年第1期，第28~34页。

⑥ 杨团：《中国长期照护的政策选择》，《中国社会科学》2016年第11期，第87~110页。

⑦ 林艳、党俊武、裴晓梅：《为什么要在中国构建长期照护服务体系？》，《人口与发展》2009年第15卷第4期，第52~64页。

的照护需求，照护服务供给存在着不足①。曹杨、杜鹏（2021）对中国失能老人照护状况的研究指出，截至2018年，超过一半的失能老年人的照护需要部分未满足，需要引起政府、学术界以及社会各界的高度关注②。

长期护理保险制度的试点展开在一定程度上缓解了部分老年人的长期照护服务压力。但各地试点存在较大差异性，没有统一的制度框架，试点制度尚未纳入长期照护服务体系的总体设计中③。在长期照护服务供给上，家庭、社区和机构等照护服务资源缺乏整合④。老年人长期照护服务中各部门合作的缺失或错位也加剧了照护需求满足状况的恶化⑤。马嘉蕾、高传胜（2022）以江苏省为例，指出中国老年人长期照护服务仍面临供需总量失衡和结构性失衡的双重困境，一方面表现为家庭供给弱化、政府供给相对不足、市场和社会组织供给乏力；另一方面表现为供给分布方式、内容、质量、层次和空间与需求相脱节，仍需要推进需求侧管理和以需求为导向的供给侧结构性改革⑥。

（二）学者对国外长期照护制度或体系的主体责任的借鉴分析

国内学者梳理了德国、美国、英国、瑞典、日本、韩国等不同国家的长期照护制度，归纳比较制度建立的契机背景、各自特点及存在的问题，总结出对中国的启示与参考作用。

刘涛（2016）、邢梓琳等（2022）结合德国、日本、韩国等国家老年长期照护服务体系的发展，基于混合型态的福利多元主义理论，探索了如何在国家、市场、家庭以及社会组织等多元主体参与下，相互协同

---

① 孙建娥、王慧：《城市失能老人长期照护服务问题研究——以长沙市为例》，《湖南师范大学社会科学学报》2013年第42卷第6期，第69~75页。

② 曹杨、杜鹏：《失能老年人的照料需要满足状况及其影响因素分析》，《人口与发展》2021年第27卷第1期，第95~104页。

③ 郑秉文：《从"长期照护服务体系"视角分析长期护理保险试点三周年成效》，《中国人力资源社会保障》2019年第9期，第38~41页。

④ 孙建娥、王慧：《城市失能老人长期照护服务问题研究——以长沙市为例》，《湖南师范大学社会科学学报》2013年第42卷第6期，第69~75页。

⑤ 徐宏、岳乾月：《新时代背景下长期照护服务PPP供给模式研究》，《山东社会科学》2018年第276卷第8期，第92~98页。

⑥ 马嘉蕾、高传胜：《老年人长期照护服务的需求生成、供需失衡与治理思路——以江苏省为例》，《云南民族大学学报（哲学社会科学版）》2022年第39卷第6期，第76~84页。

完成长期照护的目标①②。陈诚诚（2014）、刘晓梅等（2017）认为，德国长期照护制度作为化解"照护"危机的一项社会政策，是由国家通过公共政策的介入来推进的，同时对照护者的自由选择权给予高度重视，对家庭照护予以大力支持，在发挥社会力量优势方面非常值得中国借鉴③④。谢立黎等（2020）基于对美国、日本和瑞典市场供给模式的分析和比较后指出，在人口老龄化和家庭规模小型化的双重背景下，家庭照护功能日益弱化，养老照护逐渐走向社会化，建议我国老年人照护服务供给发展为以公营为基础、公私合作为主、私营为补充的多元老年照护供给模式，正确把握老年人照护服务供给市场化和家庭化的尺度⑤。齐天骄（2021）以瑞典、德国、英国等欧洲国家的长期照护服务变迁为例，指出各国服务供给的来源更加多样化，鼓励私营机构的参与，消费者的自主选择权得到提升⑥。刘亚娜（2016）则基于对美国"国家家庭照护者支持计划"的考察，分析了政府和家庭在长期照护中的分工，以及政府在实现家庭照护支持体系中的责任与重要作用⑦。王晶等（2015）、刘德浩（2016）分析了不同的西方福利国家模式下，家庭、政府与市场在政策上的发展路径，以及正式照护与非正式照护的关系，提出要妥善处理好政府与家庭、政府与市场、不同制度间的关系⑧⑨。陈璐等（2016）建议借鉴日本2014年长期照护保险改革中"医

---

① 刘涛：《福利多元主义视角下的德国长期照护保险制度研究》，《公共行政评论》2016年第9卷第4期，第68～87页。

② 邢梓琳、杨立雄：《混合福利经济视角下的中国老年长期照护服务体系建构——基于德日韩三国实践经验比较》，《行政管理改革》2022年第5期，第93～103页。

③ 陈诚诚：《德国长期照护保险制度的特色及改革动态》，《中国医疗保险》2014年第12期，第68～70页。

④ 刘晓梅、李蹊：《德国长期照护保险供给体系对我国的启示》，《学习与探索》2017年第12期，第43～47页。

⑤ 谢立黎、郝小峰、韩文婷：《老年照护服务供给模式国际比较与启示》，《中国卫生政策研究》2020年第13卷第4期，第31～37页。

⑥ 齐天骄：《欧洲福利国家长期照护服务变迁及对我国的启示》，《社会保障研究》2021年第6期，第55～64页。

⑦ 刘亚娜：《中美老龄者家庭长期照护比较与启示——基于美国"国家家庭照护者支持计划"的考察》，《学习与实践》2016年第8期，第106～115页。

⑧ 王晶、张立龙：《老年长期照护体制比较——关于家庭、市场和政府责任的反思》，《浙江社会科学》2015年第8期，第60～68页。

⑨ 刘德浩：《长期照护制度中的家庭团结与国家责任——基于欧洲部分国家的比较分析》，《人口学刊》2016年第4期，第36～47页。

疗和照护相结合"的理念，增加照护服务的供给，提高卫生资源的利用效率。在服务提供上，推动社区密集型服务和回归居家养老[①]。丁建定等（2022）则通过进一步研究指出，当代西方国家老年人照护服务在发展中呈现出倡导多样化相结合的照护方式、重视老年人照护服务需求的评估、着力增强老年人照护服务质量、完善老年人照护服务支持性政策等典型特征[②]。这些典型特征将随着当代西方人口老龄化和老年人照护服务需求的变化而不断发展变化。

（三）长期照护服务供给责任分工、功能定位和协作

长期照护保障制度的目标是使失能者获得长期照护服务[③]，其发展的重心是服务供给。目前，国内学者越来越多地探讨长期照护服务多元供给问题。随着中国人口老龄化和高龄化程度的加剧，尤其是在人口流动不断加速和空巢化现象突出的情况下，要建构满足老年人照护需求的服务体系，需要从家庭、社会（社区）、政府和市场等多维度出发，打造一个全方位服务空间[④]。杨团（2016）指出，中国长期照护服务需要树立国家主导，社区、家庭、市场协同合作，公众参与的新型社会公共服务的理念[⑤]。高传胜（2016）从供给侧结构性改革的视角区分养老服务的公共部分和市场部分，认为长期照护的发展重心应该放在服务供给方面，长期照护服务必须走多元化、包容性发展道路，即市场化营利性服务产业、社会化非营利性服务事业和兜底保障性政府公共服务业分类协同发展[⑥]。申喜连等（2022）认为，政府责任的缺位是导致失能老年人长期照护有效供给不足的重要原因。在服务供需失衡的情况下，需要

[①] 陈璐、刘绘如：《日本长期护理保险制度的改革及启示——基于资金的"开源"与"节流"视角》，《理论学刊》2016年第6期，第69~74页。
[②] 丁建定、贺梦阳：《当代西方国家老年照护服务的典型特征》，《杭州师范大学学报（社会科学版）》2022年第44卷第2期，第74~82页。
[③] 何文炯：《长期照护保障制度建设若干问题》，《中共浙江省委党校学报》2017年第3期，第5~12页。
[④] 郑雄飞：《一种伙伴关系的建构——我国老年人长期照护问题研究》，《华东师范大学学报（哲学社会科学版）》2012年第44卷第3期，第141~148页。
[⑤] 杨团：《中国长期照护的政策选择》，《中国社会科学》2016年第11期，第87~110页。
[⑥] 高传胜：《供给侧改革背景下老年长期照护发展路径再审视》，《云南社会科学》2016年第5期，第152~157页。

对政府责任进行反思和重构①。张盈华（2012）、涂爱仙（2016）指出，必须有效发挥政府的主导作用，落实优惠政策，加大财政投入扩大服务供给，实施家庭照护补贴制度等。将财政资助和由其打造的公共机构床位"瞄准"支付能力弱的失能失智老年人，对于个人照护需求和收入门槛之上的老年人，则由政府鼓励和激励其通过市场购买服务，当然政府应当充分发挥助推市场的作用②③。史诚等（2022）通过典型案例分析指出，在老年人长期照护服务多元主体下，需要推进医疗保健和日常照料服务有机整合④。孙鹃娟（2021）则从健康老龄化视角指出，老年人照护服务体系的构建不仅需要在资金、场所、设施、人力、技术等基本资源要素上加以完善和提升，而且要能满足老龄化持续发展对照护资源量和质不断提升的要求，还牵涉对老年人健康的理念、内涵、目标等认知的更新和定位⑤。郭林等（2021）基于中国老年照护历史嬗变指出，中国长期照护正从家庭代际照护向以实现老年福利权益为追求的社会照护转变，当前有必要从制度定位、实现主体、财务分担、保障方式等方面完善我国老年照护制度，实现从生活照料向健康照护的转型⑥。

三、对国内外研究成果的评价

（一）现有成果的成功之处

国内外研究均肯定了老年人长期照护服务在应对老龄化社会危机中所起到的重要作用。在对长期照护制度和服务供给的认识上，国内外研究都越来越倾向于一种福利多元主义视角。国外学者对于长期照护相关

---

① 申喜连、罗丹：《供需矛盾视域下失能老人长期照护问题研究——基于政府责任的反思与重构》，《湘潭大学学报（哲学社会科学版）》2022年第46卷第1期，第58~63页。
② 张盈华：《老年长期照护的风险属性与政府职能定位——国际的经验》，《西北大学学报（哲学社会科学版）》2012年第42卷第5期，第40~46页。
③ 涂爱仙：《供需失衡视角下失能老人长期照护的政府责任研究》，《江西财经大学学报》2016年第2期，第70~76页。
④ 史诚、王中华：《老年长期照护服务体系协同治理模型构建与案例研究》，《中国卫生事业管理》2022年第39卷第6期，第401~405页。
⑤ 孙鹃娟：《健康老龄化视域下的老年照护服务体系——理论探讨与制度构想》，《华中科技大学学报（社会科学版）》2021年第35卷第5期，第1~8页。
⑥ 郭林、谌基东：《中国老年照护的嬗变、逻辑与制度完善》，《学术研究》2021年第7期，第85~90页。

问题的研究，不仅涉及照护服务供给能力，更涉及制度层面与治理机制。宏观涉及长期照护制度的目标战略，中观、微观基于政府、家庭、市场与社会组织的复杂组合，并关注政府、市场及其他主体间的协同与整合，具有较高的理论深度。

（二）现有成果的不足之处

（1）中国现行研究中，对长期照护相关问题的研究多集中在建立长期制度的必要性、长期照护服务能力的不足，以及借鉴国外经验并提出政策建议等方面。整体重在对现状与制度的描述，系统理论框架下的深度阐释不够。虽然国内外在长期照护制度建立的契机方面有些共通之处，但由于具体国情的差异，国外相关研究结论并不能直接运用于国内。

（2）现有国内研究内容方面，对不同长期照护体制下供给变迁背后深层次的治理驱动因素研究不够。虽然对于政府、市场、社会组织及家庭等多元主体复合供给趋势已有关注，但并未上升到战略、治理理论层次，还没有针对治理困境，从各主体间的深层次的协同与整合关系，多元主体的责任边界、治理结构、机制创新，以及治理理念方面展开深入分析。

第三节 研究思路与方法

一、研究思路

本书围绕中国长期照护服务多元供给问题，借鉴并反思国际经验，总结其多元主体协同、治理结构、治理机制及治理理念等特征，分析中国长期照护服务多元供给现状与困境，基于整体性治理，通过治理理念变革、治理结构的重塑以及治理机制的推进，推动中国老年人长期照护服务实现可获得、高质量、可持续、整合性的服务目标。整体研究思路见图1。

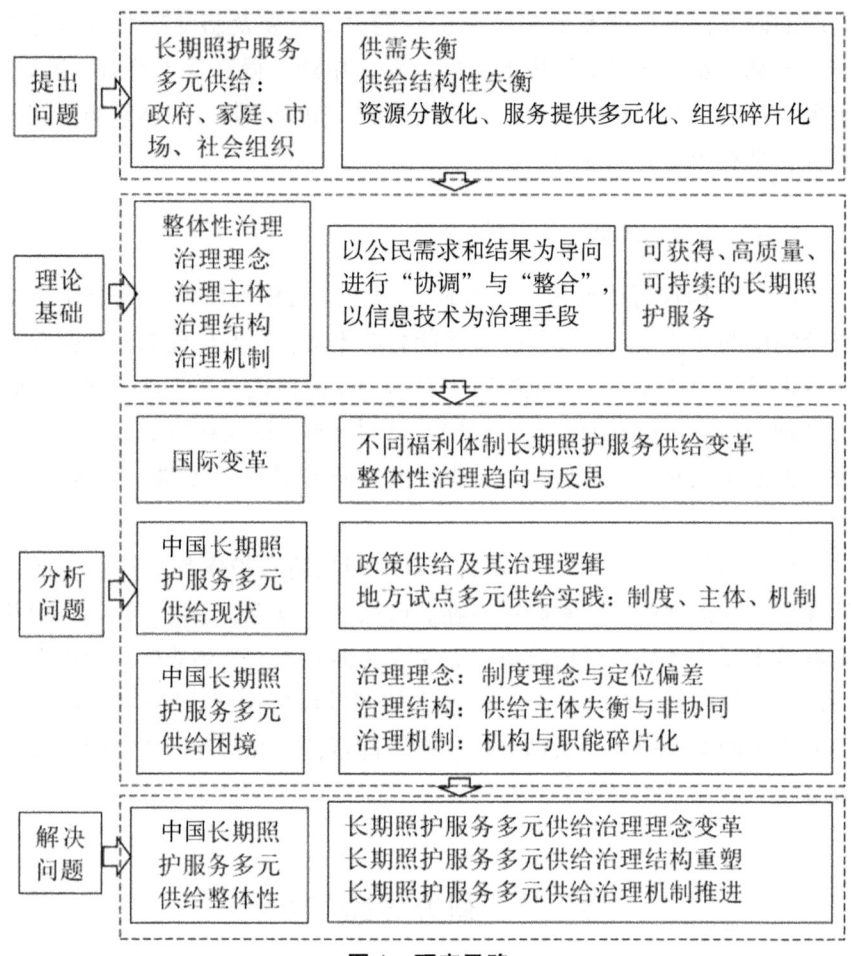

图 1　研究思路

二、研究方法

本书整体上采用定性研究方法，基于国内外长期照护服务的改革案例与数据分析，对多元供给问题进行研究论证。

定性研究方法一般用来探索事物的个性、复杂性和特殊性。其特点是通过比较、过程追踪、调查等方法和手段对社会现象进行细节性的描述和分析，从而展示这些现象特殊的形成原因和过程[①]。定性研究运用

---

① 朱天飚：《〈社会科学中的研究设计〉与定性研究》，《公共行政评论》2015年第8卷第4期，第63~68页。

归纳和演绎、分析与综合以及抽象与概括等，以达到对研究对象进行"质"方面的分析的目的。近年来，各国长期照护服务不断改革，尚未得到很好的分析和总结，整体性照护与治理更是一个需要探索和研究的新兴领域。鉴于此，该领域的问题适合运用定性分析方法进行探索和总结。

定性研究包含很多研究方式，涵盖案例比较研究和基于一系列数据收集技术而建构的大型数据集，如访谈、直接观察和参与式观察、文献整理与分析等①。具体来看，本书中对长期照护服务问题的研究主要基于以下几种方式：

（1）基于文献的整体性理论研究。笔者广泛查阅相关文献资料，力求系统全面掌握国内外长期照护服务的研究现状，以期在已有研究的基础上达到可能的理论创新与突破。首先，通过国内外已有的文献研究，运用公共管理中有关治理理论、整体性治理理论，社会福利政策中有关福利多元与福利治理的逻辑思路，提炼出长期照护服务多元供给的理论框架。其次，收集汇总国内外有关长期照护服务改革的数据、资料，为本书中的案例研究提供基础。对中国城市试点方案、政府公布的统计数据、社会服务发展统计公报、民政事业发展统计公报和工作报告、调研报告等进行分析，把握长期照护服务政策演化脉络与发展态势。

（2）基于实践的个案研究。针对长期照护服务的复杂性，案例研究是较好的研究策略选择。特别是通过典型个案研究，可以更好地理解和帮助回答有关长期照护服务多元供给的相关问题。自2016年以来，首批15个试点城市拉开了长期照护探索的序幕，到2020年，扩大制度试点，为我们探究长期照护服务成效提供了丰富的案例选择。在比较、借鉴已有文献及各国现行供给实践的基础上，结合国内试点城市实地调研、专家访谈等方法，了解试点城市长期照护服务现状及发展历程，更深入地对多元供给下治理驱动因素、治理结构与机制进行解析，对中国构建长期照护服务政策框架，协同促进长期照护服务体系建设具有参考借鉴意义。

---

① 〔美〕R.E.阿什沃思、〔美〕A.M.麦克德莫特、〔美〕G.库里等：《公共行政定性研究的理论化——严谨性与丰富性相结合的多元化》，《国外社会科学》2020年第3期，第145~159页。

(3)纵向比较和横向比较相结合。针对长期照护服务试点实践，通过对多案例研究方法进行比较、归纳和总结，寻求其政策趋同性，从而探索其理论意涵。首先，纵向梳理了国外长期照护服务发展历程，以及中华人民共和国成立后的照护服务政策脉络与治理特征。其次，横向围绕治理主体、治理结构、治理机制与治理理念层面，就国内外的改革实践展开了总结分析。国外研究方面，以不同福利体制国家为代表，包括瑞典、德国、英国、美国、西班牙以及意大利等国家，探究不同国家长期照护服务在调整中存在的趋同性、反映的变化趋势及其对我国的借鉴意义。国内主要以2016年首批15个试点城市和2020年后扩大试点城市为例，就服务供给基础、供给主体、供给内容、供给机制等进行比较和分析，以期完善相关制度设计，为其他地区开展试点提供有益经验和优化路径。

(4)半结构化访谈。以半结构化访谈内容挖掘长期照护服务多元供给中较深层次的治理信息。在质性研究资料收集过程中，以访谈提纲为蓝本，围绕长期照护服务多元供给与不同形式的开放性问题，引导受访者针对主题进行深入陈述。选择了2016年首批试点城市作为主要访谈地区，受访者包括医保部门、全国老龄工作委员会、定点照护机构、商业保险公司的工作人员，以及社区工作者、居家护理员、失能老人及其家庭照护者等。

本书主要采取以下措施来提高研究的信度和效度：①围绕长期照护服务供给，采取多元的数据来源，如国内外经典文献资料、各政府网站、历年统计年鉴、中国保险行业协会、中国社会科学院人口与劳动经济研究所调研团队的调研报告、社会服务发展统计公报、民政事业发展统计公报等，系统地收集、管理数据；②多案例比较分析，如选择不同福利体制国家，以及中国首批试点城市与2020年后扩大试点城市，从多角度、多方位、多层次进行案例研究；③增加访谈对象和半结构访谈，参加相关主题座谈会等为同一个问题带来不同视角。

第四节　章节安排

基于以上研究思路，本书内容包括以下六个部分：

"导论"：介绍本书研究背景，并提出本书主要的研究问题。通过对国内外长期照护服务的研究述评，表明各国长期照护服务越来越倾向于多元供给，强调长期照护服务机构、供给主体、服务内容等的协调与整合，体现出整体性治理趋向。在此基础上，提炼出本书的研究目的、研究问题，并阐述研究方法、研究思路，最后对本书章节内容进行简单介绍。

第一章"长期照护服务多元供给治理：基础理论与分析框架"：首先，就相关概念进行界定，包括"长期照护服务"、"正式照护"与"非正式照护"、"家庭照护""社区居家照护"与"机构照护"、"长期照护服务中的多元供给"等。其次，基于治理理论的演化，阐述治理、福利治理与多元供给，治理失灵与多元供给的困境，治理的治理与多元供给关系重构，以及整体性治理与多元供给的新趋向。最后，在概念界定与理论分析的基础上，提出本研究的分析框架，即在长期照护服务多元供给中，如何通过合理定位政府责任，形成政府与家庭、市场、社会组织的多主体协同，并以政策重构、机构功能整合与价值目标重塑作为推进机制，实现长期照护服务目标。

第二章"长期照护服务多元供给：国际变革与整体性治理趋向"：首先，基于社会政策领域中的一般对照分析，选取代表性国家，就不同福利体制下长期照护服务供给变革的驱动因素进行分析。其次，结合各国照护服务供给变革，总结其整合趋势与治理特征。从长期照护服务多元供给中政府责任的演变、政府与家庭责任边界的调整与政策支持、政府与市场化改革的不确定性，以及政府与社会组织关系的挑战方面，探讨长期照护服务供给中的政府责任、各主体的协同治理机制及治理理念。最后，结合各国变革趋势，阐述治理目标中有关效率、服务质量与需求回应等方面面临的挑战，以及整体性治理趋向的生成问题。

第三章"中国长期照护服务多元供给：治理现状与困境"：首先，纵向基于政策脉络，对中国长期照护服务供给与治理特征进行分析。从

"家庭供给为主，政府补缺"到"社会化与家庭相结合"，再到"多元供给"的阶段演变，同时也体现出"科层治理""市场治理""多元治理"特征。其次，对各地方试点实践进行横向比较分析。对长期照护地方试点的制度（供给对象、供给内容与支付、资金、评估体系、人力资源等）、多元供给主体（家庭、市场、社区照护等）、供给机制（管理机构、经办体系、多样化组织安排）等进行分析。最后，总结试点实践中的治理困境。围绕治理主体、治理结构、治理机制层面，从中国长期照护服务地方试点实践中的理念与定位、多元供给主体失衡与非协同以及机构与职能碎片化问题等方面分别加以论述。

第四章"中国长期照护服务多元供给的整体性治理：理念、结构与机制"：针对第三章中分析的治理困境，第四章立足于提出政策建议。首先，治理理念方面，强调长期照护服务多元供给的利益整合与价值整合，突出以被照护者为中心的健康价值理念。其次，通过政府责任的重构与多元供给主体的培育，政府与家庭政策支持的构建，政府与市场关系的调整以及政府与社会组织的嵌合等，形成长期照护服务多元供给的治理保障。最后，提出长期照护服务多元供给层级整合、长期照护服务多元供给部门整合、社区层次功能与资源整合以及信息共享平台建设等理念，形成整体性治理下多元供给治理机制的推进。

第五章"结论与展望"：第五章为本研究的结论章。首先，依据研究框架，围绕本研究主旨即"长期照护服务：从多元供给到整体性治理"进行回顾与总结。其次，得出本研究的主要研究结论。最后，提出引申性思考。结合长期照护服务的整合与整体性治理趋向，回顾本研究的研究过程和思路，指出长期照护服务整体性治理还需要从服务供给、资金激励与监管等多方构建。未来将结合这些维度，继续深入研究。

第一章　长期照护服务多元供给治理：基础理论与分析框架

第一节　相关概念界定

一、长期照护服务

长期照护（LTC）被视为最复杂、异质性最强的社会政策领域[①]。长期照护无论是服务提供的时间跨度，还是服务内容中所包含的医疗、社会服务方面，都是社会福利政策中最多样化的；来自正式照护与非正式照护服务的不同供给方以及照护模式选择的多元化也因各国长期照护政策发展的不同而不同。因而，在对长期照护服务责任进行分析前，有必要对长期照护的概念，以及不同长期照护制度下长期照护服务供给做出理论界定与框架分析。

不同的学者、政府政策文件及组织机构对长期照护做出了诸多不同的描述。OECD将长期照护服务（long-term care service）定义为，长期为一些需要帮助的人提供一系列日常生活中基础活动的服务[②]。美国健康保险学会（Health Insurance Association of America，HIAA）将长期照护定义为，"在一个比较长的时间内，持续为患有慢性疾病，譬如老年痴呆等认知障碍或处于伤残状态下，即功能性损伤的人提供的照护"，包括医疗、社会、居家、运送或其他支持性服务[③]。Evashwick（2005）认

[①] August, O.: *Equity Choices and Long-term Care Policies in Europe: Allocating Resources and Burdens in Austria, Italy, the Netherlands and the United Kingdom*, London: Routledge, 2017, 2-6.

[②] OECD: "Long-term Care for Older People", 2005, https://doi.org/10.1787/19901291.

[③] 荆涛：《长期护理保险——中国未来极富有竞争力的险种》，北京，对外经济贸易大学出版社，2006年，第19页。

为，长期照护服务是为了提升长期处于功能障碍个体的生活自理能力，正式或非正式部门以多种途径为其提供与维护健康相关的支持服务①。世界卫生组织将长期照护视为医疗卫生与社会制度的组成部分，认为长期照护是由非正式照护者（家庭成员、朋友或邻居）和专业人员（卫生和社会服务机构人员）进行的护理照料活动体系，以保证那些不具备完全自我照护能力的人能继续得到其个人喜欢的以及较高的生活质量，获得最大程度的独立、自主、参与，以及个人满足和人格尊严②。从这一角度定义的长期照护更加突出了其服务的目的和意义。

国内学者关于长期照护服务也有其不同的理解。我国关于长期照护的表述是从英文"long-term care"翻译过来的。学者对此有多种翻译，如长期护理、长期照顾、长期照料、长期照护等。从长期护理、长期照顾、长期照料到长期照护的转变，反映出学者对这一概念内涵的重新解读。长期护理偏于专业医疗护理；长期照料偏于日常生活、家庭事务；而长期照护可涵盖专业生活护理、专业康复和必要的医疗护理，以及家庭和社区提供的多种形式的照料与护理③。本书中均采用"长期照护"一词来进行表述。陈卫民（2002）认为，长期照护服务是为完全或部分丧失独立生活能力的老年人提供的照料和护理服务④。戴卫东（2012）认为，长期照护是为患有慢性疾病或生理、心理处于伤残状态导致生活不能自理或半自理，在一个比较长的时期内，需要依赖别人的帮助才能获得最大限度的独立与满足的个人，所提供的医疗和日常生活服务的总称⑤。

近年来，长期照护出现了一系列替代术语，如长期服务和支持（long-term services and supports）、照护依赖（care dependency）等，并得到了更广泛的使用。在这一语境下，长期照护服务是一套旨在覆盖老

---

① Evashwick, C. J.: *The Continuum of Long-term Care*, 3rd ed., London: Cengage Learning, 2005, 6.
② WHO: "Home-Based Long-Term Care: Report of a WHO Study Group", 2000, 1.
③ 杨团：《中国长期照护的政策选择》，《中国社会科学》2016年第11期，第88~111页。
④ 陈卫民：《发达国家老年照护服务供给体制改革及其借鉴意义》，《南开学报》2002年第3期，第58~64页。
⑤ 戴卫东：《中国长期护理保险制度构建研究》，北京，人民出版社，2012年，第5页。

年人的脆弱性风险的政策和干预措施,是身体或认知功能下降的人所需要的一系列服务与支持。大多数国家将长期照护服务与支持视为政策、法律法规和实践的混合体,以及应对这一新社会风险变化而出现的各类服务提供方,是社会福利资金、服务支持、医疗卫生保健以及非正式照护服务支持的混合体[1]。这一混合体,包括某些基于机构和非机构的长期服务和支持,也强调了长期照护除正式照护外,还包括非正式照护的支持体系,长期照护服务同样包括与医疗相关的服务以及与非医疗相关的服务。

虽然对长期照护服务的表述各自不同,但服务是其本质。长期照护服务是一种资源传递行动,以一批人和物连接着需求端与供给端。狭义的老年照护服务供给是指服务人员向服务对象提供服务的微观过程,广义的老年照护服务供给则是指包含政策和制度因素以及利益相关者在内的整个中观、宏观过程[2]。

从长期照护服务的对象来看,常用"失能老人""失能失智老人""照护依赖老人"来指代因重病不起、体质虚弱或认知障碍严重失能乃至完全失能而需要长期照护的老年人[3]。长期照护发生的风险概率与人类的年龄结构变动密切相关,年龄越大则患病、意外等引发的失能风险越大,需要被长期照护的概率越大。伴随年龄结构变动,长期照护风险呈现典型的厚尾分布特征,老年人特别是高龄老年人成为失能失智的高危人群。

从长期照护服务的提供来看,长期照护服务分为以护理、康复等专业技能为支撑的专业性长期照护服务和以日常生活照料为主的非专业性长期照护服务。在家庭、社区和机构等场所,通常由亲人、朋友、邻居、志愿者等非专业人员,或者医生、护士、康复师、营养师、心理咨询师、物理治疗师等专业人员提供长期照护服务。

从长期照护服务的内容来看,当前达成的共识认为,老年人长期照

---

[1] Mor, V., Maresso, A. : "Provision of Health Services: Long-term Care", *Health Care Systems and Policies*, 2016, 2.

[2] 姬飞霞、王永梅、张航空:《老年照护服务市场化供给——理论基础、制约因素与优化路径》,《社会建设》2019年第6卷第6期,第15~24页。

[3] 唐钧、冯凌:《长期照护的全球共识和概念框架》,《社会政策研究》2021年第1期,第18~38页。

护服务不仅包括助餐、助浴等基本生活照料服务，还包括诊断、治疗、康复等专业医疗服务，以及心理支持与精神慰藉、临终期的生命关怀等服务①。老年人长期照护服务，特别需要照护者当面为被照护者提供照护服务，需要服务的生产与消费同时进行，被照护者获得的是一种满足感而非有形实物，这些特点对老年人长期照护服务的供给提出了特定要求，比如要遵循服务伦理、建立服务规范、确保服务质量等②。

长期照护与医疗护理有所区别。一般来讲，医疗护理的专业性、针对性很强，根据患者的情况，制定特定的护理程序，由专业护士来完成。而长期照护服务不仅包括对老年人的医疗护理，还强调对失能失智老人的日常生活照顾及健康管理，如在吃饭、穿衣、洗澡、走动、如厕和外出等方面为其提供服务，进而更好地提高被照护者的生活质量，使其获得最大程度的独立和满足。如果以疾病治疗方式住院治疗，将付出高昂的住院费用并长期占据医院床位，会对医疗保险体系造成巨大威胁，造成公共医疗费用急剧上涨，各类社会保障资金告急，财政压力巨大③。具体来看，长期照护与医疗护理的比较见表1-1④。

表1-1 长期照护与医疗护理的比较④

服务类型	长期照护	医疗护理
服务对象	慢性症状导致生活功能障碍者	多为急性病症导致的短期生理功能障碍者
服务提供者	专业医护人员、收费型非专业人员、家庭成员或亲戚朋友	专业医护人员
服务持续时间	长时间服务	短时间服务

---

① 杜鹏、高云霞、谢立黎：《中国老年照护服务——概念框架与发展路径》，《老龄科学研究》2022年第10卷第9期，第1~10页。

② 张润彤、朱晓敏：《服务科学概论》，北京，清华大学出版社，2011年，第9~21页。

③ 杨团：《中国长期照护的政策选择》，《中国社会科学》2016年第11期，第88~111页。

④ Twigg, J.: "The Medical-Social Boundary and the Location of Personal Care", *Care Services for Later Life: Transformations and Critiques*, British Society of Gerontology, 2000, 48-57.

续表 1-1

服务类型	长期照护	医疗护理
服务性质	日常生活能力辅助和医疗服务	密集型的医疗服务
服务目标	克服身体功能或认知功能的损伤，恢复或维持需求者功能	治愈疾病、恢复健康
服务特点	包含生活照护，偏于劳动密集型	专业性强、专业技术要求高
专业方向	社会工作等	医药卫生
满足的需求	有争议的需求	保护生命的需求

长期护理保险是针对长期照护服务费用进行的经济补偿。照料、护理需求日益上升，由于长期照护成本高昂，长期护理风险被视为西方社会绝大多数老年人群面临的最大风险。学者对长期护理保险的表述大致相同，即可为消费者在接受长期照护时发生的潜在巨额费用支出提供保障。具体来看，长期护理保险是针对那些由于年老或严重疾病或受意外伤害的影响，需要在家或护理机构得到稳定照护的被保险人支付的医疗及其他服务费用进行补偿的一种保险[1]。国内学者将长期护理保险的定义表述为，对被保险人因为年老、严重或慢性疾病、意外伤残等，身体的某些功能全部或部分丧失，生活无法自理，需要入住安养院接受长期的康复和支持护理或在家中接受他人护理时支付的各种费用给予补偿的一种健康保险[2]。面对老年群体的长期照护问题，各国纷纷确立了社会长期护理保险、商业长期护理保险等模式分散风险[3]。

本书将长期照护服务的研究范围限定在依赖政府、家庭、市场、社会组织等多主体共同参与，为 60 岁及以上失能失智老年人提供的涵盖

---

[1] Browne, M. J., Zhou-Richer, T.: "Lemons or Cherries? Asymmetric Information in the German Private Long-term Care Insurance Market", *The Geneva Papers*, 2014, 39 (10), 603-624.

[2] 荆涛、阎波、万里虹：《长期护理保险的概念界定》，《保险研究》2005 年第 11 期，第 43~45 页。

[3] 王莉：《商业长期护理保险市场影响因素及发展分析》，《卫生经济研究》2018 年第 8 期，第 19~23 页。

生活照料、医疗护理、康复服务、支持性服务以及临终关怀等的具有长期性、持续性、社会性的一系列服务。

二、正式照护与非正式照护

按供给来源，长期照护服务可分为正式照护与非正式照护。相应的，照护者也被分为正式照护者（formal caregiver）和非正式照护者（informal caregiver）。非正式照护的定义是广泛的，涉及照护活动的所有维度，涵盖对老年人的有功能限制的任何帮助（日常生活以及工具性日常生活活动）。非正式照护与正式照护在提供者、专业技能、照护时间、收费、服务、照护发生地以及合约等方面存在着一定差异（见表1-2）。事实上，关于非正式照护与正式照护尚无统一的定义，其界定方式与侧重点各有不同。一般理解为，正式照护是由机构（包括组织和团体）所提供的；非正式照护一般是由与被照护者有社会关系的人，如配偶、父母、子女、其他亲属、邻居、朋友等提供的照料。从照护的输送来看，正式照护的照护者一般以有组织的方式来输送服务，正式照护招募的是有一定技能知识者，照护期限是有限的，通常是有偿付费式服务，去商品化程度较低。非正式照护是基于亲属、婚姻、友谊等关系，照护是长期的，建立在承诺、责任和爱的基础上①，是无偿提供的，照护服务并未成为商品在市场体系中销售，而是在私领域中无偿供给的，去商品化程度高。一般而言，家庭是非正式照护的主要服务地点。但相对而言，居家式照护与社区照护则是一种涵盖正式照护和非正式照护的照护模式②。

---

① Abrahamson, P., Boje, T. B., Greve, B.: *Welfare and Families in Europe*, Aldershot: Ashgate, 2005, 13.
② 王莉、王冬：《老人非正式照护与支持政策——中国情境下的反思与重构》，《人口与经济》2019年第5期，第66～77页。

表 1-2　非正式照护与正式照护的差异①②

	提供者	专业技能	照护时间	收费	服务	照护发生地	合约
非正式照护	配偶、父母、子女、其他亲属、邻居、朋友等	照护者没有经过护理培训	照护时间不受限制	无偿提供	广泛的照护，包括情感支持和援助	家庭社区	建立在承诺、责任和爱的基础上
正式照护	机构（包括组织和团体）	照护者为经过护理培训、有资格的专业人员	照护时间是有限的，有照护工作时间表，下班安排	通常是有偿付费式服务	照护任务是根据专业资格指定的	机构社区	照护者有关于照护责任的合约

正式照护与非正式照护的关系是一个被持续研究的问题。有研究结果表明，非正式照护会减少或延迟（替代）正式照护，后者包括家庭照护、社区照护和疗养院照护③。替代的可能性取决于照护对象的失能情况以及照护类型和涉及的非正式照护的关系。在正式照护是否减少了对非正式照护的依赖方面，研究结果并不一致：一些报告指出，正式照护减少了非正式照护④，其他报告则没有发现重大影响⑤。另有研究表

---

① Abrahamson, P., Boje, T. B., Greve, B.: *Welfare and Families in Europe*, Aldershot: Ashgate, 2005, 4.

② Pfau-Effinger, B., Geissler, B.: *Care and Social Integration in European Societies*, Cambridge: Polity Press, 2005, 4.

③ Bremer, P., Challis, D., Hallberg, I. R., et al: "Informal and Formal Care: Substitutes or Complements in Care for People with Dementia? Empirical Evidence for 8 European Countries", *Health Policy*, 2017, 121 (6), 613-622.

④ Stabile, M., Laporte, A., Coyte, C.: "Household Responses to Public Home Care Programs", *Journal of Health Economics*, 2006, 25, 647-701.

⑤ Moudouni, D. M., Ohsfeldt, R. L., Miller, T. R., et al: "The Relationship between Formal and Informal Care among Adult Medicaid Personal Care Services Recipients", *Health Service Research*, 2012, 47 (4), 1642-1659.

明，正式照护和非正式照护不仅可以相互替代，而且可以相互补充或促进①。关于福利国家政策在影响非正式照护与正式照护交互作用的研究表明，正式照护是否会导致非正式照护的"挤出"（替代）或"挤入"（促进）取决于国家的正式照护和家庭照护规范②。然而，随着健康相关需求、照护资源和其他环境因素的变化，长期照护的提供并不是一成不变的。非正式照护和正式照护及其交互也会随着时间的推移而改变。

从当前的政策实践来看，社会变迁以及发达国家长期照护政策对非正式照护的支持已使得非正式照护与正式照护变得不那么对立。如长期护理保险制度，以及社区照护服务的实施，使得家庭照护等非正式照护也可以得到现金、服务等支持，从而改变了非正式照护的私领域属性。这是一种变相的对非正式照护服务权利的尊重，也是在发达国家中出现的建立在新的照护关系基础上的、新形式的、以家庭为基础的照护工作③。上述变化表明在非正式照护出现危机，而正式照护又不能完全替代非正式照护的情况下，发达国家所实行的政策意图，同时也表明非正式照护者获得正式支持已成为一种社会权④。

三、家庭照护、社区居家照护与机构照护

长期照护服务根据可获得的服务组合和服务提供者的不同而不同，受到每个国家特殊的政策背景、社会环境和政治环境的影响⑤。按服务场所（提供服务的地方）和服务提供者（提供服务的个体或组织）的

---

① Geerts, J., Van den Bosch, K.: "Transitions in Formal and Informal Care Utilisation amongst Older Europeans: the Impact of National Contexts", *European Journal of Ageing*, 2011, 9 (1), 27-37.

② Verbakel, E.: "How to Understand Informal Caregiving Patterns in Europe? The Role of Formal Long-term Care Provisions and Family Care Norms", *Scandinavian Journal of Public Health*, 2018, 46 (4), 436-447.

③ Pfau-Effinger, B., Geissler, B.: *Care and Social Integration in European Societies*, Cambridge: Polity Press, 2005, 4.

④ 施巍巍：《发达国家老年人长期照护制度研究》，北京，知识产权出版社，2012年，第24~27页。

⑤ Wiener, J. M.: "Long-term Care Financing, Service Delivery and Quality Assurance: the International Experience", *Handbook of Aging and the Social Sciences*, London: Elsevier, 2011, 309-322.

不同组合，长期照护服务有三种基本服务递送方式：家庭照护、社区居家照护与机构照护（见表1-3）。

表1-3 长期照护服务场所与服务提供者组合

	服务场所			服务提供者			
	机构	社区	家庭	社会组织成员	社区服务人员	家庭成员	专业机构服务人员
家庭照护			√			√	
社区居家照护		√	√	√	√	√	√
机构照护	√					√	√

（一）家庭照护

家庭照护是指由家庭成员、亲属、邻居和朋友等提供的长期照护服务，其服务内容主要是对生活的照料以及对情感精神的关注，服务方式属于非正式照护[①]。家庭可以作为家庭照护和社区居家照护的服务发生地，承接不同服务来源，为老年人提供不同种类的照护服务。在中国，家庭既是老年人的居住场所，也是长期照护服务资源的主要提供方。家庭及其成员的地位和作用非常突出。广义的家庭可以扩大为家族，而狭义的家庭限定于由父母及其子女所组成的亲子关系[②]。家庭及其成员可以在物质支持、生活照料、精神慰藉和心理关怀等方面为老年人养老提供适度的甚至不可替代的支持。

（二）社区居家照护

通常社区照护与居家照护联结在一起，称为社区居家照护。社区居家照护既以家庭为基础，又依托社区，充分利用社区资源，以一定的专业化服务形式为老年人提供服务。这些服务既包括离开家庭但在社区内获得的照护服务，如社区日间照料中心提供的服务；也包括社区作为服

---

① 丁雪萌：《中国老年人长期照护服务的供需研究》，对外经济贸易大学博士学位论文，2020年，第4页。

② 陈伟涛：《"和而不同"——家庭养老、居家养老、社区养老和机构养老概念比较研究》，《广西社会科学》2021年第9期，第144~150页。

务平台为老年人提供的服务，与集中居住的机构化照护服务相区别[1]。同样，社区居家照护也有多种来源，包括家庭成员、社区照护中心、专门的服务队伍等。有研究将社区照护划分为两类模式：在社区照护（care in the community）和由社区照护（cared by the community）。在社区照护鼓励那些长期滞留在医院或大型专业机构中的服务对象回到社区生活[2]，包括来自社区的较小规模的机构的照护以及由非正式、正式渠道提供的照护[3]。由社区照护最早被认为是帮助弱能人士走出机构照护模式的照护[4]，其实质是要增加非正式照护者的责任，主要由地方政府、营利组织、志愿性组织以及非正式支持网络（如家人、朋友、邻里等）为服务对象提供照护[5]。社区扮演"依托"或"平台"的角色——对机构服务是一个落地平台，对居家服务是一个支持平台[6]。社区居家照护从强调照护环境、场所转变成了强调照护的资源，即正式与非正式照护网络。在 OECD 成员国中，大约 70%的国家接受长期照护服务的老年人住在家里或当地社区[7]。在美国，约有 1200 万人需要长期照护服务和支持，其中有超过 1000 万人在家中或社区接受照护服务[8]。可见，社区居家照护在一定程度上融合了家庭照护与机构照护的优势，依照"在地老化"（aging in place）理念，让老年人在不离开熟悉环境的情况下接受较为专业的医疗照护与生活照料，有助于保证老年人获得连续的照护服务。与这一理念相对应，20 世纪 90 年代起，各国

---

[1] 王震：《居家社区养老服务供给的政策分析及治理模式重构》，《探索》2018 年第 6 期，第 116~126 页。

[2] Hartnell, C.: *The Community Care Handbook: the Reformed System Explained*, New York: London Age Concern, 1995, 91-92.

[3] Bayley, M. J.: *Mental Handicap and Community Care*, London: Rouledge & Kegan Paul, 1973, 26-27.

[4] Ayer, S., Alaszewski, A.: *Community Care and the Mentally Handicapped: Services for Mothers and Their Mentally Handicapped Children*, London: Routledge & Kegan Paul, 1984, pp. 511-522.

[5] Means, R., Smith, R.: *Community Care: Policy and Practice*, New York: Palgrave Macmillan, 1998, 32.

[6] 唐钧：《老年照护体系的整体效应》，《甘肃社会科学》2022 年第 4 期，第 96~104 页。

[7] Colombo, F., Llena, N. A., Mercier J., et al.: *Help Wanted? Providing and Paying for Long-term Care*, Paris: OECD Publishing, 2011, 40.

[8] Kaye, H. S., Harrington, C.: "Long-term Services and Supports in the Community: Toward a Research Agenda", *Disability and Health Journal*, 2015, 8 (1), 3-8.

的改革实践都从机构照护转向社区居家照护。

(三) 机构照护

狭义的机构服务 (residential services) 指提供住宿的老年服务设施。广义的机构服务 (institutional care services), 即机构照护服务, 囊括了各种不同层次、提供不同照护服务的所有机构, 可理解为一种涉及面非常广泛的综合性机构服务①。机构照护服务更加专业化、制度化, 具有全天候服务、由专业化服务人员提供服务等特点。这些专业服务人员接受过充分的教育和培训, 具备较高的服务技能和丰富的实践经验。机构照护的专业人员以护士为主导, 为满足老年人复杂的长期照护需求, 护士发挥协调和整合照护作用, 特别是针对有认知障碍的老年人, 应确保"以人为本", 保护老年人的自尊②。机构照护根据老年人的需求状况不同而发展出不同的类型, 如患有长期慢性病而需要医护服务的长期护理, 生活自理能力缺损而需要他人照顾的养护型长期照护, 为失智老年人提供的长期照护等。

相对家庭照护和社区居家照护服务而言, 机构照护起着重要的支撑作用, 是老年人照护服务体系的专业力量。随着年龄的增加, 身体和认知功能的退化, 老年人会需要机构提供更加复杂的专业照护服务③。研究表明, 大型照护机构会培养被照护者的依赖性, 而不是独立性④。在机构照护中, 老年人在自己日常生活和照护方面的选择更少; 同时机构为老年人提供个性化服务 (个别服务) 也比较困难, 照护和服务安排更多是为方便设施的使用, 而不是为满足客户的需求。与享受以机构为中心的照护服务者相比, 享受以消费者为中心的长期照护服务者的生活质量更高, 对自己的照护服务也更加满意⑤。同时, 机构照护服务实践

---

① 唐钧:《老年机构照护服务——是支撑还是补充?》,《中国党政干部论坛》2021年第4期, 第68~72页。

② 世界卫生组织:《中国老龄化与健康国家评估报告》, 2016年, https://www.who.int/china/zh/health-topics/ageing。

③ Guo, J., Konetzka, R. T., Magett, E., et al.: "Quantifying Long-term Care Preferences", *Medical Decision Making*, 2015, 35 (1), 106-113.

④ Welford, C., Murphy, K., Wallace, M., et al.: "A Concept Analysis of Autonomy for Older People in Residential Care", *Journal of Clinical Nursing*, 2010, 19 (9-10), 1226-1235.

⑤ Foster L., Brown R., Phillips B., et al.: "Improving the Quality of Medicaid Personal Assistance through Consumer Direction", *Health Affairs*, 2003, 22 (3), 162-175.

并未获得满意的经济效果,财政负担沉重,其实际上比居家照护和社区照护的成本更高①。机构照护更多针对的是失能程度高而家庭照护能力缺乏的老年群体。在大多数情况下,机构照护被视为在用尽了其他办法,同时又需要更专业的照护时的最后一种选择。基于长期照护服务费用的控制以及多样化需求的满足,以财政税收来支撑社会福利体系的北欧国家率先提出"在地老化"政策。

上述研究表明,每种照护服务既有所差异,同时又相互关联,朝着整合的方向聚焦。家庭照护向老年人提供直接服务或间接服务;社区居家照护通过社区平台对家庭照护服务给予专业培训、喘息服务、健康管理和老年友好等支持;机构照护起着支撑作用,可通过社区平台落实平台领导、专业支持、现代管理和监督评估等,以此建构起基于社区的老年照护系统②。多项研究和民意调查都表明,大多数需要长期照护服务的老年人更愿意接受居家照护和社区照护,而不是机构照护③。从发达国家的实践来看,受到"就地养老"和"去机构化"思潮的影响,20世纪70年代后,发达国家的机构照护逐渐向社区居家照护转变④。现阶段,我国也在积极推动建设以居家为基础、社区为依托、机构为补充、医养相结合的长期照护服务体系。未来涵盖家庭照护、社区居家照护和机构照护在内的整合的长期照护将成为更具发展潜力的服务模式。

四、长期照护服务中的多元供给

(一)长期照护服务中的多元供给主体

福利混合经济在老年人长期照护服务领域影响广泛。20世纪90年代初,西方学者用福利混合理论来阐述照护服务的多元供给。Esping-Andersen(1990)基于福利体制(welfare regime)概念,围绕国家、市

---

① Kaye, H. S., Harrington, C., LaPlante, M. P.: "Long-term Care: Who Gets It, Who Provides It, Who Pays, and How Much?", *Health Affairs*, 2010, 29 (1), 11-21.

② 唐钧:《老年照护体系的整体效应》,《甘肃社会科学》2022年第4期,第94~104页。

③ 葛蔼灵、冯占联:《中国养老服务的政策选择——建设高效可持续的中国养老服务体系》,北京,中国财政经济出版社,2019年,第104~105页。

④ 宋全成、孙敬华:《我国建立老年人长期照护制度可行吗?》,《经济与管理评论》2020年第36卷第5期,第65~75页。

场和家庭的关系指出,在自由主义福利体制下,国家鼓励市场介入社会福利;在保守主义福利体制下,则强调传统家庭的作用,只有当家庭能量枯竭时国家才介入;在社会民主主义福利体制下,国家在资源配置中起着重要作用,强调国家对福利的承诺和责任[①]。Rose(1986)基于英国社会政策实践指出,整个社会的总体福利是由家庭、市场和政府共同的,或补充或竞争提供的福利混合,政府在社会中并不是垄断的福利生产者[②]。Evers 等(1994)将照护服务供给看作由市场(market)、政府(state)和家庭(private households)构成的福利三角(welfare triangle)[③]。政府与市场在公领域提供正式照护,而家庭被视为在私领域提供非正式照护。在对原有研究进行修正后,Evers、Olk(1996)又采用了福利供给的四分法,即市场、政府、社区和社会组织[④],并特别强调了社会组织(非营利组织)在福利供给中的重要作用,认为社会组织能够在不同的部门之间起到协调作用[⑤]。此后,Burau 等(2007)基于居家照护(home care)分析了服务供给中的政府(state)、协会(association)、市场(market)与家庭(family),并通过服务递送、资金筹集以及管制这三个维度分析了居家照护的治理工具[⑥]。2005~2009年,联合国社会性别与开发部门组织实施了研究课题"照护的政治社会经济"。该课题组将福利四元理论应用于照护议题,将照护的多元供给划分为家庭/亲属(families/households)、市场(market)、政府(state, federal/local)、非营利部门/社区(not-for profit, voluntary and

---

① Esping-Andersen, G.: *The Three Worlds of Welfare Capitalism*, Princeton: Princeton University Press, 1990, 23-33.

② Rose, R.: "Common Goals but Different Roles: the State's Contribution to the Welfare Mix", *The Welfare State: East and West*, New York: Oxford University Press, 1986, 13-39.

③ Evers, A., Pijl, M., Ungerson, C.: *Payments for Care: a Comparative Overview*, Aldershot, England: Avebury, 1994, 451-452.

④ Evers, A., Olk, T.: *Wohlfahrtspluralismus: Vom Wohlfahrtsstaat zur Wohlfahrtsgesellschaft*, Opladen: VS Verlag für Sozialwissenschaften, 1996, 10, 23.

⑤ Evers, A.: "Part of the Welfare Mix: the Third Sector as an Intermediate Area", *Voluntas*, 1995, 6 (2), 159-182.

⑥ Burau, V., Robert, H., Theobald, B.: *Governing Home Care: a Cross-national Comparison*, MA: Edward Elgar, 2007, 31.

community）四部分，并将其称之为"照护四边形"（care diamond）①。Neubourg 等（2002）则提出"福利五边形"（welfare pentagon）的观点②，认为任何一个家庭或一位居民在一个社会中可以获取社会福利的渠道是多元的，公权（政府）、市场、家庭、社会网络（如亲戚圈层和熟人朋友圈层）以及会员组织（如教会成员和其他社会组织的成员）都提供了福利。作为协会和社会团体的成员，会员组织也可以为居民和家庭提供广泛的社会服务。不同的服务供给部门所应用的逻辑各不相同（见表1-4）③④，同时也都面临着自身无法克服的局限性，单纯依靠任何一个部门都不足以达成目标。

表1-4　长期照护服务多元供给主体特征比较①②

维度	政府/国家	市场	家庭/社区	社会组织
供给方	公共部门	市场	家庭/社区	非营利部门/中介机构
需方角色	社会权利的公民	消费者、顾客	家庭/社区成员	市民/协会成员
筹资	公共（税收、社会保险）	私人保险、现金支付	间接转移（家庭收入）	私人捐献、会员会费
服务递送	正式/公共的	正式/私人的、营利的	非正式/私人的	正式/私人的、非营利的
行为协调准则	科层制/等级制度	竞争	个人责任	志愿性
资格条件	社会权利	支付能力	归属与合作	服务需求
价值追求	平等、保障	自由选择	互惠/利他主义	团结与支持
主要不足	忽视少数群体需求，降低自助动机，限制自主选择，反应迟钝	不平等，不均匀的地理分布与覆盖，忽视非货币化结果	受道德约束减少个人自由选择，排斥非团体成员	服务分配不平等，缺乏专业化，服务质量难以保证，低效率

---

① Razavi, S.: *The Political and Social Economy of Care in a Development Context*, Geneva: United Nations Research Institute for Social Development (UNRISD), 2007, 20-21.

② Neubourg, D., Sigg, R., Behrendt, C.: "The Welfare Pentagon and the Social Management of Risks", *Social Security in the Global Village*, 2002, 313-331.

③ Evers, A., Olk, T.: *Wohlfahrts Pluralismus: Vom Wohlfahrtsstaat zur Wohlfahrtsgesellschaft*, Opladen: Westdeutscher Verlag, 1996, 23.

④ Burau, V., Robert, H., Theobald B.: *Governing Home Care: a Cross-national Comparison*, Morthampton: Edward Elgar, 2007, 31.

可见，以福利混合经济作为长期照护服务的分析范式符合长期照护政策的设计目的和意图。在老年人长期照护服务供给过程中，作为核心要义的多元供给主体得到公认。实施混合福利经济已经成为各国构建老年人长期照护服务体系的一项重要经验和重要议题。只是在不同福利体制、不同照护服务模式下，各部门之间的关系和作用有所不同。结合上述论述，本书中将长期照护服务的多元供给主体界定为政府、市场、家庭与社会组织（见图1-1）。在长期照护政策的设计中，需要在不同部门间创造出协同组合以使其优势互补，将各主体、各类型服务提供者结合在一起，进而实现以用户为导向、高质量、有效率的长期照护服务框架体系。

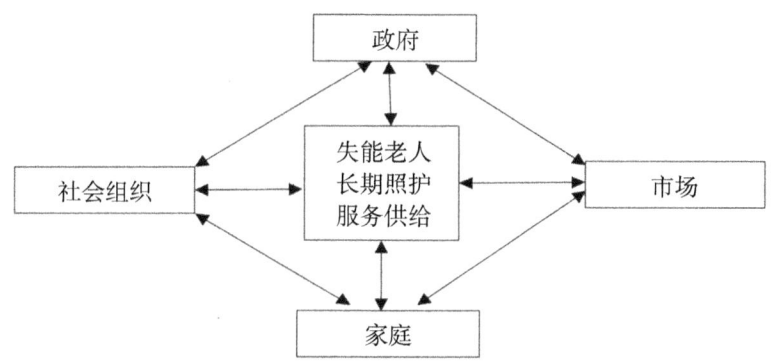

图 1-1 长期照护服务的多元供给主体

（二）长期照护服务的多元供给机制

供给机制是老年人长期照护服务落地的关键环节。长期照护服务供给不仅仅是一项关于如何选择最有效的递送机制的技术问题，在供给过程中，其机制设计和管理还会受到政策的影响，有时也会与制度目标产生矛盾，是一个充满争议的过程。好的递送机制与组织管理可以协调政策目标，保证服务效率及通过好的管理机构进行递送①。当前的研究正

---

① 〔英〕皮特·阿尔科克，〔英〕玛格丽特·梅，〔英〕凯伦·罗林森：《解析社会政策（下）——福利提供与福利治理》，彭华民译，上海，华东理工大学出版社，2017年，第101~108页。

从组织结构、管理选择安排转向公私合作下的成本控制及服务输送议题①。

在长期照护服务供给中,照护服务从供给方(政府、机构、社会组织以及家庭)到接受者的过程中存在多种组织安排。考虑到老年照护服务的特殊性,如服务对象的复杂性、服务内容的多样性、服务资源的短缺性,以及政府或者家庭独自承担成本的脆弱性②,服务供给形成了多元主体参与的供给模式,其本质都是政府、市场、社会以及家庭和个人之间责任分配方式的不同组合。政府作为照护服务的筹资者、设计者和管理者发挥着重要作用,甚至依然直接提供部分服务。而市场则成为主要供给模式,以期降低成本,提高服务质量。服务的购买者和提供者做了划分,服务的提供采用竞标、契约管理等方式,形成多样化的公私合作关系。

在长期照护服务的供给中,根据生产者和提供者之间的关系,可以将老年照护服务供给划分为政府主导的供给、公私合作供给以及社会独立供给三种类型③。政府与市场之间的合作,包括民办公助、公民合资、公办民助、项目委托、机构委托、公建民营等多种模式④,其中,公私合作已成为发展趋势。公私合作供给机制,即政府与市场、社会组织等多主体通过"合同外包""特许经营"等方式开展合作,在契约约束下让多主体参与产品和服务的生产与递送,从而实现政府公共部门与其他主体共赢。不同学者对长期照护服务公私合作供给进行了划分。依据不同的供给实现形式,可将长期照护服务公私合作供给划分为私有化、特许经营、政府购买服务等;也有学者将其划分为公办民营、公建民营、政府购买、政府资助等⑤。基于各国长期照护服务供给实践,大

---

① 〔美〕尼尔·吉尔伯特、〔美〕特雷尔:《社会福利政策引论》,沈黎译,上海,华东理工大学出版社,2013年,第190页。
② 雷咸胜:《中国长期照护服务供给体系及其PPP取向》,《老龄科学研究》2017年第5卷第7期,第12~21页。
③ 谢立黎、付敏:《我国老年照护服务供给模式的变迁与选择》,《老龄科学研究》2019年第7卷第4期,第21~30页。
④ 杨团:《公办民营与民办公助——加速老年人服务机构建设的政策分析》,《人文杂志》2011年第6期,第124~135页。
⑤ 刘昊:《城乡居民长期照护保险试点效果评估及优化研究》,山东农业大学博士学位论文,2021年。

致形成了如表 1-5 所示的长期照护服务供给机制。政府部门是长期照护服务的安排者或提供者的,而营利企业或社会组织是服务的生产者,具体形式包括合同承包、特许经营、补助等。

表 1-5　老年人长期照护服务主要供给机制及其特征①

供给类型	供给机制	特征
公营型	政府服务 政府间协议	由政府机构提供和生产,"公办"
公私合营	合同承包	政府是安排者和支付者,民间部门是生产者,安排者(政府部门)向生产者(企业或社会组织)支付,"公建民营""公办民营"
	特许经营	消费者(老年群体)向生产者(企业或社会组织)支付
	政府补助	政府对生产者或消费者予以补贴,即"民办公助"
私营型	自由市场	生产者是私人企业/营利性机构,消费者可以选择生产者
	志愿服务	生产者是非营利性组织,消费者可以选择生产者
	自我服务	生产者是家庭和个人

长期照护服务供给机制各具特点。通常来看,以私营型为主的供给,对国家的经济水平要求较高,其服务种类多样,以客户为导向,服务质量高,但受益范围有限;此外,还可能因为商业保险的选择性导致老年健康的不平等。以公营型为主的供给,能够覆盖全民,但由此也给国家带来巨大的财政压力以及政府失灵问题。以公私合作为主的供给,服务覆盖面广,通过制度确保了保障性和公平性;但是,其保障水平有限,并且随着人口老龄化程度的加深,长期照护资金将面临可持续性的挑战②。

在长期照护服务供给策略中,更多指向了碎片化、连续性、可及

---

① 〔美〕E.S.萨瓦斯:《民营化与公私部门的伙伴关系》,周志忍译,北京,中国人民大学出版社,2002 年,第 105 页。
② 谢立黎、郝小峰、韩文婷:《老年照护服务供给模式国际比较与启示》,《中国卫生政策研究》2020 年第 13 卷第 4 期,第 31~37 页。

性、责信性等方面的问题。长期照护服务的碎片化问题来自组织机构的特征与相互间的关系，特别是与服务的协调性、地域性、特殊性和重复性有关。连续性问题是当各机构尝试通过提供服务来满足需求时，发生在照护服务网络间的缺口，或者妨碍个人寻求资源连续性的因素等，如老年人从医疗机构的短期医疗护理转到社区居家照护过程中涉及的转介服务和通道。可及性问题更多关注的是获得服务的资格标准，或者阻碍个人获得服务的因素。责信性问题考虑的是服务决策者和服务接受者之间的关系。良好的长期照护服务递送应该是完整的、连续的、可及的且有责信。在长期照护服务的供给改革中，应该通过增加服务系统彼此间的协调整合、改变递送体系的行政架构组成等方式，如进行机构整合、一站式服务、个案管理等①，减少长期照护服务递送中存在的种种问题。

第二节　治理理论与多元供给

一、治理、福利治理与多元供给

（一）治理

20世纪90年代后，"治理"成为社会科学及政策领域的流行语。"社会治理""福利治理"成为主题。虽然治理应用广泛，但是由于治理概念本身的包容性，学者对治理并没有一个精确的定义。

治理为福利研究提供了新视角。将治理理念与方法引入社会福利领域，旨在运用治理机制应对市场与政府协调的失败②。Weiss、Thakur（2007）将治理表述为：正式和非正式制度、机制和关系的结合，以及国家、市场、公民及政府间或非政府组织间的联结过程③。Rhodes（2012）将治理表述为一种新的管理过程，即"公共、私营和志愿部门

---

① 〔美〕尼尔·吉尔伯特，〔美〕特雷尔：《社会福利政策引论》，沈黎译，上海，华东理工大学出版社，2013年，第200～212页。
② 俞可平：《治理与善治》，北京，社会科学文献出版社，2000年，第7～8页。
③ Weiss, T. G., Thakur, R.: *The UN and Global Governance*: *an Idea and Its Prospects*, Bloomington: Indiana University Press, 2007, 16.

之间不断变化的界限，以及国家角色的变化"①。Smouts（1998）将治理的特征表述为：既不是规则体系，也不是行动，而是过程；建立在调节而非支配基础上；同时涉及公共和私人行为体；不是正式制度，但依赖持续互动②。萨拉蒙（2016）在《政府工具——新治理指南》一书中，新型治理定义为一种认识到满足人类需求的现代工作的协作本质、行为工具的广泛运用，其与复杂的公共或私人行为体网络相衔接，并且由此需要不同类型的公共管理与公共部门，强调协同和赋能而非科层和控制③。21世纪初，治理成为卫生系统词汇的一部分，被理解为引导系统实现健康目标所需的政策工具和过程④。

（二）福利治理与多元供给

福利治理（welfare governance）是一个更具融合性的概念，旨在对传统国家（政府）范式下的福利发展模式和机制进行反思、优化和超越⑤。Jessop（1999）指出，福利治理涵盖了福利的产生、递送与供给，通过多元主体结构的重新组合、权力/权威形式的重新调整以及作用机制的重新融合，从而实现特定福利目标。其具体涉及三个相关主题：变化中的福利定义、变化中的递送制度与福利递送过程中的实践⑥。当治理目标和模式发生改变时，福利治理的制度机制与社会实践也相应发生改变。因而，在不同福利体制国家，实际递送福利的方式路径不相同，福利治理模式也不同。即使在同一个国家的不同时期，治理模式也会随其福利内涵、福利制度和递送方式的不同而不同。

福利治理和混合福利经济、福利多元主义理论一样，强调多元力量与主体的介入和参与。福利治理是对福利多元主义的深化。对于政府、

---

① Rhodes, R. A. W.: *Waves of Governance*, Oxford: Oxford University Press, 2012, 33-48.
② Smouts, M. C.: "The Proper Use of Governance in International Relations", *International Social Science Journal*, 1998, 50 (155), 81-89.
③ 〔美〕莱斯特·M.萨拉蒙：《政府工具——新治理指南》，肖娜等译，北京，北京大学出版社，2016年，第19～36页。
④ Barbazza, E., Tello, J. E.: "A Review of Health Governance: Definitions, Dimensions and Tools to Govern.", *Health Policy*, 2014, 116 (1), 1-11.
⑤ Frahm, K. A., Martin, L. L.: "From Government to Governance: Implications for Social Work Administration", *Administration in Social Work*, 2009, 33 (4), 407-422.
⑥ Jessop, B.: "The Changing Governance of Welfare: Recent Trends in Its Primary Functions, Scale and Modes of Coordination", *Social Policy and Administration*, 1999 (33), 348-359.

家庭、市场以及社会组织等多元主体,福利治理并不是单纯倚重其中的某一个主体,而是整合各主体间关系,强调并致力于建构水平化的互动关系和制度体系,以实现特定目的的系统性实践。多元主体参与本身即是多主体合作博弈的过程,福利治理不仅挑战着主体传统上的职责及权界,还越来越多地聚焦于各种福利主体之间的关系与互动、各主体之间权力的转换,以及福利递送的制度安排与实施过程:一方面,考察政府、家庭、市场与社会组织在福利的生产与供给中各自的角色和作用;另一方面,关注各主体之间的互动和关系、各主体之间权力的转换以及福利递送制度①。因而,福利治理不仅仅关注谁提供问题,更多关注的是如何提供,即关注整个社会的福利治理结构和相关机制,以及福利的普遍整合,比如福利管理机构、制度体系、政策体系、信息系统以及监管体系的整合②。

二、治理失灵与多元供给的困境

尽管学者对治理的界定有所不同,但都强调了多元主体的合作。研究表明,通过政府、家庭、市场与社会组织等多元主体之间的合作治理,可以更有效地跨越公共机构、政府层级和(或)公共、私人和公民领域的界限,让人们建设性地参与,以达成难以实现的公共目标③。治理在一定程度上可以作为应对国家失灵和市场失灵的缓冲因素。

并非所有多元主体间的合作都是有效的,正如政府失灵、市场失灵一样,同样存在多元供给下的治理失灵问题。其原因在于:首先,共同的治理目标难以达成,进而影响到多元治理的成效。政府、市场与社会组织等多元主体之间权责的不平衡,各方对原有目标的存废存在争议而又未能达成一致目标④。政府权威的弱化,使得政府无法有效协调多元

---

① 韩央迪:《从福利多元主义到福利治理——福利改革的路径演化》,《国外社会科学》2012年第2期,第43~50页。

② 雷雨若:《20世纪90年代以来西方福利治理的特点、政府角色变化及实践困境——基于文献的梳理》,《当代中国政治研究报告》2018年,第73~90页。

③ Emerson, K., Nabatchi, T., Balogh, S.: "An Integrative Framework for Collaborative Governance", *Journal of Public Administration Research and Theory*, 2011, 22 (1), 1-29.

④ [美] 鲍勃·杰索普:《治理的兴起及其失败的风险——以经济发展为例的论述》,漆燕译,《国际社会科学杂志(中文版)》1999年第1期,第32页。

主体的利益形成整合目标。其次，多元供给下，各主体权责边界模糊及问责困难。治理实践与理论困境的根源在于政府、市场和社会组织的福利责任与关系尚不明确①，各主体间缺乏明确的角色划分。市场机制的不健全、社会组织发育不成熟，以及各主体合作能力不一，彼此之间又缺乏组织协调，使得多元主体的公共责任面临流失的风险，并为各方转移和推卸责任提供了空间，最终使"责任共担"沦为"无人担责"②。最后，在多元供给下，面临着政府与其他主体之间的合作效率问题。当多元主体在决策、执行和评估各阶段就同一问题达成一致意见的周期越长时，由此引发的效率低下就成为必然的逻辑③。另外，各主体间存在信息壁垒，运作标准缺乏，协同不畅，形成供给碎片化，这些都阻碍了多元供给主体间的良性互动，影响了服务提供能力的有效发挥。

三、治理的治理与多元供给关系重构

"治理的治理"又称"元治理"（meta governance），是伴随着治理理论的发展而形成的，是对治理过程本身的一种再治理④。该理论包括最广泛意义上的治理条件组合，既沿袭了治理理论中多元主体参与、全方位互动的基本观点，又弥补了多中心治理的不足，通过合理定位政府职能，以消除多元治理主体之间的冲突⑤。

从治理的治理的功能来看，可以从制度与战略两个维度来分析：在制度维度上，提供各种机制，促使有关各方协调不同地点和行动领域之间的功能联系与物质上的相互依存关系；在战略维度上，促进共同愿景的建立，从而鼓励新的制度安排和（或）新的活动，以便补充和（或）完善现有治理模式的不足⑥。作为多元治理主体中的一员，政府在治理

---

① 俞可平：《治理与善治》，北京，社会科学文献出版社，2000年，第107~126页。

② 夏志强、付亚南：《公共服务多元主体合作供给模式的缺陷与治理》，《上海行政学院学报》2013年第4期，第35~42页。

③ 张举国：《"一核多元"——元治理视域下农村养老服务供给侧结构性改革》，《求实》2016年第11期，第80~88页。

④ 郭丁：《鲍勃·杰索普的元治理理论探析》，《山东社会科学》2022年第1期，第83~89页。

⑤ Jessop, B.: *The Future of the Capitalist State*, Cambridge: Polity Press, 2002, 242-243.

⑥ 〔英〕鲍勃·杰索普：《治理与元治理——必要的反思性、必要的多样性和必要的反讽性》，程浩译，《国外理论动态》2014年第5期，第14~22页。

过程中发挥着制度性和策略性的重要作用，Jessop 将其比喻为"同辈中的长者或相互间的领头羊"①。政府、市场、社会组织等其他治理主体并不是平权的，政府应被赋予整合协调不同治理主体的利益与目标，促进其他治理主体有效发挥功能的责任②，将各治理主体重新组合为一种新的治理机制，从而成为多元治理体系的构建者③。"治理的治理"强调政府回归，推崇政府的作用，其侧重点是政府的职责而非政府的权力。在这一理论视域下，同样强调政府对市场力量、社会组织的培育与发展，进而形成多元主体协同参与的格局。

四、整体性治理与多元供给的新趋向

整体性治理（holistic governance）不只是治理方式的选择，还成为各国政府改革的方向。整体性治理是针对治理实践中，资源分散化、治理过程碎片化、公共责任模糊化等问题进行的反思和战略性回应，并随着信息技术的发展得到实践和推广，逐渐成为各国治理模式的新趋向。整体性治理理论注重克服治理困局，通过机构组织间的沟通与合作，政策执行手段相互强化，达到合作无间地实现共同目标，提升治理整体效能的目的④。整合政府功能，提供整合型服务，是整体性治理追求的目标⑤。

（一）强调公民需求导向

整体性治理以满足公民需求为治理导向，真正以公民、以服务、以需求为基础。整体性治理不以解决政府的问题为核心，而以解决人民的生活问题为核心，即将个人的生活事件（life event）列为政府治理的优

---

① Jessop, B.: "The Rise of Governance and Risks of Failure: the Case of Economic Development", *International Social Science Journal*, 1998, 50 (155), 29-45.
② 易艳阳、周沛：《元治理视域下养老服务供给中的政府责任研究》，《兰州学刊》2019年第4期，第184~193页。
③ 曲延春：《农村环境治理中的政府责任再论析——元治理视域》，《中国人口·资源与环境》2021年第31卷第2期，第71~79页。
④ Hicks, P.: "Toward Holistic Governance: the New Reform Agenda", *Public Productivity and Management Review*, 2002 (4), 76-78.
⑤ Perri 6: *Holistic Government*, London: Demos, 1997, 46-49.

先考虑项目。

整体性治理强调追求公民权利、公共利益等多元价值。Perri 6 等（1999）将政府服务的对象分为顾客（customers）、公民（citizens）、纳税人（taxpayers）三种，他们各有其不同的角色和需求。顾客是服务的使用者，需要政府提供易懂、快速、简单与尊重的服务；公民是投票者，对问题有其自己的看法，需要有效能与符合民意的服务；纳税人是政府提供服务的财政来源，需要便宜、有效率且划算的服务。根据这三种政府服务对象，可将政府目标分为政策目标、客户（client）目标、组织目标及单位（agency）目标四类。政府仅以顾客的角度来检视其服务是有所欠缺的，必须考虑到公民、纳税人的观点及追求正义、公平等价值目标[①]，分别考虑其整合机制。

（二）强调协调与整合

整体性治理主要针对碎片化问题，"是在政策、规则、服务供给、监控等过程中实现整合"[②]。协调（coordination）、整合（integration）是整体性治理的核心概念，也是整体性治理的最基本内容。

在整体性治理语境中，协调是指政府机构间为发展联合性和整体性工作，联合信息系统、机构间对话、联合规划和决策过程[③]。整体性治理以科层制为基础，其特征之一是分工和专业化，这必然伴生协调需求。协调凸显政府职能导向下通常有的缺陷，如成本高、短期思维、缺少预防性、公众无法获得合适的服务、处理与公众密切相关的问题能力较低等[④]。协调是指在信息、认知和决策方面，理解相互介入和参与的必要性[⑤]。合作系统要求政府在计划制订、预算编制、人员调配等传统职能

---

① Perri 6, Leat D., Seltzer K., et al.: *Governing in the Round: Strategies for Holistic Government*, London: Demos, 1999, 52-59.

② Perri 6, Leat D., Seltzer K., et al: *Towards Holistic Governance: the New Reform Agenda*, New York: Palgrave MacMijlan, 2002, 29.

③ Perri 6: "Joined-Up Government in the Western World in Comparative Perspective: a Preliminary Literature Review and Exploration", *Journal of Public Administration Research and Theory*, 2004, 14 (1), 103-138.

④ Perri 6: *Holistic Government*, London: Demos, 1997, 26-32.

⑤ Perri 6, Leat, D., Seltzer, K., et al.: *Towards Holistic Governance: the New Reform Agenda*, New York: Palgrave MacMijlan, 2002, 34.

基础上，精通整合、激活和管理一个合作网络①，系统的运作需要政府从"划桨者"转型成为"掌舵者"，发挥主导作用。这对政府的治理能力提出了新的要求，包括搭建合作网络，制定规则，协调合作主体间利益关系，监督并对相关机构进行帮扶和培训，保证相关机构或第三方执行缔结的协议，以降低合作风险。政府合作治理能力的缺乏可能会扼杀合作②。

在整体性治理语境下，整合是指通过确立组织结构和专业实践来实施由协调产生的一系列理念③。整合包含治理层级的整合、治理功能的整合与公私部门的整合三个层级（见图1-2），通过为公众提供满足其需要的、无缝隙的公共服务从而达到整体性治理的最高水平④。在治理层级的整合方面，包含中央政府与地方政府、全球国际性组织与国家层级的整合。在治理功能的整合方面，包含政府各部门功能的整合，或医疗卫生、社会福利功能性机构间的整合；在政府内部的治理整合方面，要改善或打破传统行政功能划分的部门主义，形成政府各部门主动协调且密切合作的服务机制。在公私部门的整合方面，公共部门可以通过外包、民营化等，与私人部门、社会组织接轨，产生公私合作的伙伴关系⑤。整体性治理强调政府不但要进行组织的重组、政府效率的提升，而且需要利用信息技术及社会组织的加入（公私伙伴关系的建立等），运用信息系统、计划及预算整合等方式，通过制度化（institutionalization）的途径来达成全面的整合⑥。

---

① 〔美〕斯蒂芬·戈德史密斯、〔美〕威廉·D.埃格斯：《网络化治理：公共部门的新形态》，孙迎春译，北京，北京大学出版社，2008年，第135页，第148页。

② 〔美〕约翰·多纳休：《合作——激变时代的合作治理》，徐维译，北京，中国政法大学出版社，2015年，第271页。

③ Perri 6: "Joined-up Government in the Western World in Comparative Perspective: a Preliminary Literature Review and Exploration", *Journal of Public Administration Research and Theory*, 2004, 14 (1), 103-138.

④ Perri 6, Leat, D., Seltzer, K., et al.: *Towards Holistic Governance: the New Reform Agenda*, New York: Palgrave Macmillan, 2002, 34, 29.

⑤ 彭锦鹏：《全观型治理——理论与制度化策略》，《政治科学论丛》2005年第23期，第61~99页。

⑥ Perri 6, Leat, D., Seltzer, K., et al.: *Towards Holistic Governance: the New Reform Agenda*, New York: Palgrave Macmillan, 2002, 212-242.

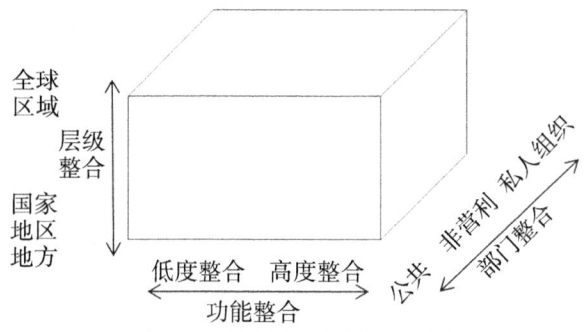

图 1-2　整体性治理的三种整合

（三）强调以信息技术为治理手段

信息技术作为整体性治理的现实背景，促进了政府组织流程再造和服务的无缝隙衔接，也为整体性治理大规模应用提供了可能。

信息技术的发展为治理中各主体的整合与协调提供了技术支持。信息技术改变了传统公共行政部门"信息割裂""信息孤岛"的现状，政府可以与社会政策相关利益方形成多变的网络结构，实现高水平的多主体协作和跨界治理的新境界[①]。信息技术不仅影响了组织内部的结构，而且渐进地使组织的层次扁平化（flattening）[②]。在信息技术背景下，政府机构内部及人员之间可以通过实时的无线联网解决机关间的整合问题，政府还可突破时空限制，通过视频会议、无线网络等工具，随时实现政府与人民之间的各项信息的流通和互动，传递服务，完成交易[③]。在整体性治理中，政府可以通过信息科技，以人民的生活事件（life event）作为起点，建立单一窗口（one-stop shop）的服务机制[④]。就政府而言，应跨越国际性政府与机构、中央政府、地方政府、各种公共部门机构的网络平台，实施不同政府层级的整合、不同机关单位的整合和

---

① 胡宏伟、王红波：《整体性治理视域下我国医保体系托底保障功能评估与改进》，《中州学刊》2022 年第 2 期，第 70~79 页。

② Dunleavy, P., Margets, la., Bastow, S., et al.: *Digital Era Governance: IT Corporations, the State, and E-Government*, Oxford: Oxford University Press, 2006, 22.

③ 彭锦鹏：《全观型治理——理论与制度化策略》，《政治科学论丛》2005 年第 23 期，第 61~99 页。

④ Perri 6: *Holistic Government*, London: Demos, 1997, 46-49.

不同政府网站的整合，完成业务的协调和联系，最后达到整合成为一个单一政府入口网站（single governmental portal）的阶段①，提供连续性、整合性服务。

第三节　长期照护服务多元供给与整体性治理：一个理论分析框架

整体性治理为长期照护服务提供了一个全面解析的理论架构。该理论的核心诉求契合长期照护服务的治理逻辑，也与其多元供给实践呈现出高度的耦合性。

一、整体性治理契合长期照护服务多元供给理念

整体性治理在治理理念上，立足整体性思维，强调从整体上应对治理问题；重视"整体人"，以"整体人"的完整需求为导向；为公民提供整合的高质量服务②。老年人长期照护服务的影响已经渗透到社会的各个领域。它所呈现的是一套跨越功能边界的非结构化公共事务问题，无疑要基于整体性思考，在更新观念和创新制度的基础上跳出传统理论与框架的桎梏，从全局的、动态的视角来重新思考整体性治理的战略布局③。长期照护服务具有鲜明的公共取向，强调服务精神，核心价值实体上表现为服务，可运用整体性治理的理念，将公民需求导向作为精神内核④，对失能老年人的照护需求做出积极主动的回应，围绕被照护者的需求，有效整合照护服务资源，为其提供可获得、高质量、可持续的整合型服务。

---

① 彭锦鹏：《全观型治理——理论与制度化策略》，《政治科学论丛》2005年第23期，第61~99页。

② Pollitt, C.:"Joined-up Government: a Survey", *Political Studies Review*, 2003, 1（1），34-49.

③ 胡湛、彭希哲：《应对中国人口老龄化的治理选择》，《中国社会科学》2018年第12期，第134~155页。

④ 曾凡军、韦彬：《后公共治理理论——作为一种新趋向的整体性治理》，《天津行政学院学报》2010年第12卷第2期，第59~64页。

二、整体性治理推动长期照护服务多元供给主体协同

从多元提供主体来看,长期照护服务与整体性治理具有相同的治理要求。整体性治理是对传统治理模式的超越,强调部门间、机构间的协同合作,建立信任机制和合作关系,实现跨部门、跨机构的整体性运作,进而为老年人提供优质满意的服务。整合既包含同一层次的主体(各级政府部门之间)的整合,也包含不同层次的主体(政府部门、市场、社会组织、家庭和社区)的整合,进而形成多元主体协同的治理结构。

面对长期照护服务需求的复杂性及政府供给能力的有限性,我国长期照护已逐渐形成了由多元主体共同参与治理的格局。长期照护服务多元主体之间呈现的制度化安排和互动形成特定的治理结构。区别于西方福利多元主义中的多元供给主体,我国长期照护服务体系呈现出的多元供给特征为政府主导下的多元,即多元参与者从属于政府主导这一主体。从实践来看,各治理主体利益博弈平衡,积极的良性互动尚未形成,面临着结构性困境。多元主体间组织界限较模糊,也在很大程度上影响了我国长期照护服务的供给效率。在政府这一主导下,通过市场、家庭、社会组织等主体的参与、协商、合作与竞争,形成多元主体协同,对于我国长期照护服务供给治理目标的实现意义重大。为此,可以借鉴整体性治理思路,探讨政府、市场、社区、家庭、社会组织等不同主体间的权力边界,以及各主体在供给过程中的协同。

三、整体性治理促进长期照护服务功能与部门整合

整体性治理涵盖整合、协同的治理机制,加强治理层级的整合,开辟一条公共政策的整体性传输路径[①];加强治理功能的整合,采用交互、协作、整合和一体化的治理方式,健全整合型运行机制和部门内部协调配合机制;利用信息技术整合分散的信息,建设共享共通的信息数

---

① 〔美〕拉塞尔·M. 林登:《无缝隙政府——公共部门再造指南》,汪大海等译,北京,中国人民大学出版社,2002年,第118页。

据库，在此基础上推行在线治理和"一站式"服务，以整体性治理机制提升治理效率和服务质量①。

从服务的跨领域性与供给过程的复杂性来看，长期照护服务多元供给与整体性治理具有相同的要求。长期照护服务供给治理面临巨大的利益调整，多元主体的出现意味着各主体参与治理之中，需要跨越一系列的组织边界、部门边界和功能边界，在利益相关方之间建立合作共赢的治理机制。一方面，长期照护服务领域政策的制定、实施和管理分属众多部门，不仅涉及长期照护制度，而且与医疗保险制度、社会服务政策等密切相关。各部门对长期照护的执行理念与重点不一致，管理标准不一，补助条件各有差异，事权无法统一，资源难以统筹，服务零散切割②。跨领域整合协同对于建立全方位、全生命周期的长期照护服务至关重要。另一方面，从长期照护服务的提供者来看，涉及专业医疗机构、护理院、养老院、日间社区照料中心以及社会服务机构等，不同机构的资质要求、服务内容、支付标准等存在差异；从服务提供者的所有权属性来看，涉及公共部门、民办非企业单位和私营企业等多种类型③。长期照护服务的上述特性，使得长期服务供给碎片化，致使服务资源分散管理，难以形成照护服务的合力④。为此，需要我们基于整体性治理，形成新的治理理念、治理机制与治理结构，从整体上推进长期照护服务目标的实现。

---

① 曾凡军、韦彬：《整体性治理——服务型政府的治理逻辑》，《广东行政学院学报》2010年第1期，第22~25页。

② 杨团：《中国长期照护的政策选择》，《中国社会科学》2016年第11期，第87~110页。

③ 刘德浩：《长期照护制度中的政策协同——基于荷兰的政策启示》，《中国劳动》2019年第10期，第32~42页。

④ 张瑞利、祝建华：《失能老人照护服务碎片化及其整体性治理研究》，《中州学刊》2022年第2期，第80~86页。

第二章　长期照护服务多元供给：国际变革与整体性治理趋向

整理性治理理论的应用需要体现实践中的情境主义。发达国家和地区逐渐将长期照护服务纳入社会政策的范畴，在多元供给格局下，以治理作为分析范式也得到了理论和实践的检验。不同福利体制下的长期照护服务成为构建跨国比较框架的起点。长期照护制度的改革与完善，实际是对服务供给过程中各主体关系模式的重新定位。本章将讨论不同福利体制下各国长期照护服务实践与改革中，政府、家庭、市场与社会组织在长期照护服务供给中各自的角色和作用，互动关系以及各主体之间的权责转变。更重要的是，基于长期照护服务多元供给图景，动态思考各供给主体的作用及其相互关系，分析与反思其治理趋向。

第一节　不同福利体制下长期照护服务供给变革：治理驱动

长期照护服务供给是在特定系统情境下驱动发展的。长期照护服务受到每个国家特殊的政策背景、社会环境和政治环境的影响[1]，从而形成差异性。为此，我们将首先关注不同福利体制下长期照护服务变革的外部系统情境及其产生变革的驱动力。这些背景、机遇和制约因素为多元供给治理设置了常规参数，有助于启动整体性治理并为之设置发展方向。

---

[1] Wiener, J. M.: "Long-term Care Financing, Service Delivery and Quality Assurance: the International Experience", *Handbook of Aging and the Social Sciences*, 7th ed., London: Elsevier, 2011, 309–322.

一、不同福利体制下长期照护服务代表性国家的选择

长期照护服务发展历程被视为一个适应性选择的过程。作为各国政治、经济、人口等的结构性结晶体，长期照护服务在不同福利体制下体现出不同特征。由于各国人口结构、福利文化、家庭传统等的差异，各国形成了各具特色的长期照护服务供给，政府与家庭、市场、社会组织在不同制度模式下的角色定位和功能责任有着显著差别。

在《福利资本主义的三个世界》一书中，Esping-Andersen（1990）把福利国家划分为"自由的福利体制"（liberal welfare regime）、"社会民主体制"（social-democratic regime）、"保守/法团主义体制"（conservative/corporatist regime）三种主要模式，并将瑞典、德国、美国视为这三类模式的典型福利国家①。"社会民主体制"混合着去商品化与普遍主义，并不崇尚自由主义的市场效率与商品化，国家福利体系已健全在发挥市场机制作用的同时注重保留传统家庭关系的稳定性。其原则不是等到家庭能力已经耗空后才给予帮助，而是将家庭关系成本社会化，福利国家直接担负起照护老年人的责任，扛起沉重的社会服务的负担。"保守/法团主义体制"同样并不崇尚自由主义的市场效率与商品化，而是建立在社会保险的基础上，并试图维持家庭成为主要的福利供给者。强调保持传统的家庭关系，家庭给付以鼓励女性为主，辅助性原则（subsidiary）增强，只有当家庭服务其成员的能力耗空时，国家才会进行干预。"自由的福利体制"偏向基于市场提供福利，国家遵循补缺原则，以资产调查式的救助、有限的普遍性转移或有限的社会保险为主导。英国学者Ginsburg（1992）将英国视为福利国家类型的混合产物，是社会主义与自由主义模式特殊综合的福利国家，称之为自由集体主义福利国家②，其多样性与独特性更加显著。

Esping-Andersen 的研究受到女性主义的批评，认为其忽略了女性照护者在家庭中所扮演的重要角色。作为回应，其在后续研究中引入了

---

① Esping-Andersen, G.: *The Three Worlds of Welfare Capitalism*, Princeton: Princeton University Press, 1990, 23-33.

② Ginsburg, N.: *Divisions of Welfare: a Critical Introduction to Comparative Social Policy*, London: Sage Publications Ltd., 1992, 423-425.

"家庭主义"(familialism)和"去家庭化"(de-familialization)两个概念,讨论福利体制中的政府与家庭的关系,指出社会民主体制下照护"去家庭化"就是公共化,以国家作为主要提供者,通过工作与家庭平衡政策来促进性别角色的全面转型;"保守/法团主义体制"则因家庭主义仍偏重家庭担任主要的服务提供者,是以牺牲女性群体换得差别化供给的社会结构;"自由的福利体制"让照护成为商品在市场机制下达到供需平衡,是另一种"去家庭化"的表现。"家庭主义"是其公共政策假设(实际上是坚持)家庭应该承担起社会成员福利的首要责任;而"去家庭化"是寻求家庭解放并致力于减少个体在福利层面对亲人的依赖①。后续相关研究基本上是在批判或补充这一理论框架方面展开的,其中虽包含了解释福利国家照护政策差异的重要起点,但显然老年人照护政策并不是 Esping-Andersen 描述分析的重点。

Esping-Andersen 传统的三种福利体制的划分,Anttonen、Sipilä 围绕政府、家庭的关系及基于照护责任的划分,突出了"南欧模式"("地中海国家模式"),将以意大利、西班牙等为代表的南欧国家从以德国、法国等为代表的"保守/法团主义体制"中分离出来。

虽然实践中没有恰好符合某种维度的纯粹案例,任何国家都呈现出一定的混合特征,但在以瑞典、德国、美国、英国、意大利、西班牙为代表的福利制度下,各国政府在老年人长期照护供给方面呈现出各自特色。而且,近几十年来,这些国家的老年人长期照护制度发生了重大的、创新的制度变迁。因此,本章选择五种福利体制下的长期照护服务供给进行案例研究(见表2-1),探讨在不断发展的内外部环境下所产生的治理驱动因素及整体性治理趋向。

表2-1 长期照护服务典型模式

典型模式	代表国家
北欧福利体制	瑞典
保守/法团主义福利体制	德国
自由福利体制	美国

---

① Esping-Andersen, G.: *Social Foundations of Postindustrial Economies*, Oxford: Oxford University Press, 1999, 35, 45, 51.

续表 2-1

典型模式	代表国家
混合福利体制	英国
南欧福利体制	意大利、西班牙

二、不同福利体制下长期照护服务供给变革的驱动因素

（一）人口老龄化与长期照护服务需求的增加

长期照护服务与人口老龄化有着最直接的关系。老年人口的增加被视为长期照护服务需求扩大的主要驱动力。在大多数国家，近几十年来，老年人口的数量及其人口比例一直在迅速增加，人口老龄化程度不断加深[1]（见表 2-2），而且这一趋势在未来几十年还将继续保持。以瑞典、德国、英国、意大利为例，1970 年，65 岁以上老年人占总人口比例分别为 13.6%、13.5%、12.9%、10.8%；1990 年，该比例分别上升到 17.8%、14.9%、15.7%、14.7%。2017 年，上述各国除英国（19%）外，其比例均上升到了 20% 以上。到 2060 年，各国人口老龄化程度最低的瑞典该比例也将达到 24.2%[2]。欧盟统计局的人口预测数据显示，80 岁及以上人口比例从 1960 年的 1.5% 增长到 2010 年的近 5%，预计到 2050 年将上升到 11%，2060 年将上升到 12%，2070 年将上升到 13%。与不断增长的老龄人口相对应，这个时期老年人的养老抚养比几乎会翻一番[3]。

---

[1] Carrera, F., Pavolini, E., Ranci, C., et al: "Long-term Care Systems in Comparative Perspective: Care Needs, Informal and Formal Coverage, and Social Impacts in European Countries", *Reforms in Long-term Care Policies in Europe*, New York: Springer, 2013, 23-52.

[2] United Nation: "World Population Dashboard", 2018. https://www.unfpa.org/data/world-population-dashboard.

[3] Hlebec, V., Srakar, A., Majcen, B.: "Long-term Care Determinants of Care Arrangements for Older People in Europe: Evidence from SHARE", *Revija za Socijalnu Politiku*, 2019, 26 (2), 135-152.

第二章 长期照护服务多元供给：国际变革与整体性治理趋向

表 2-2　65 岁以上老年人占总人口比例[1][2]

单位：%

	1970 年	1990 年	2010 年	2015 年	2019 年
瑞典	13.6	17.8	18.1	19.6	19.8
丹麦	12.2	15.6	16.3	19.1	19.5
德国	13.5	14.9	20.7	21.1	21.5
法国	12.8	13.9	16.6	18.9	20.0
英国	12.9	15.7	16.4	18.1	18.5
意大利	10.8	14.7	20.2	22.4	22.9
西班牙	9.5	13.4	16.8	18.9	19.3
奥地利	14.4	14.9	17.6	18.8	18.8

随着人口结构进入老龄化、高龄化，老年人出现功能性障碍的概率激增，高龄、患病导致失能、半失能的老年人越来越多，长期照护需求呈指数上升。OECD 数据显示，2010 年，65 岁及以上老年人平均失能率约为 11%；到 2020 年，65 岁及以上老年人平均失能率将上升至 12.2%，其中 85 岁及以上老年人失能率将达到 34.7%；预计到 2030 年，65 岁及以上老年人平均失能率为 14%，其中 85 岁及以上老年人失能率将达到 37.9%[3]。事实上，80 岁及以上人群的增长显著推动了对国家长期照护的需求的增加。在 OECD 成员国，2019 年，65 岁及以上的人口中，平均有 10.7% 的在家或机构接受长期照护服务[4]。在 80 岁及以上的人口中，平均而言，52% 的需要某种长期照护支持，其中 80 岁

---

[1] Carrera, F., Pavolini, E., Ranci, C., et al.: "Long-term Care Systems in Comparative Perspective: Care Needs, Informal and Formal Coverage, and Social Impacts in European Countries", *Reforms in Long-term Care Policies in Europe*, New York: Springer, 2013, 23-52.

[2] OECD: "OECD Health Statistics 2023", 2023. https://www.oecd.org/health/health-data.htm.

[3] Jagger, C., Matthews, R., Lindesay, J., et al: "The Impact of Changing Patterns of Disease on Disability and the Need for Long-Term Care", *Eurohealth*, 2011, 17 (2), 8-20.

[4] OECD: *Health at a Glance 2021: OECD Indicators*, Paris: OECD Publishing, 2021. https://www.oecd-ilibrary.org/social-issues-migration-health/health-at-a-glance-2021_ae3016b9-en.

及以上的女性最常使用长期照护服务①。美国卫生与公众服务部（United States Department of Health and Human Services, HHS）的数据显示，目前美国有 1400 万人需要长期照护支持服务，每 10 名年满 65 岁的老年人中就有 7 人在生命结束前需要某种类型的长期照护。到 2030 年，约有 2400 万美国人需要长期照护。预期寿命的延长和老年人数量的增加，痴呆症和阿尔茨海默病等的发病率持续上升，形成长期照护需求进一步增加的来源。预计全球痴呆症患者人数将从 2015 年的 4700 万增加到 2030 年的 7500 万。由于人均慢性病数量的增加，人均所需照护的数量和复杂性也将增加。与日益增长的长期照护服务需求相对应，长期照护人员的供应却正在迅速减少②。

（二）长期照护服务公共支出压力不断增加

无论何种照护服务体制，政府的公共支出压力成为长期照护服务调整的重要驱动因素。实施长期照护服务后，伴随着服务需求的增加与公共融资服务的扩展，长期照护服务的支出迅速增长，这不仅给个人带来沉重的负担，而且对公共财政造成巨大压力。

各国政府财政支出的很大一部分分配给医疗和护理、个人照护和支持服务，公共支出压力不断增大。以 OECD 成员国的数据为例（见表 2-3），在维持现行长期照护制度不变的情况下，除南欧福利体制国家外，各国公共长期照护服务支出规模都大幅提升。在过去 20 年中，许多国家的长期照护服务支出占总卫生支出的比例或占国内生产总值（Gross Domestic Product, GDP）的比例逐年增加。2017 年，OECD 成员国的长期照护服务支出占 GDP 的比例为 1.7%③。到 2050 年，OECD 欧盟成员国的长期照护服务支出占 GDP 的比例将增至 2.4%，非 OECD 欧盟成员国的长期照护服务支出占 GDP 的比例将增至 2.9%。政府在长期

---

① Colombo, F., et al: "Help Wanted? Providing and Paying for Long-term Care", *OECD Health Policy Studies*, Paris: OECD Publishing, 2011.

② Hayes, T. O., Kurtovic, S.: "The Ballooning Costs of Long-term Care", AAF, 2020-2-18. https://www.americanactionforum.org/research/the-ballooning-costs-of-long-term-care/.

③ OECD: *Long-term Care Spending and Unit Costs, Health at a Glance* 2019: *OECD Indicators*, Paris: OECD Publishing, 2019, 238.

照护服务方面的财政支出增长速度将超过国民收入的增长速度①。

表2-3 长期照护服务支出占国内生产总值的比例②

单位:%

	2010年	2015年	2018年	2020年
瑞典	0.6	2.9	2.9	3.0
德国	1.7	1.8	2.1	2.5
法国	1.6	1.7	1.8	2.0
英国	1.8	1.8	1.8	2.0
美国	1.4	1.4	1.3	1.5
意大利	0.9	0.9	0.9	1.0
西班牙	0.9	0.9	0.9	1.0

从各国情况来看，瑞典是长期照护服务支出较高的国家，2020年长期照护服务支出占GDP的比例为3.0%，是OECD成员国平均水平的2倍。在德国，2020年长期照护服务支出占GDP的比例为2.5%，而且随着长期照护受益面的扩大，这一支出也将继续增加。在美国，长期照护服务成本也快速上涨。根据凯撒家庭基金会（Kaiser Family Foundation，KFF）和美国退休人员协会（American Association of Retired Persons，AARP）的数据，考虑到有偿服务和无偿照护的价值，2018年美国长期照护的成本约为8490亿美元③。在长期照护服务与支持中，公共资源支付占比约为70.3%。医疗救助（medicaid）和医疗保险（medicare）分别是第一和第二大公共支付机构④。随着人口结构的变化和慢性病发病率的上升，未来长期照护服务

---

① Colombo, F., Mercier, J.: "Help Wanted? Fair and Sustainable Financing of Long-term Care Services", *Applied Economic Perspectives & Policy*, 2012, 34 (2), 316-332.

② OECD: "OECD Health Statistics 2023", 2023. https://www.oecd.org/health/health-data.htm.

③ Hayes, T. O., Kurtovic, S.: "The Ballooning Costs of Long-term Care", AAF, 2020-2-18. https://www.americanactionforum.org/research/the-ballooning-costs-of-long-term-care/.

④ Kirsten, J. C.: "Who Pays for Long-Term Services and Supports?", *Focus*, 10343, 2018.8, https://www.crs.gov.

成本将继续增高。Caroline 等（2019）研究指出，54%的老年人将面临没有足够的财政资源支付长期照护费用的境况。当老年人因支付不断上涨的照护服务费用而耗尽资源时，会求助于公共资助的正规照护，这同步增加了来自公共资金的财政负担①。

可见，长期照护服务支出的不断上涨已成为各国政府必须面对的挑战。为减少和控制长期照护开支，"去机构化"已成为许多欧美国家的共识，许多欧美国家开始减少机构照护的使用而增加家庭照护②。未来仍需要重新审视政府、市场、家庭与其他供给主体间的关系，寻求有效的解决方案。

（三）长期照护服务特别是非正式照护的可获得性降低

长期照护是一项劳动密集型服务。在半数以上的 OECD 成员国，人口老龄化增长速度已经超过了长期照护供给的增长速度，同时长期照护的劳动力供给更是处于停滞或下降状态。2011 年至 2019 年，OECD 成员国中有 9 个国家，每 100 名 65 岁及以上的老年人中只拥有 1 名长期照护工作者（或更少）。美国已经面临长期照护人员短缺的问题。未来几年，更多的国家将面临来自招聘和留住长期照护人员的压力③。

各国长期照护服务供给中，家庭等非正式照护面临着挑战。非正式照护是长期照护的最重要来源。通常，承担家庭等非正式照护任务的主要是女性。2019 年，OECD 成员国的非正式照护人员中平均有 62% 为女性。在西班牙，这一比例甚至在 70% 以上④。许多欧洲国家，特别是那些对长期照护领域投资不足的国家，在"去机构化"的共识下，对于低收入老年人和家庭而言，家庭照护可能是主要的甚至是唯一的照护

---

① Pearson, C. F., Quinn, C. C., Loganathan, S. et al: "The Forgotten Middle: Many Middle-income Seniors will have Insufficient Resources for Housing and Health Care", *Health Affairs*, 2019, 38 (5), 851–859.

② 曹方咏峥、林熙：《欧洲国家的公共政策支持——家庭照护》，《老龄科学研究》2019 年第 7 卷第 3 期，第 71～80 页。

③ OECD: "OECD Health Statistics 2023", 2023. https://www.oecd.org/health/health-data.htm.

④ OECD: "OECD Health Statistics 2023", 2023. https://www.oecd.org/health/health-data.htm.

服务形式①。但自 20 世纪 80 年代开始，随着家庭规模的变化、地域流动性增加及女性在劳动力市场的参与率上升，非正式照护资源的潜在可获得性大大降低。

综上所述，人口老龄化程度加深，财政支出压力增大，家庭照护功能的弱化，多重压力叠加推动着长期照护服务发生结构性变化。长期照护服务供给不仅要适应照护对象的需要，还要优化国家、家庭照护责任，通过创造照护服务市场，提高运行效率，优化照护资源配置，为老年人提供高质量、可负担、可持续的照护服务。

第二节　长期照护服务多元供给中的政府责任

一、不同福利体制下长期照护服务供给中政府责任的演变

（一）北欧福利体制下长期照护服务供给中的政府责任

瑞典是公认的北欧福利模式、社会民主体制的代表性国家，其在老年照护服务方面，基于普适性原则，保证国民获得广泛的长期照护服务。

在照护责任的配置方面，瑞典的政府责任不断演变。早在 20 世纪 50 年代，瑞典将老年人照护服务纳入国家福利政策。1956 年，瑞典议会通过《社会福利法》（Social Welfare Act），规定子女和亲属不再负有赡养和照护老年人的义务。1982 年，瑞典《社会服务法案》（Social Service Act）实施。1983 年，瑞典《健康及医疗服务法》（The Health and Medical Services Act）赋予瑞典老年公民在身体需要时有获得日常生活协助的权利。1992 年，瑞典实行阿代尔改革（Ädelreformen），将老年人长期照护服务及失能者照护责任完全下放给自治市（municipalities）。在中央政府（national government）层级，国会及政府经由立法及财政监督机制来制定政策目标。在区域（regional）层级，21 个郡政府（county councils）有责任提供健康及医疗照护。在地方政

---

① Bouget, D., Saraceno, C., Spasova, S.: "Towards New Work-Life Balance Policies for Those Caring for Dependent Relatives?", *Social Policy in the European Union State of Play*, Brussels: ETUI, 2017, 155-176.

府层级，瑞典290个城市全面负责老年人长期照护。瑞典老年人长期照护主要（约85%）由地方政府税收提供资金，老年人长期照护的一小部分由地方政府的国家补助金资助。瑞典为老年人提供的公共资助较为广泛，占GDP的比例约为2.6%。市政府在财政上负责为老年人提供所有类型的长期照护服务，包括机构照护、家庭照护，以及对家庭照护者的资助方案。市政府也有法定责任根据老年人口的需要提供辅助设备①。

20世纪90年代中期以来，居家照护已成为许多地方政府眼中更具吸引力的选择。从机构照护过渡到居家照护不仅有助于减少政府开支，也允许老年人维持更长时间的独立生活。从瑞典机构照护者的比例来看，1950年，80岁及以上老年人入住护理机构的比例约为20%；1975年这一比例达到30%；但自2007年以来，这一比例已稳步下降到16%。2000年至2011年，瑞典在机构的长期照护床位平均每年减少1.2%，在医院的长期照护床位平均每年减少4%②。瑞典政府于1997年提出第一个支持非正式照护者的法案，投资3亿瑞典克朗用以支持照顾长者的亲属。这项法案的目的是减轻亲属过重的身心负担，同时强调如红十字会等社会组织作为公共服务的重要补充资源。2008年，瑞典创建非正式照护供给（National Centre for Support of Informal Care Providers）支持中心，目的是在非正式照护领域内进行协调研究和发展，同时提高公众、不同地方政府的非正式照护意识。瑞典的社会服务法规定，各市有义务尊重并与非正式照护者合作，当其需要时为其提供个性化支持；保证非正式照护者持续提供服务，帮助其减少工作量，防止其发生疾病，并为其提供所需要的知识和信息。该法案的另一个目的是使非正式照护者得到官方认可，并承认其工作的重要性。但由于缺乏国家层次的明确定义，不同城市对照顾长者的亲属提供的支持类型不一。例如，2008年，只有38%的城市提供了非正式照护人员教育③。

---

① Batljan, I., Lagergren, M.: "Future Demand for Formal Long-term Care in Sweden", *European Journal Ageing*, 2005, 2 (3), 216-224.

② OECD: "OECD Reviews of Health Care Quality: Sweden 2013", 2013. http://dx.doi.org/10.1787/9789264204799-en.

③ Fukushima, N., Adami, J., Palme, M.: "The Swedish Long-term Care System", *ENEPRI Research Report*, 2010 (89), 1-20.

为控制老年人照护的成本及提供多元选择，20世纪90年代以来，瑞典老年人照护的另一个重要趋势是自治市开放照护服务市场，可以外包服务给营利性公司与非营利组织。私人部门提供的照护服务比例从1990年的1%增加至2010年的16%。截至2011年，为接受家庭帮助的老年人提供服务的供应商超过900家，其中18.6%是私人机构[1]。2009年，瑞典议会通过了自由选择制度（Act on Free Choice Systems），允许市政府提供照护代金券，以便老年人可以选择照护供应商，从而增加市场竞争，激励供应商提高服务质量。虽然大多数自治市采用了自由选择模式，但该变化尚未影响老年人。事实上，在2009年，只有4%的用户选择了新的服务供应商。除此之外，为了与自由选择模式配合，2007年，瑞典政府实施了家庭服务和个人照护税减免政策，其中1/3的用户是65岁及以上的老年人。那些想雇佣私人供应商提供购物、打扫服务的，可以扣除这些家庭服务税的50%，最高限额约10万瑞典克朗（11850欧元），这让一部分老年人可以更低成本从私人服务商那里获得照护服务[2]。

为了与上述市场化、鼓励竞争相配合，瑞典政府进行了机构重组，并专注于对服务采购与服务质量的监管。许可证和质量监控由市政府负责。针对此前市政府官员通常既要评估照护需求，又要监督家庭照护者提供的服务的情况，瑞典将市政府需求评估与服务供给部门分开设置。法律、金融和行政服务局，瑞典竞争管理局，瑞典经济和区域增长机构，瑞典的公共管理机构等在不同程度上对市场竞争与服务提供进行监管，公布监管报告。其中，瑞典国家健康和福利局（National Board of Health and Welfare, NBHW）主要监管老年人照护服务质量。此外，还有雇主、利益组织等地方机构，向政府组织提供建议，并出版相关报告。2008年以来，瑞典开展了国家层次的调查，测量各市长期照护服务的用户满意度。

在长期照护服务人力资源方面，瑞典政府为没有正式资格的工作人员推出自愿参加的四年制教育计划，并为培训提供了公共资金。具体培

---

[1] Swedish Institute: "Facts About Sweden: Elderly Care", www.sweden.se/upload/.
[2] Erlandsson, S., Storm, P., Stranz, A., et al: *Marketising Trends in Swedish Eldercare: Competition, Choice and Calls for Stricter Regulation*, Stockholm University, 2013, 32.

训计划由各地方政府制订，因此其在全国范围内并不一致①。

(二) 保守/法团主义福利体制下长期照护服务供给中的政府责任

德国被视为保守/法团主义福利国家的典型代表。作为化解照护危机的一项社会政策，德国长期照护保险制度带有浓厚的俾斯麦福利体系特色，其根据辅助性原则，在重视家庭和社会自治传统的同时，更加强调政府发挥作用的适当性。

在德国长期照护服务中，政府的责任几经演化。政府由补缺型职能，转变为通过适当介入来促进机构间的相互作用，与机构共同完成长期照护服务的供给。1994年改革之前，德国长期照护服务主要是基于社会救助计划，申请者必须通过严格的收入审查（means-test）。通过社会救助提供的长期照护的成本由州政府承担，联邦政府不承担筹资责任②。20世纪90年代初期，德国许多家庭因为无力承担较高的机构照护费用而向地方政府申请社会救济，导致约70%的救济支出用于满足此类需求，给地方带来了巨大的财政压力③。经过20年的政治争论，德国议会于1994年通过了《长期照护保险法案》，将长期照护明确为社会责任，通过法定长期照护保险的方式，转移、分担家庭照护的经济负担与责任。家庭和机构照护的保险主要由社会保险（90%）和私人保险计划（10%）提供资金④。《长期照护保险法案》的实施，使得德国政府在全国层面构建了统一的长期照护体系，通过对融资、受益条款等的机制设计，保证老龄群体长期照护的公平享有。

在长期照护服务提供方面，《长期照护保险法案》实施后，德国联邦政府与地方政府并不直接提供服务，但对当地照护基础设施负责，保证服务提供的规模有效。地方政府（指联邦政府、州政府、地方政府）的任务是要避免在服务提供方面出现差距，并确保在每一个地区的长期

---

① Dyer, S. M., Valeri, M., Arora, N., et al: *Review of International Systems for Long-term Care of Older People*, Flinders University, 2019, 28.

② 郝君富、李心愉：《德国长期护理保险——制度设计、经济影响与启示》，《人口学刊》2014年第2期，第104~112页。

③ Roit, B. D., Bihan, B. L.: "Similar and yet so Different: Cash-for-Care in Six European Countries' Long-term Care Policies", *The Milbank Quarterly*, 2010, 88 (3), 286-309.

④ Dyer, S. M., Valeri, M, Arora, N., et al.: *Review of International Systems for Long-term Care of Older People*, Flinders University, 2019, 21.

照护的定期供应①。《长期照护保险法案》实施前，政府作为辅助性原则所阐述的"补缺者"对社会组织予以资金支持，社会组织同地区政府合作密切，在长期照护服务提供方面处于垄断地位。《长期照护保险法案》的实施使得市场完全开放，社会组织和营利机构都可以在照护市场进行平等竞争。在服务供给方面，政府与照护机构间普遍采用合同管理，允许服务用户购买来自不同供应商的照护服务②。

德国的长期照护服务设计中一直强化政府、家庭等多方主体参与。德国政府鼓励家庭成员承担家庭照护，通过制度设计对家属的照护服务给予法律认可和资金支持。在家庭照护方面，德国政府为非正式照护提供广泛的现金福利，并为各种照护和个人援助服务提供实物福利。接受者基本上可以自由选择现金或实物福利，或两者兼而有之。他们还可以自由选择如何使用现金福利（如为家庭照护人员提供福利），以及如果他们选择了实物福利，他们可选择哪些专业服务提供方③。数据显示，在2017年长期照护服务改革之后，约330万人得到重新评估并获得了福利。2016年，80%的受益人选择现金福利。至2014年12月，享受照护服务人数为257万，其中，选择居家照护的约为182万人，占总数的70%左右；选择机构护理的约为75万人，选择机构照护的人群护理级别整体上比居家照护高。2015、2016年，《长期照护加强法案》（Pflegestärkungsgesetze Ⅰ，Ⅱ）第一部、第二部先后生效，为居家照护者提供了进一步的支持。非正式照护者将得到养老和失业方面更好的保障，可根据自身实际情况灵活使用由专业照护者提供的支持服务，如短期照护、暂托照护、日间和夜间照护等；向亲属等非正式护理人员提供免费培训，使其提供的服务更加专业④。面对长期照护需求将超过非正式照护供应的局面，德国政府努力提高长期照护服务领域的就业吸引

---

① Arntz, M., Sacchetto, R., Spermann, A., et al.: "The German Social Long-term Care Insurance: Structure and Reform Options", *ZEW Discussion Papers*, 2006, 1-22.

② Pfau-Effinger, B., Jensen, P. H., Och, R.: "Tensions Between 'Consumerism' in Elderly Care and the Social Rights of Family Carers: a German-Danish Comparison", *Nordic Journal of Social Research*, 2011 (Special Issue), 1-22.

③ Dyer, S. M., Valeri, M., Arora, N., et al: *Review of International Systems for Long-term Care of Older People*, Flinders University, 2019, 21.

④ 华颖：《德国长期护理保险最新改革动态及启示》，《中国医疗保险》2016年第7期，第67~70页。

力。例如,2019年,德国提高了长期照护服务部门非熟练工人的最低工资,而这些措施也导致长期照护服务支出的增加①。这成为新形势下长期照护服务供给面临的困境与挑战之一。

德国政府责任还表现在对长期照护质量管理的加强。联邦层面机构负责长期照护服务标准的制定,形成了全德国统一的、具有参照性的长期照护质量管理规则。各联邦州机构和联邦层面的下属机构及其指定的个人负责质量核查的执行,各联邦州机构还负责核查管理结果的公布。政府和准公共机构通过严格监管服务递送,界定机构的类型和资格等级,对工作人员进行认证、培训等以保证服务质量。虽然政府仍然通过立法参与制定长期照护标准,但政府是质量保证的合作伙伴,而不承担主要管制角色②。在德国,众多的长期照护保险基金组织是长期照护服务提供的支付责任主体。在照护质量的监管与保证方面,除长期照护保险基金会外,还包括联邦咨询委员会,让所有利益相关者参与长期照护决策。2002年,《长期照护质量确保法》颁布实施,从国家层面对长期照护机构的服务质量进行了规定,要求照护机构必须持续改进服务质量,并遵守合同中规定的政府制定的权威标准。此后,这一法律于2008年、2012年、2015年经过了多次修订③。

在长期照护服务的人力资源方面,专业照护标准适用于所有照护人员与所有照护环境,特别针对疼痛、跌倒、失禁、出院、伤口、溃疡和营养等与老年照护高度相关的方面。政府规定了教育和培训标准,但不同地区的培训水平有所不同,其中,不到50%的家庭照护人员具有相关资质④。政府也规定了人员配置数量,在机构照护中,要求至少50%

---

① Geyer, J.: "Notes About Comparing Long-Term Care Expenditures Across Countries", *International Journal of Health Policy and Management*, 2020, 9 (2), 80-82.

② Mor, V., Maresso, A.: *Provision of Health Services: Long-term Care, Health Care Systems and Policies*, Health Services Research. Boston: Springer, 2016, 20.

③ 齐天骄:《德国政府在长期照护服务中的职能演化——以辅助性原则理论为视角》,《德国研究》2020年第35卷第1期,第39~54页。

④ Garms-Homolová, V., Busse, R.: "Monitoring the Quality of Long-term Care in Germany, Regulating Long-term Care Quality: an International Comparison", Mor, V., Leone, T., Maresso, A., Regulating Long-term Care Quality: an International Comparison, Cambridge: Cambridge University Press, 2014, 67-101.

的护理人员是注册护士。[①]

(三) 自由福利体制下长期照护服务供给中的政府责任

在福利服务的供给中,美国与欧洲福利国家形成鲜明对比,其有明显的公共财政、法律和机构介入,被视为"自由主义"福利模式、"补缺制"最突出的代表。

在美国长期照护系统中,政府、保险公司、供应商以及公共和私人监管机构都发挥着重要作用。美国没有建立独立的长期照护制度,也没有面向所有国民的长期照护津贴,长期照护被视为个人责任,仅对老年人、低收入者这两类特定群体提供保障。1935 年,美国《社会保障法案》(Social Security Act,SSA) 颁布,老年人援助计划使联邦资金用于对贫困老年人提供经济援助。法律明确禁止将这些款项支付给公共机构,从而催生私人养老院产业的发展[②]。1965 年,《社会保障法案》修正案通过,建立了医疗保险和医疗救助。联邦政府的医疗保险计划筹资主要来自雇主、雇员交纳的工资税,其重点是短期急症护理,并不提供真正意义上的长期照护。医疗救助是一项针对贫困人群的医疗保障计划,由联邦政府与州政府联合管理,联邦政府部分出资。需要对申请者进行收入调查,只有财产和收入低于一定标准的申请者才有资格参加。医疗救助可偿付因慢性病或损伤导致的长期照护服务。根据这项法律,联邦政府和州政府成为长期照护的最大支付者,养老院利用率与政府的支出急剧增加。2004 年,医疗救助占国家长期照护支出的 42%(1580亿美元),占护理院支出的 43%(1150 亿美元)[③]。

在美国,联邦政府与地方政府在长期照护服务方面负有不同的责任。联邦政府负责确定服务补偿,州政府负责长期照护服务的许可和质量管理。1965 年,《美国老年人法》(Older Americans Act,OAA) 颁布,规定在美国卫生与公众服务部下面建立专门的老龄管理机构

[①] Harrington, C., Choiniere, J., Goldmann, M., et al: "Nursing Home Staffing Standards and Staffing Levels in Six Countries", *Journal Nurse Scholarsh*, 2012,44 (1), 88-98.

[②] Kaiser Family Foundation: "Long-term Care in the United States: a Timeline", 2015. https://www.kff.org/wp-content/uploads/2015/08/8773-long-term-care-in-the-united-states-a-timeline1.pdf.

[③] Courtemanche, C., He, D.: "Tax Incentives and the Decision to Purchase Long-term Care Insurance", *Journal of Public Economics*, 2009, 93 (1-2), 296-310.

(Administration on Aging，AoA），协助美国高龄者在居住环境、服务、身心健康、自由与尊严等方面享有公平的机会。此外，《老年人法》也赋予联邦层级、州层级、区域层级及地方层级等各级政府单位办理各项高龄服务的权力与职责，如小区规划与社会服务、培训专业人才等。此后，该法案经过多次修订，如1978年，规定各州必须设置长期照护调查委员会。

美国政府从20世纪80年代末开始，不断健全长期照护服务标准，开发评估工具，其不仅用于评估老年人的照护需求，对应照护等级，提供个性化照护服务，还将收集的数据作为评定照护质量的指标，以及对应的费用偿付。照护机构需要遵循一套统一的最低国家标准。相应的评估工具、数据集等用于监测机构的照护计划和质量结果。照护机构需要收集并公开报告这些数据[1]。接受医疗保险和（或）医疗补助的照护机构必须符合联邦医疗保险和医疗补助服务中心的认证标准与护士配置比率。联邦政府对注册护士等也有相应规定，但最低人员配备标准因州而异。许多州的人员配备标准甚至比联邦政府的指导方针更为严格[2]。

20世纪70年代中期，美国的老年长期照护开启了由机构向社区与家庭照护的转变。1974年，《社会保障法案》修正案授权联邦资助各州的社会服务，包括家庭服务、成人日间护理等，为老年人规定了全国统一的资格和支付标准。在执行过程中，各州根据本州情况进行补充。1975年，《社会保障法案》修正案中提出，通过提供基于家庭与社区的照护而减少不适当的机构照护。同年，《美国老年人法》修订案将发展家庭照护作为优先服务项目之一。2000年，美国政府通过建立"国家家庭照护者支持计划"（National Family Caregiver Support Program，NFCSP），明确了在长期服务和支持体系中家庭照护者的重要作用，帮助家庭和非正式照护者尽可能长时间地在家里照顾亲人。要求各地方政府与本地老龄服务机构和社区服务组织一起为家庭照护者提供包括信

---

[1] Stevenson, D., Bramson, J.: *Regulation of Long-term Care in the United States*, *Regulating Long-term Care Quality: an International Comparison*, Cambridge: Cambridge University Press, 2014, 289-323.

[2] Rice, T., Rosenau, P., Unruh, L. Y., et al: "United States of America: Health System Review", *Health Systems in Transition*, 2013, 15 (3): 56.

息、心理咨询、团体支持、培训、间歇照护等服务①。

在美国，国家将长期照护视为"个人风险"，鼓励通过商业保险来分担。美国商业长期照护保险自 1974 年开始运行，为鼓励保险市场的发展，政府相继出台了一系列针对性的监管指导与消费者保护措施。20 世纪 80 年代，美国保险监督官协会（National Association of Insurance Commissioners，NAIC）制定出台了《长期照护保险示范法规》《长期照护保险示范法修正案》等，规定了保险公司在制定长期照护保险条款时所要遵守的最低标准和投保方应享有的权利，通过监管提升了长期照护保险市场经营的合规性和稳定性②。1996 年出台的《联邦健康保险可转移及说明责任可行法案》规定，对购买商业长期照护保险的个人和企业实行税收优惠，并提供了消费者通货膨胀保护。一些地方（如加利福尼亚州、纽约）政府出台"公私合营"（Partnership）计划，旨在通过政府与私人协作，推动私人长期照护保险的购买③。政府鼓励雇主资助购买长期照护团体保险。美国长期照护保险市场中，雇主资助的保险份额不断增加。其中，联邦政府是最大的提供团体长期照护的雇主④。2010 年，奥巴马政府签署《社区生活援助服务和支持法案》（Community Living Assistance Services and Supports Act，CLASS）。根据该法案，联邦政府将直接向公众提供长期照护保险，年满 18 岁并处于积极工作状态的人即可参加保险，不受健康状况的限制，但该法案最终因逆向选择问题而未得以实行。有研究表明，医疗救助等公共提供形成对私人长期照护保险的部分替代⑤，对老年人购买长期照护保险形成挤出效应。尽管美国被视为世界上最大的长期照护保险市场，但私人长期

---

① 刘亚娜：《中美老龄者家庭长期照护比较与启示——基于美国"国家家庭照护者支持计划"的考察》，《学习与实践》2016 年第 8 期，第 106～115 页。

② 王佳林：《长期护理保险制度构建——国际经验及对我国的启示》，《南方金融》2019 年第 519 卷第 11 期，第 3～10 页。

③ Brown, J. R., Finkelstein, A.: "The Private Market for Long-term Care Insurance in the U.S.: a Review of the Evidence", *Journal of Risk and Insurance*, 2009, 76 (1), 5-29.

④ Mulvey, J.: "Factors Affecting the Demand for Long-term Care Insurance: Issues for Congress", 2013. http://www.advanceclass.org/images/PDFs/CRS042312.pdf.

⑤ Norton, E. C., Newhouse, J. P.: "Policy Options for Public Long-term Care Insurance", *Journal of the American Medical Association*, 1994, 271 (19), 1520-1524.

照护保险支出也仅占长期照护总支出的4%①。由于成本相对较高，私人长期照护保险产品尚不具备作为广泛解决方案的潜力②。

此外，美国政府的主要作用还包括提高消费者意识。2005年开始，美国卫生和公共服务部与各州合作开展了一项名为"拥有你的未来"（Own Your Future）的长期照护意识宣传活动。政府旨在通过教育使更多的消费者能够提前计划，以便在需要照护时，能够更好地以一种不会让他们陷入经济贫困的方式获得照护。各州充当了这场运动的公众形象，而联邦政府则提供资金。尽管这一模式随着时间的推移而不断改变，但自2005年以来，已有26个州提供了相应方案③。

（四）混合福利体制下长期照护服务供给中的政府责任

第二次世界大战后，英国成为福利国家，但老年人的长期照护并没有被纳入主流社会保障中。在国际比较中，通常将其视为安全网类型（safety-net）或补缺类型（residual），其仅仅对那些需求迫切且资源最少的人提供支持帮助。英国长期照护服务历经了从碎片化到不断上升为国家统一的照护政策的历程。

在第二次世界大战结束后的30年间，英国的老年人长期照护服务由英国国家卫生服务体系（National Health Service，NHS）与地方政府承担主要责任。虽然老年人的医疗保健由NHS免费提供，但老年人的社会照护由地方政府负责，并受到资产审查限制④。储蓄超过特定资本限额（23250英镑）的人一般没有资格享受公共资助的长期照护⑤。英

---

① Koreshkova, T., Kopecky, K., Braun, R. A.: "Accounting for Low Take-up Rates and High Rejection Rates in the U. S. Long-term Care Insurance Market", 2016. https：//economicdynamics.org/meetpapers/2016/paper_515. pdf.

② Cornell, P. Y., Grabowski, D. C., Cohen, M., et al: "Medical Underwriting in Long-Term Care Insurance: Market Conditions Limit Options for Higher-risk Consumers", *Health Affairs*, 2016, 35 (8), 1494-1503.

③ Tell, E. J., Cohen, M. A.: "The States can't Wait: the Long-term Care Financing Imperative", *Generations*, 2019, 43 (1), 51-56.

④ Robinson, R.: "The Finance and Provision of Long-term Care for Elderly People in the UK: Recent Trends, Current Policy and Future Prospects", *Journal of Population & Social Security*, 2002, 1 (2), 33-42.

⑤ Wittenberg, R.: "Long-term Care for Older People in England". Masiero, S., Carraro, U., *Rehabilitation Medicine for Elderly Patients. Practical Issues in Geriatrics*. Cham: Springer, 2018, 543.

国长期照护服务的组织和公共资金被分配给150个地方政府机构,其在委托服务和评估公共资助的长期照护资格时有很大的自主权①。地方政府提供的照护服务是政府与个人共同筹资的。基于个人资产情况,个人需要支付一部分费用,甚至支付全部费用。获取公共资助社会福利的资格标准、评估安排、预算由地方部门确定,在各地方政府间有很大的差异。2002年,英国卫生署公布国家照护服务公平准入框架(Fair Access to Care Services, FACS),确保有类似需求的人能够获得类似结果。各地可以在此框架内选择设置自己的资格标准②。1974年,地方社会服务部门成立,老年人的社会服务责任逐渐由中央卫生部门转移到地方社会服务部门。中央政府决定地方政府获得长期照护的资金数量,以及必要的资金支出方向③。照护质量委员会(Care Quality Commission)负责长期照护机构的许可和质量监控,定期收集并检查长期照护机构的照护质量数据。

20世纪70年代中期,随着英国长期照护服务"去机构化"、社区照护、"准市场化"的出现,政府在长期照护服务中的角色也在不断调整。在原有责任分配体系下,公共财政负担持续加重,政府提高服务对象资格标准,最终导致政府提供的照护服务难以为继。20世纪80年代开始,英国遵循福利社会化、多元化的原则,在社会福利领域引入"准市场化"机制。在这一模式下,政府的角色从直接服务提供者转变为政策制定者、资金监管者与服务购买者,而私营部门则成为社会服务的主要供给主体④。1981年,英国政府在《日益老龄化白皮书》中提出发挥社区照护的作用,提倡由地方政府、营利组织、志愿者组织及非正式支持网络(如家人、朋友、邻里等)共同为老年人提供照护。1990年,英国《国家卫生服务与社区照护法案》(National Health

---

① Fernandez, D. L.: "Measuring Inefficiency in Long-term Care Commissioning: Evidence from English Local Authorities", *Applied Economic Perspectives and Policy*, 2012, 34 (2), 275-299.

② Comas-Herrera, A., Wittenberg, R., Pickard, L.: "The Long Road to Universalism? Recent Developments in the Financing of Long-term Care in England", *Social Policy & Administration*, 2010, 44 (4), 375-391.

③ Boyle, S.,: "United Kingdom (England): Health System Review", *Health Systems in Transition*, 2011, 13 (1), 1-486.

④ 卫大可、金虹:《英国老年人院居照料服务的角色转变及其启示》,《中国老年学杂志》2016年第2期,第760~762页。

Service and Community Care Act)正式颁布,该法案明确规定由地方政府专款专案执行社区照护,要在社区内对老年人提供服务和供养,内容包括生活照料、物质支持、心理支持、整体关怀,并对地方政府和第三方(志愿者)组织在社区照护中的作用进行重新界定[1]。据统计,1980年,英国地方政府提供63%的院居照护床位,私营部门提供17%,但到了2002年,两者的市场份额正好发生翻转,此后这一趋势一直持续[2]。英国地方政府在直接提供服务中所占比例不断下降,与之对应,私人机构在提供服务方面所占比例不断上升。2009年,在居家照护服务提供中,由私人提供的比例高达74%,地方政府提供仅占14%,非营利组织提供占到8%[3]。

英国政府也是较早从法律上给予家庭照护支持的国家。20世纪60年代,英国即已通过税收优惠和收入补偿机制,支持有照护需求的家庭。1976年,英国建立了病弱照护津贴(invalid care allowance),从经济上鼓励单身女性为其父母提供家庭照护。2000年,英国政府构建了一个全国性的照护服务体系,通过给予地方自治体专项拨款(care grant),监督地方自治体发展喘息服务与地方照护者支持网络。2004年,英国政府正式通过了《照护者法案》(Carers Act 2004),从法律上进一步明确了照护者的社会角色,地方社会服务机构明确给予照护者支持,协助照护者完成照护和就业的双重目标。2007年,英国在国家层面建立起照护者常务委员会,监督地方自治体对照护服务项目的执行[4]。一般来说,那些低水平需求的、没有资格获得公共资助的长期照护服务的老年人,仍可以获得现金福利,以获得社区照护[5]。总体而言,英国需要长期护理的人中有37%是全额资助的,12%是部分资助

---

[1] Lewis, J., Glennerster, H.: *Implementing the New Community Care*, Buckingham: Open University Press, 1996, 23.

[2] Bowman, C., Whistler, J., Ellerby, M.: "A National Census of Care Home Residents", *Age and Ageing*, 2004, 33 (6), 561-566.

[3] Comas, H. A., Pickard, L., Malley, T., et al.: "The English Long-term Care System", 2010. https://www.ceps.eu.

[4] 王晶、张立龙:《老年长期照护体制比较——关于家庭、市场和政府责任的反思》,《浙江社会科学》2015年第8期,第60~68页。

[5] Trigg, L.: *Improving the Quality of Residential Care for Older People: a Study of Government Approaches in England and Australia*, London: London School of Economics and Political Science, 2018, 27.

的，10%是通过英国 NHS 资助的①。2006 年以后，英国政府推动老年照护制度向"以需求者为中心"转化，通过建立个人预算账户（individual budget，IB），赋予被照护者自主选择的权限，接受居家服务的老年人可以根据个人预算获得居家服务，促使供应商提供更广泛的个性化服务，并以期推动服务质量与效率的提高②。但由于庞大的长期照护服务开支，政府财政负担日益沉重，有关改革老年人长期照护制度的呼声越来越高。

在关于长期照护的人员方面，政府没有具体规定人员比例或人员配置水平，但有专业教育和培训标准。然而，培训标准的可执行性取决于员工类别。社会照护和护理人员的培训不如护士的培训严格③。

（五）南欧福利体制下长期照护服务供给的政府责任

南欧福利体制也被称为"家庭照护模式"（family care model），或"地中海模式""地中海国家模式"，代表性国家如意大利、西班牙等。在这些国家，家庭是长期照护服务的责任主体，非正式照护服务的比例非常高，主要由家庭成员或者通过购买私人照护服务来满足需求。

在西班牙，老年人长期照护服务的公共供给有限，很大程度上是依赖于家庭成员和亲友提供的非正式照护，其中，78%的失能老人采用传统的家庭照护模式。西班牙政府推出了社会服务政策。公共资助的家庭照护资格按地区规定的标准，需要进行经济状况调查。没有资格享受公共服务的低收入和中产阶级家庭难以获得机构长期照护，也无法负担私人照护服务。通常只有高收入家庭负担得起私人长期照护服务④。西班牙长期照护公共支出非常有限。2002 年，西班牙老年长期照护公共支

---

① Laing, B.: *Care of Older People: UK Market Report*, 27th ed., London: Laing & Buisson, 2015, 33-38.

② Wilberforce, M., Glendinning, C., Challis, D., et al: "Implementing Consumer Choice in Long-term Care: the Impact of Individual Budgets on Social Care Providers in England", *Social Policy & Administration*, 2011, 45 (5), 593-612.

③ Malley, J., Holder, J., Dodgson, R., et al: "Regulating the Quality and Safety of Long-term Care in England", Mor, V., Leone, T., Maresso, A., *Regulating Long-Term Care Quality: an International Comparison*, Cambridge: Cambridge University Press, 2014, 180-210.

④ Costa, Font. J., Patxot, C.: "The Design of the Long-term Care System in Spain: Policy and Financial Constraints", *Social Policy & Society*, 2005, 4 (1), 11-20.

出额仅占 GDP 的 0.22%，而私人支出达到公共支出的 2 倍[1]。2005 年，西班牙公共资金支持的各项必要性长期照护服务覆盖 65 岁及以上老年人比例不足 4%[2]。这些都促使西班牙对老年人长期照护服务进行改革。2007 年，西班牙通过新的《抚养法案》(System for Promotion of Personal Autonomy and Assistance for Persons in a Situation of Dependency, SAAD)，承认西班牙公民普遍享有社会服务的权利，扩大了公共覆盖范围，通过资格审查，提供正式的实物照护和照护津贴。中央和地方政府为 2/3 的支出提供资金，其余部分由用户提供。2018 年，西班牙的公共长期照护支出占 GDP 的比例上升到 0.8%。财政补贴用于购买正式的长期照护或特定的个人援助服务。2015 年，约 75 万人接受了实物补贴或财政补贴[3]。但 2008 年的金融危机和随后的经济衰退，使得分配给非正式照护者的现金福利大幅减少，限制获得照护的资格条件，同时政府放弃向非正式照护者支付社会保障[4]。2012 年，作为广泛削减预算的一部分，长期照护服务补贴也被大幅削减，幅度为 15%~25%[5]。

在意大利，长期照护的公共服务体系高度分散，主要由国家、各大区和市镇政府共同分担。长期照护中的居家照护与机构照护中的公共服务由地方政府和国家卫生服务部门协调管理。就支出和受影响老年人的数量而言，现金收益是意大利长期照护公共干预的最重要支柱[6]。主要的现金收益是全国社会保障机构为需要亲属长期帮助开展日常生活活动

---

[1] Costa, F. J., Patxot, C.: "The Intergenerational Impact of Long-term Care Financing Alternatives in Spain", *The Geneva Papers on Risk and Insurance*, 2004, 29 (4), 599-619.

[2] Ferrera, M.: "Welfare State Reform in Southern Europe: Fighting Poverty and Social Exclusion in Greece, Italy, Spain and Portugal", *Routledge / EUI Studies in the Political Economy of Welfare*, 2005, 10.

[3] Courbage, C., Montoliu, M. G., Wagner, J.: "The Effect of Long-term Care Public Benefits and Insurance on Informal Care from Outside the Household: Empirical Evidence from Italy and Spain", *The European Journal Health Economics*, 2020 (21), 1131-1147.

[4] Del Pozo, R. R., Pardo, G. I., Escribano, S. F.: "The Co-payment of the Dependence from the Structural Reform of 2012 in Spain", *Gaceta Sanitaria*, 2017, 31 (1), 23-29.

[5] Costa, F. J., Jiménez, M. S., Vilaplana, P. C.: "Thinking of Incentivizing Care? The Effect of Demand Subsidies on Informal Caregiving and Intergenerational Transfers", *Barcelona GSE Working Paper*, 2016.

[6] Costa, F. J., Gori, C., Santana, S.: "Financing Long-term care in Southwest Europe: Italy, Portugal and Spain". Costa, F. J., Courbage, C.: Financing Long-term Care in Europe: Institutions, Markets and Models. Basingstoke, New York: Palgrave Macmillan, 2012.

的重度残疾人提供的生活保障。各大区和市镇政府也提供一些现金福利（照护津贴）。2015 年，约 220 万人领取了这一津贴①。意大利公共长期照护服务项目主要基于地区政策，在提供服务和资格规定方面并不协调。2006 年，意大利政府设立了一个国家基金，分配给各地区，以便以现金或实物形式提供长期合同资助。此外，有几个地区选择了一个类似的长期照护服务区域基金作为补充②。在意大利，虽然全国性的制度调整并没有出现，但 2001 年后增加了政府在长期照护中的责任，拓展了长期照护的普适性，大力发展居家照护。地方政府出台越来越多的家庭政策，与第三部门和其他私人供应商合作，使得当地老年照护的覆盖率有所增加。意大利私人照护服务市场也不断发展，约 80% 的居家照护服务由私人机构提供。有研究认为，意大利从传统的"家庭照护模式"已发展为在"照护市场化"趋势中通过公共和私人资源的组合来"应付"的模式③。

二、多元供给治理中的政府责任：核心主体

（一）长期照护服务供给中政府责任的演变

瑞典、德国、美国、英国、意大利、西班牙等国家长期照护服务的发展均经历了一个适应性选择的过程，政府责任亦在不断演变。各国老年人照护服务的服务内容、递送方式、资金筹集以及监管虽然各有不同，但是不同福利体制下的照护服务均强调政府在治理体系中担当关键角色，发挥重要作用。

尽管各国长期照护制度各有差异，国家担当责任的程度亦不相同，但本质上都是政府提出一揽子规划，应对老龄化、老年人失能失智风险的政策选择。随着老龄化的加剧，各国政府选择化解其社会风险的路径各不相同，其制度安排的差异性，既受到历史文化传统的深刻影响，又

---

① Arlotti, M., Aguilar, H. M.: "The Vicious Layering of Multilevel Governance in Southern Europe: the Case of Elderly Care in Italy and Spain", *Social Policy & Administration*, 2018 (52), 646-661.

② Brugiavini, A., Carrino, L., Orso, C. E., et al.: *Vulnerability and Long-term Care in Europe: an Economic Perspective*, London: Palgrave Macmillan, 2017, 60-75.

③ Bettio, F., Simonazzi, A., Villa, P.: "Change in Care Regimes and Female Migration: the 'Care Drain' in the Mediterranean", *Journal of European Social Policy*, 2006 (3), 271-285.

与现实的社会经济环境密切相关。最初老年人的照护问题被普遍认为是个人或家庭的责任，也曾经历过主要依靠社会救助、社会津贴等补缺性政策时期，以医疗保险为主的时期，直至长期照护政策独立设计和实施时期。被公认为北欧福利模式、"社会民主体制"典型代表国家的瑞典，基于普适性原则，保证国民获得广泛的长期照护服务。被视为保守/法团主义福利体制国家典型代表的德国，将长期照护保险从针对疾病治疗的医疗保险中分离出来，以强制性长期照护保险作为化解照护危机的一项社会政策，并根据辅助性原则，在照护服务的供给中对营利组织和非营利组织平等开放，通过适当介入来促进机构间的相互作用，共同完成长期照护服务。英国的老年人长期照护服务，被视为"安全网"或"补缺"类型，医疗保健由英国 NHS 免费提供，但老年人的社会照护由地方政府负责，推行分权治理，中央政府要求地方政府多承担财务责任，并受到资产调查限制，对那些无法支付照护费用的人提供支持。美国被视为"自由主义"福利模式、"补缺制"的突出代表，与欧洲福利国家形成鲜明对比，美国在医疗保险方面以商业保险为主体，在长期照护服务的供给中，同样强调个人责任，一方面形成世界上最大的长期照护保险市场，另一方面，其公共财政却是老龄群体长期照护最大的支付方。南欧国家（如意大利、西班牙）的"家庭照护模式"或"地中海国家模式"中，家庭是长期照护服务的责任主体，政府亦开始考量对非正式照护的政策支持。

伴随经济社会环境的变化，融合医疗卫生改革与时代变革，政府在长期照护服务中承担的责任范围亦在不断演变。政府早期的服务传递主要采用机构服务满足照护需求的模式，但并未获得满意效果。20世纪70年代前后，外部经济危机的发生加剧了政府的财政压力。经济危机与政府社会福利责任的危机连在一起，过分依赖政府承担和提供显现出不可持续性，致使以国家税收支撑社会福利体系的北欧国家率先提出"在地老化"政策。该政策一经提出，立即得到各发达国家的认同，各发达国家争相引用，并积极寻求在政府供给之外的其他替代性选择。20世纪80年代，福利多元主义（welfare pluralism）兴起，强调国家在满足社会需要的同时，进行多元的制度安排，即政府与市场、家庭、社区和民间组织等共同参与、共担责任、协同合作①。政府开始更加重视由家人等提供的非正式照护服务，并纷纷通过相关法律法规为非正式照护者提供津贴、培训、喘息服务等。

由各国政府责任的演变可以看出，政府责任并非无限扩大的。要完成长期照护服务这一整体性任务，政府需要建立一种均衡关系，创造环境，使得多元主体相互协同，最大限度地发挥作用。在长期照护供给中，政府责任定位更注重于制度的设计与规划、融资、质量保证与监管等领域②。由中央政府主导服务顶层设计，由地方政府具体管理，有效地保证照护服务的公平性。在20世纪90年代前后的制度变革中，更侧重于从机构服务向家庭和社区服务的转变，不断整合。在服务供给领域引入市场竞争，尊重消费者选择。这也形成了当今长期照护服务供给的一种发展倾向（见表2-4）。

表2-4 长期照护服务供给中的政府责任

维度	长期照护服务核心问题	政府责任
服务分配、规划	公私责任的价值判断（选择型与普惠型）、政策规划	制度设计，推动相关政策协调、可持续发展
服务递送	推动家庭、市场、社会组织等多元主体参与服务供给	提供资金和政策支持，提升其服务能力
服务供给	推动医疗、照护、康复等整合照护服务	推动服务内容、功能整合，满足多元化需求
服务资金	为服务提供稳定的资金来源	发挥财政资金在长期照护服务供给中兜底线、保基本、促参与的功能
服务监管	需求评估，服务监管	制定各类政策标准，监管，奖惩激励，保证服务质量，提升供给效率

---

① 彭华民：《中国政府社会福利责任——理论范式演变与制度转型创新》，《天津社会科学》2012年第6期，第77~83页。

② 任勤、何泱泱：《社会养老服务供给主体间的职能与合作》，《四川大学学报（哲学社会科学版）》2016年第3期，第116~122页。

(二) 长期照护服务供给中政府治理主体地位凸显

从不同福利体制下照护服务供给可以看出,长期照护服务是多层次的治理安排,均重视政府、市场、社区、家庭(个人)、社会组织等主体之间的协调和互补。从各国的具体实践中不难发现,政府是当前长期照护服务多元供给的首要责任主体。

图 2-1 在长期照护服务多元供给中政府责任的定位,三角形代表在老年人长期照护服务供给中的整体责任。其中,政府处于区域中心,是服务供给的核心与主导,这表明政府承担着长期照护服务的直接责任;同时,其还与其他责任主体相互影响,对其他责任主体承担间接性责任,以此形成长期照护服务供给中的责任分配模式。虽然在长期照护服务供给的治理逻辑中推崇政府的作用,但强调的是政府责任作为特定责任的回归。治理视域下,同样需要家庭、市场力量与社会组织等其他主体。政府则由照护服务的直接提供者和出资者,转变为战略性的掌舵者。作为长期照护服务治理的核心主体,政府通过建立制度法规,提供资金支持,推进资源整合,推动长期照护服务治理机制的建立和调整。基于长期照护服务实践的复杂性,政府责任范围与其他责任主体的责任范围呈现出更为动态的互动关系。

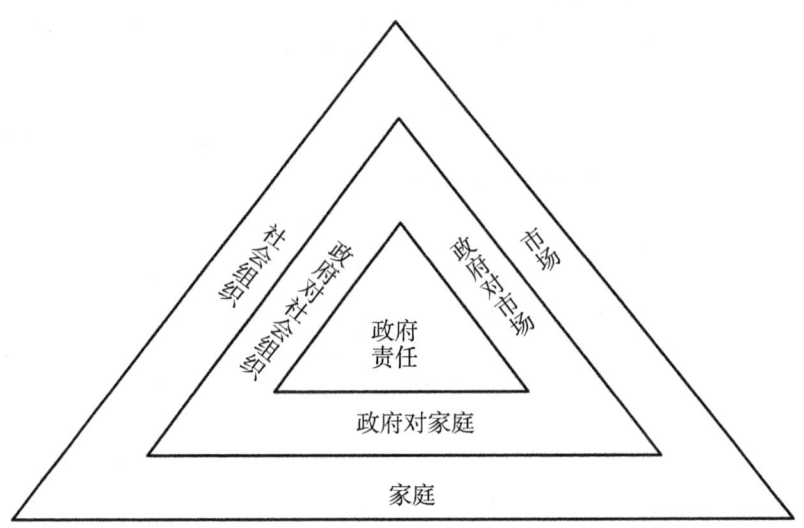

图 2-1 长期照护服务多元供给中政府责任定位

（三）长期照护服务供给中政府面临的治理挑战

长期照护服务的发展是一个制度持续创新、结构不断优化的过程，既体现了政府新的服务价值导向，也对政府责任提出了新的更高的要求。从各国长期照护服务政府责任的演变中可以看出，强调政府的主导作用并不意味着政府独揽所有服务供给，而是突出政府在长期照护服务中的责任，需要政府有效组织多元主体，实现创新与突破，共同实现长期照护服务的优质高效供给。

在各国的长期照护服务中，尚没有建立一个协调一致的治理模式。一方面，在多元主体治理中，政府作用发挥不足，各治理主体之间以及同一治理主体内部不同部门和组织的沟通协商机制不健全，存在碎片化等问题，形成"形式上的多元治理"与政府在服务供给领域中的首要责任主体地位的不匹配；另一方面，政府在长期照护服务治理中的责任仍不清晰，在制度供给、财政投入、资源配置与管理等方面存在越位、缺位现象。多元主体供给不仅是指服务供给主体的多元组合，而且也是在决策、资金、服务递送等供给程序上合作方式的多元协同。要实现长期照护服务的高效优质供给，确立多元治理中政府的核心与主导地位，仍面临着一系列挑战。

第三节　长期照护服务多元供给中的政府与家庭

一、不同福利体制下的政府与家庭责任分工

家庭照护被视为长期照护服务的支柱。即使在长期照护服务发达的国家也不例外，如瑞典，虽然有居家照护、机构照护、津贴与服务支持等福利，但家庭照护仍为长期照护服务的支柱。这些家庭照护中的照护者不仅提供照护给与他们在一起的年长亲属，通常也提供给那些生活在自己家庭之外的人。来自美国的数据显示，大多数照护人员（66%～

68%）为居住在不同家庭的老年人提供帮助①。在欧洲，特别是在北欧国家，在自己的家庭之外提供非正式照护的可能性更大。

政府与家庭的关系已成为学者分析长期照护服务的重要框架。Anttonen、Sipilä（1996）基于政府和家庭在社会照护服务中的责任划分，将资格标准、政府支持作为政策维度，对欧洲照护制度做出划分，创建了第一个基于照护制度的类型分析②。一是以丹麦、瑞典、芬兰、挪威等为代表的"斯堪的纳维亚模式"（Scandinavian model）。在这一模式中，老年人长期照护被视为政府的责任，正式照护服务占比高，坚持普适性原则，主要由地方政府融资支持公共照护服务。二是以意大利、西班牙、希腊等为代表的家庭照护模式（family care model），也被称为"南欧模式"或"地中海国家模式"。在这一模式中，家庭被视为长期照护服务的责任主体，而公共照护服务供给有限。三是以德国、法国，荷兰、比利时等为代表的"欧洲大陆国家模式"（continental model）。在这一模式中，家庭仍是长期照护服务的主要承担者，同时公共部门等也提供一定水平的照护，政府通过建立长期照护保险制度提供融资支持。Bettio等（2006）将照护制度视为国家/地区面对内外压力的社会黏合剂，关注家庭、市场和政府间的互动性，结合照护制度及其产生的不同经济社会影响，在国家群体分析中同样体现了"南欧模式"这一独立的类别，并指出其特征是以家庭为主要的服务提供者，正式照护服务缺乏③。

Leitner（2005）将照护中政府与家庭间的责任分工从国家体制层面转入政策分析层面，分析了"家庭化"与"去家庭化"照护政策中，二者可能的政策图景④。Leitner指出，在"家庭化"照护政策中，政府作为中心行动者，可提供三类强化家庭照护功能的政策，包括照护假期等时间权利，现金、税收减免等直接或间接的照护津贴转移，以及个人

---

① Schulz, R., Eden, J. : "Family Caregiving Roles and Impacts", National Academies of Science, Engineering, and Medicine: *Families Caring for an Aging America*, Washington, D. C. : The National Academies Press, 2016, 74–79.

② Anttonen, A., Sipilä, J. : "European Social Care Services: Is It Possible to Identify Models?", *Journal of European Social Policy*, 1996, 6 (2), 87–100.

③ Bettio, F., Simonazzi, A., Villa, P. : "Change in Care Regimes and Female Migration: the 'Care Drain' in the Mediterranean", *Journal of European Social Policy*, 2006, 16 (3), 271–285.

④ Leitner, S. : "Conservative Familialism Reconsidered: the Case of Belgium", *Acta Politica*, 2005, 40 (4), 419–439.

社会保障给付（部分）资格等照护的附加社会权利。反之，在"去家庭化"的照护政策中，一般由市场或公民社会组织（如志愿性照护服务团体）来提供公共照护及相关社会服务。"去家庭化"程度越高，家庭所承担的照护责任就越低，相应地，对家庭中照护者的减负效果也就越显著。

可见，在长期照护服务中，政府与家庭的关系已成为重要的审查视角。从国家体制层次到照护体制层次，从政府承担主要责任到家庭承担主要责任，从"家庭化"到"去家庭化"，均反映出早期照护体制的传统特征。为与不断发展的时代背景相契合，各国照护政策都面临不断调整的压力。政府与家庭的责任分工也已不再是简单地停留在"以家庭为主"或"以政府为主"、"家庭化"或"去家庭化"的简单划分中[①]。

二、长期照护服务变革与新的责任分工

20世纪90年代后，随着人口老龄化程度不断加深，照护需求增加，公共支出压力增大。与此同时，家庭结构的变化，以及女性劳动参与率的提高，导致家庭照护资源的潜在可获得性降低。社会的变化引发长期照护体制的变化，迫切需要重新审视不同社会主体在长期照护中的角色和责任分担机制，寻求多元供给主体之间新的平衡。尽管各国的照护体制改革有很大的差异（见表2-5）[②][③]，却体现出一定的共性：一是调整政府与家庭的责任边界，体现出政府与家庭间的责任分担的趋势；二是在责任分担的基础上，政府又不断凸显对家庭照护的支持。

表2-5　20世纪90年代后照护体制中基于政府与家庭关系的调整[②][③]

照护体制	国家	照护服务资格	照护服务供给
北欧福利体制	瑞典	调整普适性（缩减）	准市场，消费者选择
	丹麦	调整普适性	准市场，消费者选择

[①] 王莉：《政府还是家庭——长期照护服务供给责任反思》，《学术论坛》2018年第41卷第5期，第117～124页。

[②] Ranci, C., Pavolini, E.: *Reforms in Long-term Care Policies in Europe*, New York: Springer, 2013, 24-51.

[③] Theobald, H., Luppi, M.: "Elderly Care in Changing Societies: Concurrences in Divergent Care Regimes—a Comparison of Germany, Sweden and Italy", *Current Sociology*, 2018, 66 (4), 1-14.

续表 2-5

照护体制	国家	照护服务资格	照护服务供给
法团福利体制	德国	由补缺型转向普适性（拓展）	准市场，消费者选择
	法国	由补缺型转向普适性	准市场，消费者选择
自由/混合福利体制	英国	半普遍性转向补缺型的安全网类型（缩减）	准市场，消费者选择
	美国	—	准市场，消费者选择
南欧福利体制	西班牙	由补缺型转向普适性（拓展）	—
	意大利	重构	准市场，消费者选择

北欧福利体制国家的改革措施主要集中在：调整了公共照护服务供给的普遍性，增加了家庭成员与个人的责任。20 世纪 80 年代，瑞典广泛、普遍的照护服务与遏制成本的压力之间出现了冲突。1992 年，瑞典实行阿代尔改革（Ädelreform），老年人长期照护服务及失能者照顾责任完全下放给自治市。为了降低公共成本，瑞典严格需求评估，促成机构照护向居家照护转变、市场供给向传统公共部门供给的转变。正式照护的受益者在过去 10 年中不断减少，照护服务越来越针对家庭和经济能力有限、照护需求强度较大的老年人，而且也增加了共付比例。与此同时，以前作为公共服务提供的照护，现在须由家庭成员提供或在市场上购买私人服务填补。2007 年以来，瑞典尝试通过退税来促进这种私人购买①。

法团福利体制国家，一方面，通过改革扩大照护服务的普遍性；另一方面，在照护服务中引入市场和竞争，减少了政府的干预，更加强调家庭和市场在照护服务供给方面的角色。传统上，德国被视为保守/法团主义国家的典型代表。1994 年改革之前，德国长期照护服务主要是基于社会救助计划，申请者必须通过严格的收入审查。1995 年，德国

---

① Erlandsson, S., Storm, P., Stranz, A., et al: "Marketising Trends in Swedish Eldercare: Competition, Choice and Calls for Stricter Regulation". Meagher. G., Szebehely, M.: *Marketisation in Nordic Eldercare: a Research Report on Legislation, Oversight, Extent and Consequences*, Stockholm University, 2013, 32.

开始实施《长期照护保险法案》，建立起覆盖全民的，由雇主、雇员共同缴费的法定长期照护保险，转移、分担了家庭照护的经济负担与责任。该法案与传统的社会价值观相结合，事实上创建了一种新型的普遍主义，其特征是通过受益条款等机制设计了相对较高的门槛，以其社会服务支持和现金补贴维持一定程度的家庭照护①。

传统上被视为自由福利体制的国家，如英国，推动社区照护与居家照护，以准市场、消费者选择增加了家庭与个人责任。20世纪80年代末，英国照护服务领域的重要改革是转向社区照护，家庭、邻里或社区等承担起更多的照护责任，地方政府不再作为照护服务的直接供给者，而是转变为服务的购买者。1993年，英国《国家卫生服务与社区照护法案》（NHS and Community Care Act）实施，地方政府开始负责促进家庭和日托服务以替代昂贵的机构照护；创建独立的购买和服务供给机构，与私人供应商（非营利性和营利性）签订合约，提供居家照护服务。随之形成的是，私人照护机构数目以及提供的居家照护服务时数稳步增加，地方政府提供的家庭护理服务相应减少。2000年，英国《社区照护法（直接支付法）》把老年人列为直接支付对象。2005年，英国开始试点个人预算，将公共资源分配给个人以资助他们获得家庭和社区支持，并以此将管理资源和风险的责任转移到老年人个人和他们的家庭。

南欧福利体制国家的政策调整方向与社会民主福利体制国家恰恰相反：增加了政府在长期照护中的责任。传统上，南欧福利体制国家被归入"家庭照护模式"，公共长期照护服务相对有限，有较为严格的资产审查制度，覆盖面较小。在意大利，虽然全国性的制度调整并没有出现，但2001年后，增加政府在长期照护中的责任、拓展了长期照护的普适性、大力发展居家照护等是其政策调整的方向。地方政府出台了越来越多的家庭政策，并与第三部门和其他私人供应商合作，使得当地老年照护的覆盖率有所增加。意大利的照护服务市场也不断发展，约80%的居家照护服务由私人机构提供。有研究认为，意大利已从传统的"家庭照护模式"发展为在"照护市场化"趋势中通过公共和私人资源

---

① Theobald, H., Hampel, S.: "Radical Institutional Change and Incremental Transformation: Long-term Care Insurance in Germany", *Reforms in Long-term Care Policies in Europe*, New York: Springer, 2013, 9-13.

的组合来"应付"的模式①。在西班牙的传统长期照护制度中,家庭供给居于中心位置,公共参与水平低,2006年后,西班牙的赡养法/抚养法(Dependency Law)等制度的出台,扩大了现有的家庭照护计划,增加了公共服务范围,西班牙的长期照护服务已转变为普适性覆盖②。

三、政府与家庭:责任边界的调整与政策支持

(一) 政策支持措施的分类

根据是否直接针对家庭照护者等非正式照护者,家庭照护等非正式照护的支持措施可以分为直接支持与间接支持两类。直接支持主要是以非正式照护者为对象采取的措施,是对非正式照护者的直接支持服务,如咨询、喘息或培训服务。间接支持是针对被照护者(老年人)的支持,形成对非正式照护者的间接影响。该服务或方案的重点是被照护者,但照护涟漪效应可能是相当大的,例如,老年人领取的津贴可以用来支付给非正式照护者。根据支持的内容,又可将支持措施分为服务支持与经济支持(见表2-6)。

表2-6 家庭(非正式)照护者支持措施分类③

	直接支持	间接支持
服务支持	信息、培训、教育、经验交流的机会,弹性工作安排,护理假期;各种喘息服务(日托、临时停留、24小时家庭监护等);通过志愿工作倡议支持与减轻压力	住房改造;上门送餐服务;技术支持正式照护与非正式照护的合作;对正式护理人员的培训,包括如何支持非正式照护者和共同提供照护

---

① Bettio, F.,Simonazzi, A.,Villa, P.: "Change in Care Regimes and Female Migration: the 'Care Drain' in the Mediterranean", *Journal of European Social Policy*, 2006, 16 (3), 271-285.

② León, M.,Pavolini, E.: "'Social Investment' or Back to 'Familism': the Impact of the Economic Crisis on Family and Care Policies in Italy and Spain", *South European Society and Politics*, 2014, 19 (3), 353-369.

③ Triantafillou, J., Naiditch, M., Repkova, K., et al: "Informal Care in the Long-term Care System: Executive Summary", 2010. http: //www.euro.centre.org/data/ 1278594816_84909.

续表2-6

	直接支持	间接支持
经济支持	照护津贴； 养老与意外保险； 税收优惠	个人预算； 照护津贴（支付给全日需要照护的病残老年人）； 税收优惠

但上述措施无法体现国家层次对非正式照护的支持，也无法体现提供这些服务的更广泛的政策环境。基于此，在直接支持与间接支持、经济支持与服务支持的基础上，还应涉及国家层次的服务和实践（见表2-7）。虽然这一层次不包括对非正式照护者的具体支持服务，但会潜在地影响照护者提供照护的整体能力，如与照护相关的就业政策是否到位等。

表2-7 对非正式照护者支持的三个层次[1]

整合程度	方案范围
层次1 对照护者的直接支持 例如：照护津贴、辅导、信息、喘息照护、培训	重点支持非正式照护者
层次2 对照护者的间接支持 例如：支付给老年人的津贴	主流服务
层次3 国家政策和法律权利 例如：国家政策、认同、需求评估、法律权利	服务制度的整体水平

在强调家庭责任的同时，基于家庭照护面临的危机，政府对家庭照护的支持措施正趋向普遍。各国对家庭照护的支持，与其文化背景、家

---

[1] Courtin, E., Jemiai, N., Mossialos, E.: "Mapping Support Policies for Informal Carers Across the European Union", *Health Policy*, 2014, 118 (1), 84-94.

庭制度和社会福利政策有关。但有些政策如经济补偿、喘息服务、照护假期等被普遍运用①（见表2-8）。

表2-8　不同照护体制下政府对家庭的支持

照护体制	代表国家	对家庭照护者的服务支持				经济支持		法律法规	
		咨询	信息	喘息	培训	照护者津贴	陪护津贴	照护者社会保障	照护假期
社会民主/斯堪的纳维亚福利体制	瑞典	√	√	√	—	√	√	—	√
	丹麦	—	√	√	√	√	√	—	√
保守/法团/欧洲大陆福利体制	德国	—	√	√	√	√	√	√	√
	法国	√	—	√	√	—	√	—	√
自由/混合福利体制	英国	√	√	√	√	√	√	√	√
	美国	—	—	—	—	—	—	—	—
南欧/地中海福利体制	西班牙	√	√	—	√	—	√	√	√
	意大利	—	—	√	√	—	√	√（地区）	√

（二）各国具体支持措施

不同福利体制下，各国对家庭等非正式照护的具体支持措施归纳如下。

1. 国家整体层面

面对人口老龄化、照护需求快速增长和家庭结构变迁的现实，英国、美国等国家针对家庭照护的支持纷纷设置法规，或将其提升到国家战略高度。1995年，英国颁布《照护者（认可和服务）法》[Carers (Recognition and Services) Act]，对于经常提供大量照护的照护者进行照护需求和能力

---

① 王莉：《政府还是家庭——长期照护服务供给责任反思》，《学术论坛》2018年第41卷第5期，第117～124页。

的评估，并指出某人的照护能力与意愿不应被视为理所当然①。2010年，英国出台的《认可、重视和支持：下一步照护者战略》，概述了以下优先事项：早期识别非正式照护者，促进他们参与设计当地照护服务方案和规划个人照护包；使非正式照护者在照护时继续工作；发展个性化支持；维持其家庭和社区生活；保护其身心健康。2000年，美国制定"国家家庭照护者支持计划"（NFCSP），针对家庭照护者提供一系列的服务。这是美国联邦政府资助的第一个专门针对家庭照护者的项目，由美国老龄管理机构（AoA）管理，旨在按照各州和各地方70岁及以上老年人的比例提供资金支持，帮助家庭和非正式照护者尽可能长时间地在家里照顾他们的亲人。该计划指出，州政府应提供五种类型的服务：向照护者提供服务信息，协助照护者获得服务，个体咨询、团体组织及照护者培训，喘息服务和其他服务。该计划所提供的服务与其他以州和社区为基础的一些服务相结合，提供一套相互协调的服务支持②。

2. 经济支持

（1）照护津贴。照护津贴等经济补偿是支持家庭照护的一项主要政策。约66%的欧盟成员国为家庭照护提供现金津贴。照护津贴在一些国家直接分配给家庭照护者，以弥补其因照护导致的就业损失或收入损失。德国支付给家庭成员的照护金额在法律上是固定的，依照失能状况和需要护理的程度将护理级别标准化，在每一个层次上，照护家庭成员每周都要提供特定的护理时数。澳大利亚为独自在家对老年人进行长期（大于6个月）照护者提供补助（carer payment），获得该项资助的人要进行资产评估；同时，对为老年人等提供日常照护的人，都提供津贴（carer allowance），无论照护者是否有收入③。在北欧国家，如瑞典、芬兰、挪威等，照护津贴的发放采用与政府签订准就业合约的形式，且对非正式照护者的资格有一定的限制，仅限于老年人正式照护服务难以

---

① Seddon, D., Robinson, C.: "Carer Assessment: Continuing Tensions and Dilemmas for Social Care Practice", *Health Social Care Community*, 2015, 23 (1), 14-22.

② Nancy, G.: "The National Family Caregiver Support Program: a Multivariate Examination of State-Level Implementation", *Journal of Aging & Social Policy*, 2010, 22 (3), 249-266.

③ 王上、李珊：《国外喘息服务的发展及对我国居家养老的启示》，《东北师大学报（哲学社会科学版）》2014年第6期，第285~287页。

获得或者成本过高的区域。还有一些国家对受照护者提供补贴,形成对非正式照护者的间接补助。例如,英国个人预算,可以用于购买出租车或用餐等主流服务,也可作为现金直接支付给提供帮助的亲戚或朋友①。在提供现金收益的所有欧盟成员国中,超过50%的国家支付给照护接受者的略多于支付给非正式照护者的。在支付给受照护者的情况下,半数国家提供津贴而不进行任何资产审查,现金津贴比平均工资率低30%②。

(2)其他社会保障。许多国家还提供养老与意外保险等其他保障措施,为居家照护提供进一步支持,增强非正式照护的吸引力。2015年1月、2016年1月,德国颁布的《长期照护加强法案》第一部、第二部先后生效,规定长期照护保险为所有护理等级在2至5级的人群提供每周2天、共计10小时以上居家护理的人员缴纳养老保险,缴费额随护理级别的上升而增加。照顾护理需求特别高(5级)的亲属者,得到的养老保险缴费增加25%。非正式照护者也将被失业保险更好地覆盖。长期照护保险为离开正式工作岗位以照顾亲属的照护者缴纳失业保险。非正式照护者有权领取失业救济金,同样也可享受积极就业促进措施,以便在照护期结束后顺利过渡到再就业③。还有一些间接的经济支持措施,如针对老年人的税收减免,或社会保障的交费减免,使受照护者更有能力直接雇佣或支付照护者(包括家庭照护者)。

3.服务支持

从直接服务支持来看,为提供支持和减轻非正式照护者(暂时)的照护任务,以提高或恢复其照护能力,一些国家引入了喘息服务等支持政策。喘息服务是不同类型的干预措施的总称,其主要目的是为家庭照护者及照护对象提供暂时性的自由、支持以及与他人交流的机会④。

---

① Rodrigues, R., Glendinning, C.: "Choice, Competition and Care-developments in English Social Care and the Impacts on Providers and Older Users of Home Care Services", *Social Policy & Administration*, 2015, 49 (5), 649-664.

② Hanly, P., Sheerin, C., Hanly, P., et al.: "Valuing Informal Care in Ireland: Beyond the Traditional Production Boundary", *Economic & Social Review*, 2017, 48 (3), 337-364.

③ 华颖:《德国长期护理保险最新改革动态及启示》,《中国医疗保险》2016年第7期,第67~70页。

④ Reinhard, S. C., Bemis, A., Huhtala, N.: "Defining Respite Care: Community Living Exchange", America: *Rutgers Center for State Health Policy*, 2005, 1-30.

喘息服务有多种形式，如居家间歇照顾、日间照顾，由专业护理机构提供的临时性或紧急的夜间护理服务，短暂的休息或短期（一周或周末住院）和特殊的节日安排。有时，照护者讨论/支持小组和专业人员的照护者培训也被视为临时照护①。目前，喘息服务已作为一种有效的照护支持服务新模式而得到大多数发达国家和地区的接受与认可，在21个欧洲国家都有提供，成为发展最快的支持措施②。2003年，美国颁布《喘息法案》（Lifespan Respite Care Act），帮助家庭照护者获得负担得起的高质量的喘息服务。该法案将建立联邦计划，以支持发展与实施国家和地方的喘息服务，使喘息服务服务于所有家庭照护者，不论年龄、收入、残疾或家庭状况如何③。1996年，澳大利亚联邦政府出台《国家照护者喘息计划》（National Respite for Carers Program，NRCP），旨在通过获取信息、喘息服务和其他措施，支持和维护照护者与被照护者之间的关系。在澳大利亚，有超过650家喘息服务机构、54家联邦喘息照护中心接受该计划资助，为照护者提供他们所需的信息和各种咨询服务。2010年，为尊重和保障照护者的权利，澳大利亚政府出台了《照护者认可法案》（Carer Recognition Act）和《照护者支持策略》（National Carer Strategy），提出了公共服务部门与机构在制定关于照护者的政策和提供服务时应遵守的原则，以及通过了暂休、托管等喘息服务对照护者的具体支持措施。此外，还有基于社区的喘息照护服务（community respite services for carers），包括日托中心、居家喘息等多项服务④。1993年，中国台湾地区首次推出喘息服务；1996年推行社区社会福利计划以来，喘息照护已成为增强家庭照护功能以及社区为失能者提供照护服务的代名词，除了机构护理服务外，喘息服务是中国台湾

---

① Van, E. J., Morée, M., Koopmanschap, M., et al.: "Respite Care: an Explorative Study of Demand and Use in Dutch Informal Caregivers", *Health Policy*, 2006, 78 (2-3), 194-208.

② Courtin, E., Jemiai, N., Mossialos, E.: "Mapping Support Policies for Informal Carers across the European Union", *Health Policy*, 2014, 118 (1), 84-94.

③ Staicovici, S.: "Respite Care for all Family Caregivers: the Life Span Respite Care Act", *Journal of Contemporary Health Law & Policy*, 2003, 20 (1), 243-272.

④ Australian Government: "Deparment of Healthing and Aging, National Respite for Carers Program (NRCP) and other Australian Government Support for Carers", 2011. https://www.agedcareaustralia.gov.au, 2011.

地方政府资助的唯一家庭支持服务①。

从就业支持来看，照护假期是许多国家采取的一项照护支持政策。几乎80%的欧盟国家为亲属的非正式照护提供休假安排（法定）。在大多数情况下，有限的和特定的时间内的休假是没有报酬的。非正式照护者可以根据照护需要与雇主协商，获得"照护休假"，或者灵活安排劳动工作。2008年，德国实施《照护假期法》（Pflegezeit Gesetz），规定拥有15名以上员工的企业应引入家庭照护休假制度，如果通过集体谈判协议，员工最多可获得10个工作日带薪休假。员工还可向单位申请为期6个月的无薪护理假期。2012年，德国政府推行"家庭照护时间"（family care-time），企业提供最长2年的兼职休假，减少50%的工作时间。在非全日制休假期间，雇员得到满勤工资的75%②。德国颁布的《长期照护加强法案》第一部、第二部规定，照顾近亲的雇员有权获得长期护理者假（完全或部分休假），其工作时间可以减少至每周15小时，为期24个月，以便为近亲提供照料，请假期间还可享受免息贷款③。

在另一些国家，包括荷兰、法国、奥地利和比利时等，国家鼓励照护人员减少在劳动力市场的参与，而不是退出，为就业关系的变化提供政策性支持。2002年，奥地利政府出台政策，规定非正式照护者有6个月的时间休假、换工作或改变工作时间④。在瑞典，政府为那些得到报酬的照护者准备转入另一类型就业时提供一定的劳动力市场的培训，英国也通过新政50+（New Deal 50 Plus）帮助那些曾经退出劳动力市场的人在照护期结束后重新回归⑤。

从对非正式照护者的培训、教育与经验交流来看，各国陆续针对非

---

① Chou, Y. C., Tzou, P. Y., Pu, C. Y., et al.: "Respite Care as a Community Care Service: Factors Associated with the Effects on Family Carers of Adults with Intellectual Disability in Taiwan", *Journal of Intellectual & Developmental Disability*, 2008, 33 (1), 12-21.

② Frericks, P., Jensen, P. H., Pfau, E. B.: "Social Rights and Employment Rights Related to Family Care: Family Care Regimes in Europe", *Journal Aging Studies*, 2014, 29 (4), 66-77.

③ 华颖：《德国长期护理保险最新改革动态及启示》，《中国医疗保险》2016年第7期，第67~70页。

④ Hanly, P., Sheerin, C., Hanly, P., et al.: "Valuing Informal Care in Ireland: Beyond the Traditional Production Boundary", *Economic & Social Review*, 2017, 48 (3), 337-364.

⑤ 朱浩：《西方发达国家老年人家庭照顾者政策支持的经验及对中国的启示》，《社会保障研究》2014年第4期，第106~112页。

正式照护者提供了一系列的培训等服务。2000年以来，美国依托"国家家庭照护者支持计划"，每年向各州分配超过1.25亿美元资金，提供"关键信息、培训和咨询"，以满足非正式照护者的特殊需要，并为他们提供优质的喘息服务[1]。爱尔兰的"照顾照护者"网络是一个志愿组织，由109个护理组和16万非正式照护人员组成。他们为照护者提供支持服务，包括："照护者诊所"网络，致力于非正式照护人员的身心健康；合格的护士会为他们免费提供信息和建议；爱尔兰教育和培训机构认可的"家庭关怀"方案，其包括一个为期13周的培训计划，涉及营养、运动、药物管理、预防虐待老年人等模块。2009～2011年，共有3400名非正式照护者获得认可[2]。

信息和通信技术（information and communications technology，ICT）的革命性发展，使得非正式照护者的照顾也可以借助ICT解决。2009年，"安全网"（SafetyNet）项目在挪威多城市发起，其总体目标是增加非正式照护者的知识和创造支持性的社会网络，从而改善他们的健康、适应能力和自我管理能力[3]。

此外，还有很多非特定的间接支持措施，如各国政府出台的正式的照护服务、居家的基本医疗服务、针对老龄群体居住环境的改造、交通服务等，提供的购物、打扫、送餐服务以及一些个人服务（洗澡、修指甲、如厕等）等，节约了照护者的时间成本，减轻了照护者的负担，有利于非正式照护者履行照护职责，形成对非正式照护者的潜在支持。

综上所述，在长期照护服务的政府与家庭责任组合方面，不同福利体制的国家存在着较大的差别。随着社会经济和人口结构的变化，各国照护体制经历了具有共性的冲击与挑战。在变革中，家庭责任和政府责任被重新界定，体现出政府、家庭间的责任分担的趋势；同时，政府又不断凸显对家庭照护的支持，将家庭、家庭照护者视为重要的利益相关者，纳入制度层面来整体考虑，在寻求家庭与政府的平衡关系中探索新

---

[1] Courtin, E., Jemiai, N., Mossialos, E.: "Mapping Support Policies for Informal Carers across the European Union", *Health Policy*, 2014, 118 (1), 84-94.

[2] Nancy, G.: "The National Family Caregiver Support Program: a Multivariate Examination of State-Level Implementation", *Journal of Aging & Social Policy*, 2010, 22 (3), 249-266.

[3] Torp, S., Bing, J. P. C., Hanson, E.: "Experiences with Using Information and Communication Technology to Build a Multi-municipal Support Network for Informal Carers", *Medical Informatics*, 2013, 38 (3), 265-279.

的融合路径①。

第四节 长期照护服务多元供给中的政府与市场

一、不同福利体制下照护服务供给的市场化改革

20世纪80年代以来，随着老年人对长期照护服务刚性需求的不断释放，医疗卫生和长期照护成本的上升，传统家庭照护功能的弱化以及各国公共预算压力的增加，政府直接参与照护服务供给机制逐渐暴露出各种问题。市场化被视为一种解决方案，各国政府将市场机制嵌入长期照护服务的改革中，基于不同的起点实施了以市场为导向的改革，以期降低公共开支和照护服务成本，并提升照护服务质量和促进公平。在那些较早开展市场化改革的国家，经历了发展高峰后，至20世纪末出现了新的趋势，在实践推进中也出现了新的挑战。利用市场和市场机制来提供照护服务成为福利国家转型的最重要和最有争议的方式之一。

（一）长期照护服务市场化的界定

"市场化"被视为一个非常广泛的概念，与福利提供相关的"市场"概念很难以简单统一的方式界定，取决于其所处的福利领域。市场化不仅反映了社会政策和公共产品生产的整体经济化与商业化，也反映了市场观念、逻辑和机制对公共服务提供产生的影响。"市场化"越来越多地用以指代公共部门和第三部门的类似市场的机制提供服务的方式，加强了"既将照护作为商品，又将需要照护的人作为消费者"的构建②。Anttonen等（2013）认为，竞争和消费者选择是照护服务市场化服务的核心，他们在对长期照护服市场化的框架界定中体现了两个维度：市场实践和逻辑（最明显的是竞争）是否用于组织服务，以及是

---

① 王莉、王冬：《老人非正式照护与支持政策——中国情境下的反思与重构》，《人口与经济》2019年第5期，第66~77页。
② Anttonen, A., Haĭkyŏ, L.: "care 'going market': Finnish Elderly-care Policies in Transition", *Nordic Journal of Social Research*, 2011 (Special Issue), 71-90.

否涉及私人参与者,特别是营利性服务提供方(见表2-9)①。

表2-9 长期照护服务框架界定

	私人部门参与	私人部门不参与
市场实践/竞争	竞争性外包,消费者选择模式	将私营部门的做法引入公共部门
非市场实践	无竞争性外包	"传统的"公共部门供给

市场化嵌入长期照护服务不是自发的过程,它被视为政府计划推动的结果,是"政府授权,支持或强制引入市场,建立买卖双方之间的关系以及利用市场机制分配照护的政策措施"②,是国家在某种形式的"管理"或"准"市场中"下放"服务提供的直接责任,并促进服务提供方之间的竞争,作为持续管理的一个关键因素,以确保照护服务需求得到满足。

长期照护服务市场化采取了多种实践形式。基本上,在长期照护服务市场导向的改革中包含三种组合策略③。第一项策略是以市场为导向,对公共融资的专业照护的重组。这一策略包含了不同层次的组合,常见的是以实现新公共管理理念为导向,以适应各国不同的先决条件。如:照护服务提供方之间的竞争;引进私营服务提供方普遍采用的组织模式,以提升公共融资的照护服务的效率;国家监管;引入市场语言,在消费者选择模式中将公民/服务用户定义为消费者/客户。第二项策略是现金照护计划。第三项策略是家庭照护服务相关的税收减免,旨在促进专业照护之外的照护和家庭服务的使用。

---

① Anttonen, A., Meagher, G.: "Mapping Marketisation: Concepts and Goals". Meagher, G., Szebehely, M.: *Marketisation in Nordic Eldercare: a Research Report on Legislation, Oversight, Extent and Consequences*, Stockholm University, 2013, 16-19.

② Brennan, D., Cass, B., Himmelweit, S., et al.: "The Marketisation of Care: Rationales and Consequences in Nordic and Liberal Care Regimes", *Journal of European Social Policy*, 2012, 22 (4), 377-391.

③ Theobald, H.: "Marketization and Managerialization of Long-term Care Policies in a Comparative Perspective", *Restructuring Welfare Governance: Marketization, Managerialism, and Welfare State Professionalism*, Aldershot: Edward Elgar, 2015, 28.

有关市场化的相关争议（见本书"导论"相关内容）表明，市场化并不必然带来长期照护服务效率与质量的改进。我们有必要剖析各国市场化背景、实践过程与结果，深入认识长期照护服务市场化的实质与困境，为我国长期照护服务制度的建立与完善指明方向。

(二) 不同福利体制下的市场化实践：政府与市场关系的调整

1. 多元供给与竞争

引入市场机制后，在长期照护服务领域普遍出现了购买者（purchasers）与提供方（providers）的分离，通过竞争性招标将照护服务外包给各类提供方，形成供给方面的多元混合竞争。在市场化推进过程中，照护服务提供各方的关系形成不同比例的变化。随着私营营利性和非营利性服务提供方进入长期照护市场，传统上占主导地位的公共和非营利性服务提供方在不断增长的市场中失去了据点。

在英国，照护服务被引入"准市场"后，地方政府通过需求评估，设计了个人照护服务包，并从公共机构、社会组织和私人提供方购买。英国大部分家庭照护服务都主要来自营利性服务提供方。1992年，英国地方政府提供的服务占公共资助家庭护理的98%，私人部门提供的居家照护时数只占2%。2009年，英国19%的照护服务仍由地方政府直接提供，剩余的81%由地方政府向私营服务提供方购买，大多数为营利性质[1]。根据 LaingBuisson 报告，到2017年，私营服务提供方已达196600个（占总额的76%），地方政府供给仅为19200个（占总额的8%），非营利部门约44400个（占总额的16%）[2]。

在德国，自1994年引入长期照护保险之后，营利性服务提供方增加，非营利性服务提供方的主导地位受到严重挑战。政府在照护服务的供给中，对营利性和非营利性服务提供方平等开放，与照护机构间普遍采用合同管理，允许用户购买来自不同提供方的照护服务。截至2013年年底，各类型照护服务提供方总数为25775家，其中，私人服务提供

---

[1] Malley, J., Fernandez, J. L., Anigbogu, B.: *Care Regimes on the Move in Europe* (*CROME*), Internal Report, England Personal Social Services Research Unit, London, 2010, 108-109.

[2] LaingBuisson: "Care Homes For Older People UK Market Report", 2018. https://www.laingbuisson.com.

方占52.3%，非营利性服务提供方占44.6%，公共机构仅占3.1%①。在扩张过程中，德国的营利性服务提供方成为供应市场的重点②。截至2017年底，长期照护服务提供方主要为营利性私人机构（62%）或非营利性私人机构（37%），少量为公共机构（2%）③。

在瑞典，20世纪90年代以来，私人提供的公共居家照护服务有所增加。1993年，私人居家照护服务提供方的照护时数占4%，到2015年，该比例上升至24%。瑞典家庭照护服务的营利性供给显著增加。按服务小时数统计，私营服务提供方已成为家庭照护的最大供给方；在机构照护领域，营利性服务提供方的占比同样较高。约一半的私人照护机构由两家公司所有。非营利性服务提供方似乎在家庭照护与机构照护方面都发挥着微不足道的作用。但瑞典地方政府的高度自治导致了老年人私人照护方面的重大地方差异。大多数城市老年人照护服务仍然是公共部门提供的。2015年数据显示，在瑞典，一半的城市的家庭照护服务仍以公共运行为主④。

在美国，对长期照护服务的管理以各州为基础，在全国范围内，照护服务提供方因地区与所属行业不同在所有权类型上存在很大差异。家庭照护机构（80.6%）和社区照护机构（81.0%）的营利性所有权比例最高，而成人日间服务中心（44.7%）的比例最低。成人日间服务中心约一半（50.8%）是非营利的⑤。总体来看，大多数照护服务提供方（70%）是以营利为目的的，其余的由非营利私营企业（23%）以及公共/国有（7%）服务提供方组成⑥。

---

① 华颖：《德国长期护理保险最新改革动态及启示》，《中国医疗保险》2016年第7期，第67~70页。

② Theobald, H., Szebehely, M., Saito, Y., et al.: "Marketisation Policies in Different Contexts: Consequences for Home-care Workers in Germany, Japan and Sweden", *International Journal of Social Welfare*, 2018, 27 (3), 215-225.

③ Dyer, S.M., Valeri, M., Arora, N., et al.: *Review of International Systems for Long-term Care of Older People*, Flinders University, 2019, 21.

④ Theobald, H., Szebehely, M., Saito, Y., et al.: "Marketisation Policies in Different Contexts: Consequences for Home-care Workers in Germany, Japan and Sweden", *International Journal of Social Welfare*, 2018, 27 (3), 215-225.

⑤ Harris, K.L., Sengupta, M., Lendon, J. P., et al.: "Long-term Care Providers and Services Users in the United States, 2015~2016", *Vital and Health Statistics*, 2019, 3 (43), 9.

⑥ Dyer, S. M., Valeri, M., Arora, N., et al.: *Review of International Systems for Long-term Care of Older People*, Flinders University, 2019.

在意大利，20世纪90年代实行改革后，公共和私人提供者之间的关系随着时间的推移而发生了变化。公共和私人服务提供方基本上是由机构认证来管理的。根据现行模式，所有公共和私营服务提供方都按照相同的组织标准和质量标准提交认证要求，并基于税收或利益获得财政补偿。受益人在服务提供方和服务提供地点方面自由选择以激活提供者之间的竞争。大部分公共资助的长期照护服务外包给服务提供方，其中，公共服务提供方的实物服务支出占长期照护服务公共总支出的30%，私营非营利服务提供方的实物服务支出占50%，私营营利服务提供方的实物服务支出占20%[1]。

2. 赋予消费者选择权

市场化改革的另一方面措施是给予消费者（服务使用者）机会，为其直接提供资金或票券，或通过代理机构，使其在相互竞争的多元供给者之间拥有选择的权力和用以选择的资源，就服务供给做出偏好表达。

英国于1996年出台《社区照护法》（《直接支付法》）[Community Care (Direct Payments) Bill]；2000年，把老年人列为直接支付对象；2005年开始试点个人预算（individual budgets, 现多称为 personal budgets, PBs）。个人预算在13个地方政府试行，之后拓展到接受公共资助社会照护的每个人。个人预算将公共资源分配给个人以资助他们获得家庭和社区支持。英国对于低收入的照护者也会给予照护者津贴。2012年3月，在接受地方政府资助服务的人中，有1/3的人持有个人预算，约一半的老年人使用个人预算[2]。个人预算将采购权力下放给服务用户，形成"采购混合经济"，可以视其为对"供给混合经济"的激励。英国禁止雇用近亲，并且个人预算持有者必须依照一般劳动力市场规定和受雇者签订正式合约，这一做法将照护者与被照护者的关系变成一种"市场化亲密"，或者说，由国家引导的非正式照护关系成为雇主和受雇者的二元一体关系。

---

[1] Hohnerlein, E. M.: "Long-term Care Benefits and Services in Italy", Becker, U., Reinhard, H. J.: *Long-term Care in Europe*, Cham: Springer, 2018, 270.

[2] Rodrigues, R., Glendinning, C.: "Choice, Competition and Care-developments in English Social Care and the Impacts on Providers and Older Users of Home Care Services", *Social Policy & Administration*, 2015, 49 (5), 649-664.

瑞典于 2009 年推出《公共部门选择制度法》（Act on System of Choice in the Public Sector），允许个人从批准的提供者列表中选择服务供应商。2008 年以来，瑞典政府鼓励地方政府通过向其提供经济激励引入客户选择制度（Act on Free Choice Systems）。地方政府提供照护代金券，以便老年人可以选择照护服务提供方，从而增加市场竞争，激励其提高服务质量。与自由选择模式结合，2007 年，瑞典政府实施了家庭服务和个人照护税收减免（The Act on Tax Deductions on Household Services），其中 1/3 的用户是 65 岁以上老年人。希望雇佣私人服务提供方提供购物、清洁等服务的老年人，每人每年可申报服务费用 50% 的税收抵扣，最高限额约 10 万瑞典克朗（约 11850 欧元）。该政策显著降低了老年人从私人服务提供方那里购买照护服务[1]的成本。瑞典会依地方政府家务协助者的基准聘用非正式照护者（通常是女性）来照护失能家属，以替代正式社会服务提供。照护者必须与政府签订照护契约，政府所发放的照护津贴比机构照护或正式居家照护费用低，因此，这实际上无法激励家属放弃原有工作而回家照护亲人，但可以鼓励已经在家的照护者继续维持其照护工作。对于照护重症或生病末期的亲人而短暂离开工作的照护者也会给予补贴[2]。

德国实施老年人照护津贴和照护者津贴制度。老年人照护津贴，依老年人失能程度与所需照护类型发放现金，给付对象是老年人本身。德国长期照护保险中，允许老年人依照依赖照护程度选择服务或现金或两者的综合。在德国，老年人普遍选择照护津贴，因其偏爱由亲属或朋友来提供照护，但给付额度低于实物给付价值。德国同时实施附着于老年人照护津贴下的照护者津贴。同样，一位具有照护需求的居民也具有一定的支配自由权，可以从一系列"组合产品"中实施个人选择，决定通过何种方式满足自己的照护需求[3]。2016 年，80% 的受益人选择现金

---

[1] Erlandsson, S., Storm, P., Stranz, A., et al.: "Marketising Trends in Swedish Eldercare: Competition, Choice and Calls for Stricter Regulation", Meagher, G., Szebehely, M.: *Marketisation in Nordic Eldercare: a Research Report on Legislation, Oversight, Extent and Consequences*, Stockholm, Stockholm University, 2013, 32.

[2] Glendinning, C., Kemp, P.: *Cash and Care: Policy Challenges in the Welfare State*, Bristol: Policy Press, 2006, 132-133.

[3] 刘涛：《福利多元主义视角下的德国长期照护保险制度研究》，《公共行政评论》2016 年第 9 卷第 4 期，第 68~87 页。

福利，长期照护保险机构将其总支出的64%用于现金福利①。

3. 契约式服务提供管理

政府如何完善供给机制、增强供给能力也是照护服务改革的一个着眼点。市场化改革中，政府通常会采取契约模式，以财政性资金对外采购服务，有益于满足老年人长期照护服务需求。政府这种服务供给通过采购竞争形成契约关系，由非营利组织或者营利组织等来提供服务，政府相应支付公共资金。在这一契约式服务供给模式下，政府通过制定标准或依据合同规定对由私营和非政府组织提供的照护服务效果与质量进行监管，增强监督性。

在英国，"内部市场"的建立，通过分离购买者和提供者角色以实现更大的供给侧效率②，需要地方卫生部门发布计划并签订合同，明确服务提供内容。在服务供给方面，3/5是由地方政府与服务提供方签订合约委托供给的，2/5是由私人自付购买的③。英国地方政府与服务提供方在强制性竞标的基础上，不断改进社区照护服务供给的低效、无弹性问题。政府通过与独立部门中成本最低的服务提供方签订合同，迫使地方政府产生"效率"，并强调社区照护服务供给者的绩效评估和政策执行的持续性，通过契约加以约束，使得政府和社区为达到设定的目标共同努力④。

在瑞典，国家指南和法律对所提供的服务起着重要作用，更为直接的是地方合约管理。瑞典《公共采购法》（Public Procurement Act）和《公共部门选择制度法》（Act on Systems of Choice in the Public Sector）的实施使瑞典老年人照护服务市场化改革从主要向非营利服务提供方外包服务逐渐向竞争性招标转变。87%的老年人照护服务是地方政府向营利性服务提供方购买而来的，仅有10%的老年人照护服务是地方政

---

① Dyer, S. M., Valeri, M., Arora, N., et al.: *Review of International Systems for Long-term Care of Older People*, Flinders University, 2019, 21.

② Harrison, S., Wistow, G.,: "The Purchaser/Provider Split in English Health Care: Towards Explicit Rationing?", *Policy and Politics*, 1992 (20), 123-130.

③ Allan, S., Forder, J.: "Care Markets in England: Lessons from Research", 2012. https://www.pssru.ac.uk.

④ Means, R., Morbey, H., Smith, R.: *From Community Care To Market Care? The Development of Welfare Services for Older People*, Bristol: Bristol University Press, 2002, 150.

府向非营利服务提供方购买而来的①。瑞典市政府和养老院之间以合同进行管理,在外包的情况下,与中标服务提供方签订合同。在一些地方,根据招标文件中规定的标准,中标服务提供方以最低价格获得合同;在另一些地方,以特定金额下提供最佳质量的供应商获得合同。合同包含招标文件中的标准以及其他标准,如关于员工的能力、老年人安全与营养等的标准,这使其成为地方政府的重要指导文件。即使公共提供者不参与招标过程,其运作也受此类合同的约束。在瑞典,老年人需要通过统一入口申请照护服务,并由照护经理评估其需求②。

二、市场化困境:效率、服务质量与需求回应

(一) 成本控制

鲜有数据表明市场化改革可以降低服务成本。在上述四类代表性国家的老年人照护的实证数据中很难发现通过市场化实现了成本控制。在实行竞争性招标的头几年之后,瑞典的服务成本似乎没有下降③。日益的市场化并没有阻止英国照护成本的上升。数据显示,2008 年至 2009 年与 2009 年至 2010 年,老年人照护机构平均成本按实际价格计算增长了 3%④。竞争通常意味着低价格和低加价率。从 1988 年至 2010 年,英国照护部门每周平均费用(均以 2010 年为不变价格计算)增加了 68%。按实际计算,照护机构的价格从 2008 年 9 月至 2010 年 11 月又

---

① Erlandsson, S., Storm, P., Stranz, A., et al. : "Marketising Trends in Swedish Eldercare: Competition, Choice and Calls for Stricter Regulation", Meagher, G., Szebehely, M. : *Marketisation in Nordic Eldercare: a Research Report on Legislation, Oversight, Extent and Consequences*, Stockholm University, 2013, 49.

② Erlandsson, S., Storm, P., Stranz, A., et al. : "Marketising Trends in Swedish Eldercare: Competition, Choice and Calls for Stricter Regulation", Meagher, G., Szebehely, M. : *Marketisation in Nordic Eldercare: a Research Report on Legislation, Oversight, Extent and Consequences*, Stockholm University, 2013, 72.

③ Brennan, D., Cass, B., Himmelweit, S., et al. : "The Marketisation of Care: Rationales and Consequences in Nordic and Liberal Care Regimes", *Journal of European Social Policy*, 2012, 22 (4), 377-391.

④ HSCIC: *Personal Social Services Expenditure and Unit Costs England*, 2011, 1-40.

有小幅下降①。另外，有关英国照护机构的实证研究表明，照护服务提供方的利润率非常小。研究指出，照护服务提供方似乎面临相对较高的需求价格弹性，因此，加价率（利润）是温和的（如加价率略高于10%）。少量文献研究得出竞争降低价格的预期结果，但其影响相对较小②。基于德国的研究表明，私营营利性照护服务提供方的价格低于非营利性服务提供方和公共服务提供方的价格，并且价格没有像其他两类机构的价格那样增加。私营照护服务提供方的收费平均比非营利性居家照护低10%，但也导致了质量下降③。

（二）市场竞争与集中度

在瑞典，大型服务提供方通过合并和收购较小的服务提供方，已成为照护市场许多领域的主导。在斯德哥尔摩及其周边地区，大多数居家照护服务以及机构都是由营利性服务提供方提供的。老年人私人照护市场有一半掌握在两家公司手中。瑞典居家照护行业通常比机构照护行业更加分散，除了大型机构外，还有大量小公司。居家照护行业有500家服务供应方和900家服务站点。但全国平均水平背后存在很大差异，主要与城市化水平有关。

在英国，有超过10000家照护服务提供方。近年来，虽然市场集中度不断提高，但仍然处于低集中度状态。2015年7月，按照护床位市场占有率计算，四大照护服务提供方照护床位市场占有率共计15%；排名前21位的服务提供方（其中有6个志愿部门）共有近15%的床位市场占有率；余下的约70%的市场由没有超过总床位0.4%的服务提供方构成④。2010年，英国照护市场前5家企业的赫芬达尔-赫希曼指数（Herfindahl-Hirschman index，HHI，一种测量产业集中度的综合指数）

---

① LaingBuisson："Care of Older People：UK Market Report"，2010. https：//www.laingbuisson.com.

② Forder, J.,Allan, S.：*Competition in the Care Homes Market*，OHE Commission，2011，1-25.

③ Geraedts, M.,Harrington, C.,Schumacher, D., et al.："Trade-off between Quality, Price, and Profit Orientation in Germany's Nursing Homes"，*Ageing International*，2016（41），89-98.

④ LaingBuisson："Care of Older People：UK Market Report"，2015. https：//www.laingbuisson.com.

为 123，明显低于英国地方政府干预竞争的任何阈值①。

(三) 服务质量

关于市场化对服务质量的影响，现有研究结果并不一致。有研究表明，非营利服务提供方和由地方政府经营的护理院与养老院的平均质量要高于营利性机构的质量。然而，在非营利性服务提供方或地方经营的机构之间，质量没有明显的差别②。基于英国照护市场的研究表明，竞争会降低质量和价格。进一步的分析指出，竞争通过对价格的影响而产生对质量的负面影响——竞争减少了收入，从而降低了质量。英国照护机构的调研表明，照护质量委员会（Care Quality Commission，CQC）对营利性服务提供方的质量评级低于公共和非营利性照护服务提供方，评估体系涉及安全性、有效性、尊重、需求响应能力和领导力等方面③。私营部门提供的社会照护服务中，13.4%被英国监管机构、照护质量委员会评为"不合格或仅达标"，而在志愿部门、地方政府拨款部门，收到如此低的评价所占比例分别为 8.1%、6.7%④。Forder、Allan（2014）通过对英国照护市场的竞争分析指出，虽然他们确实发现存在竞争的证据，但其会产生令人惊讶的降低质量的后果。如果营利性照护服务提供方不太关心质量，那么即使在竞争激烈的情况下，营利性照护服务提供方的质量也会降低⑤。

基于瑞典的研究表明，所有权确实与瑞典照护质量有关，但结果并不确定。瑞典的大规模调查显示，营利性照护服务提供方的人员配置比率较低，按小时计算工资的工人比例较大，经过正式培训的工作人员比公共照护机构的人数少。营利性部门在面向过程的质量指标上表现出更

---

① Forder, J., Allan, S. : "Competition in the Care Homes Market", OHE Commission, 2011, 1-25.

② Barron, D. N., West, E. : "The Quasi-market for Adult Residential Care in the UK: Do for-Profit, Not-for-Profit or Public Sector Residential Care and Nursing Homes Provide Better Quality Care?", *Social Science & Medicine*, 2017, 179 (4), 137-146.

③ Forder, J., Allan, S. : *Competition in the Care Homes Market*, OHE Commission, 2011, 1-25.

④ Care Quality Commission: "The Adult Social Care Market and the Quality of Services: Technical Report", 2010.

⑤ Forder, J., Allan, S. : "The Impact of Competition on Quality and Prices in the English Care Homes Market", *Journal of Health Economics*, 2014 (34), 73-83.

好的结果,如用户参与制订照护计划或各种风险(如跌倒、压疮和营养不良的风险)评估程序的执行率。在用户满意度方面,公共和营利性服务提供方之间在国家层面没有发现差异。瑞典各方对这些发现的解释不同。营利性服务提供方倾向于指出,他们提供的服务更有效率,可以以更少的员工提供更好的护理(以流程质量指标衡量)[1]。在不同性质供应商对质量的影响方面,有研究指出,私营服务提供方包括营利性服务提供方,具有更高的质量。在私营所有权类型(即营利性、非营利性和私募股权控股公司)之间没有发现显著的质量差异,这表明利润动机在瑞典照护机构质量的重要性方面低于其他进行过类似研究的国家[2]。瑞典国家卫生和福利委员会得出结论,公共和私人服务提供方之间没有明显的差异。一些学者认为,人员配置水平和就业方式(永久性或按小时支付)的结构性衡量标准是比过程措施和用户满意度更相关的质量测量指标。这些学者强调,在工作人员和照护用户之间有足够时间,以及大多数照护用户的照护持续性更为重要[3]。

(四) 消费者选择

1. 消费者选择对不同社会群体产生了不同影响

消费者选择在一定程度上限制了照护服务准市场既定目标的实现。照护服务不同于其他产品,老年人转换服务提供方的交易成本太高;而且,即使消费者关注质量,他们也可能持续锁定某个特定的服务供应商。此外,公共资助的照护服务有限,没有太多可供选择。那些缺乏必要的技能和资源的低收入用户,更是难以围绕照护质量做出有效选择。来自英国的证据表明,消费者选择和个人预算并没有普遍使老年人增加

---

[1] Erlandsson, S., Storm, P., Stranz, A., et al.: "Marketising Trends in Swedish Eldercare: Competition, Choice and Calls for Stricter Regulation", Meagher, G., Szebehely, M.: *Marketisation in Nordic Eldercare: a Research Report on Legislation, Oversight, Extent and Consequences*, Stockholm: Stockholm University, 2013, 73.

[2] Winblad, U., Blomqvist, P., Karlsson, A.: "Do Public Nursing Home Care Providers Deliver Higher Quality Than Private Providers? Evidence from Sweden", *BMC Health Services Research*, 2017, 17 (1), 487-498.

[3] Erlandsson, S., Storm, P., Stranz, A., et al.: "Marketising Trends in Swedish Eldercare: Competition, Choice and Calls for Stricter Regulation", Meagher. G., Szebehely, M.: *Marketisation in Nordic Eldercare: a Research Report on Legislation, Oversight, Extent and Consequences*, Stockholm: Stockholm University, 2013, 32.

自主权。事实上，英国的部分研究表明，选择可能是一种负担，而不是一种让老年人增加自主权的工具。用户满意度数据显示，在"心理健康的改善"和"获得支持"方面，老年人比年轻残疾人给出了更低的分。个人预算者中只有大约一半用户认为，获取信息和建议很容易；只有不到一半的用户认为，很容易选择照护服务①。

基于瑞典的研究表明，消费主义和选择对不同的社会群体产生了不同的影响，这对瑞典普适主义构成了挑战。2007年，瑞典推出的消费者选择与家庭服务税收减免之间的相互作用进一步挑战了普适主义。私人照护服务提供方允许提供额外服务，以实现高收入老年人的需求由同一提供方的服务来满足，从而增加了老年人照护中的不平等。拥有更多教育资源的人有更大的机会寻找最好的服务，这可能会放大照护质量的差异②。

2. 消费者选择影响了服务提供方的行为

研究显示，服务提供方对个人预算的态度非常积极，个人预算使服务提供方得以远离刚性的照护计划和任务，使提供的服务更广泛③；同时，也鼓励了新型服务提供方提供面向个人预算的服务，增加了小型服务提供方进入市场的机会，加强了市场竞争。小型服务提供方既不依赖于地方政府合约，也不需要专门知识和基础设施来竞标大型合同，可以从个人预算持有者那里吸引业务，从而进入市场。直接支付制度下，新型服务提供方进入，其单独雇用个人助理，与正式的家庭照护服务提供方展开竞争。从理论上讲，竞争的加剧将促进服务、质量和响应能力的改进。加强个人预算持有更容易使令服务用户不满意的服务提供方退

---

① Brennan, D., Cass, B., Himmelweit, S., et al.: "The Marketisation of Care: Rationales and Consequences in Nordic and Liberal Care Regimes", *Journal of European Social Policy*, 2012, 22 (4), 377-391.

② Szebehely, M., Meagher, G.: "Four Countries-Four Responses to the International Trend of Marketization". Meagher. G., Szebehely, M.: *Marketisation in Nordic Eldercare: a Research Report on Legislation, Oversight, Extent and Consequences*, Stockholm: Stockholm University, 2013, 282.

③ Wilberforce, M., Glendinning, C., Challis, D., et al.: "Implementing Consumer Choice in Long-term Care: the Impact of Individual Budgets on Social Care Providers in England", *Social Policy & Administration*, 2011, 45 (5), 593-612.

出市场①。

在消费者选择的背景下,照护服务的内容、质量、灵活性与消费者偏好的回应性有所改变。早期经验表明,实施个人预算后,大多数服务提供方所交付的服务没有发生广泛的变化,许多老年服务用户根本没有要求任何不同的服务。由于老年人倾向于接受最低预算数额,个人预算只适用于满足基本功能需求。研究者普遍担心个人预算只满足诸如穿衣和沐浴等功能需求,很难发挥其选择的作用。与此同时,消费者选择不断显示对本地照护市场的潜在影响。从服务供应的内容来看,个人预算的持有者购买了新型照护服务,包括清洁、家庭援助、园艺、运输和购物等。家庭照护服务提供方也称,"时间银行"的做法现在更加普遍,服务用户调整几周的活动时间以为特别活动储蓄时间。一些服务报告说,个人预算通过小而微妙的变化导致了照护质量的改善②。调查也显示,选择个人预算(以现金直接支付)的老年人通常源于对地方政府原有委托照护服务的不满。采用直接付款方式后,其满意度显著提升,表现在:照护计划灵活性与个人控制权增强;服务准时性改善;对照护偏好的响应效率提高;照护人员在任务安排和时间分配上获得更大自主性③。老年人与服务提供方间存在互惠概念。使用直接支付的老年人,更密切地参与当地照护市场,也可能有更多的机会来培养与照护者间的相互关系。

有研究指出,消费者选择在改进服务质量、增加灵活性和响应力的同时,也增加了服务提供方的风险与成本,以及老年人选择的不确定性和责任。随着地方政府批量采购形成的规模经济的消失,个人预算增加了新的交易成本④。现有服务提供方多样化的服务,使得照护人员会遇

---

① Baxter, K., Wilberforce, M., Glendinning, C., et al.: "Personal Budgets and the Workforce Implications for Social Care Providers: Expectations and Early Experiences", *Social Policy & Society*, 2011, 10 (1), 55-65.

② Wilberforce, M., Glendinning, C., Challis, D., et al.: "Implementing Consumer Choice in Long-term Care: the Impact of Individual Budgets on Social Care Providers in England", *Social Policy & Administration*, 2011, 45 (5), 593-612.

③ Rodrigues, R., Glendinning, C.: "Choice, Competition and Care-developments in English Social Care and the Impacts on Providers and Older Users of Home Care Services", *Social Policy & Administration*, 2015, 49 (5), 649-664.

④ Glendinning, C.: "Home Care in England: Markets in the Context of Under-Funding", *Health and Social Care in the Community*, 2012, 20 (3), 292-299.

到意想不到的风险，为应对在例行照护基础上出现的灵活性，供应商认为他们需要教育员工，使其有风险管理能力①。而对于需要照护的老年用户来讲，其要么缺乏在供应者间做出选择的信息和技能，要么在当时处于健康危机，不能承担评估替代者的责任。招募一个以前不了解的照护者，会引起老年人相当大的焦虑。这个问题非常突出，以至于一些老年人使用他们的直接支付从正式服务提供方那里购买服务。这与那些由地方政府管理个人预算的老年人类似，选择照护者的自由度较低，但这可以减少自身选择时的焦虑和压力②。在上述背景下，许多老年人不愿意或难以承担起积极的消费者的角色。因此，地方政府仍然作为家庭照护服务的大型购买者发挥重要作用。

三、政府与市场：不确定性与关系调整

就长期照护服务市场化的背景、目的与实施来看，各个国家由于历史传统、政治背景、照护制度等方面的不同，照护服务市场化过程在不同的时间开始，并以不同的速度展开，形成不同的多元混合供给格局。在每个国家引入竞争和选择背后都存在着不同的论点。例如，英国最早实施了市场化改革，通过竞争和消费者选择，努力实现成本控制并提高居家照护与社区照护质量。在德国，1995 年引入长期护理保险制度后，主要目标是通过竞争以提高照护服务效率；与此同时，加强非正式照护服务，作为降低成本和提高照护服务效率的手段。在瑞典，20 世纪 90 年代引入市场化改革，政策优先考虑的是消费者选择，以实现更高的服务质量。在市场化工具方面也有较大的差异性。英国以营利性服务提供方作为主体，德国以非营利性服务提供方为主，瑞典私营服务提供方较少。各国在消费者选择方面也有不同侧重。在英国，对于低收入的照护者会给予照护者津贴，禁止雇用近亲，并且个人预算持有者必须依照一

---

① Wilberforce, M., Glendinning, C., Challis, D., et al: "Implementing Consumer Choice in Long-term Care: the Impact of Individual Budgets on Social Care Providers in England", *Social Policy & Administration*, 2011, 45（5），593-612.

② Rodrigues, R., Glendinning, C.: "Choice, Competition and Care-developments in English Social Care and the Impacts on Providers and Older Users of Home Care Services", *Social Policy & Administration*, 2015, 49（5），649-664.

般劳动力市场规定，与受雇者签订正式合约；瑞典允许市政府提供照护代金券，以便老年人可以选择服务提供方，并实施了家庭服务和个人照护税收减免，让一部分老年人可以更低价格从私人服务提供方那里获得照护服务；在德国，同时实施附着于老年人照护津贴下的照护者津贴，鼓励选择家庭成员、亲属或邻居提供的照护服务。

  理论上，市场化可以带来更高的市场竞争、效率和服务质量，降低成本，增加消费者选择。然而在实践中，结论并不一致①。从长期照护服务实施效果来看，欧洲各国在照护服务供给领域引入市场竞争，将消费者选择引入服务供给，通过竞争与选择，以期达到提高效率、回应性、选择性和公平性的目标。但就各国的实践来看，很多方面处于不确定的状态。各国照护市场竞争产生价格降低的预期结果，但其影响相对较小。同时，关于市场竞争能否有效遏制照护成本增长的问题，目前尚缺乏充分的经验证据支持。消费者选择影响到服务提供方的行为，不仅为小型照护服务提供方创造了更多市场进入机会，还进一步促进了市场竞争的良性发展。在消费者选择下，照护服务的内容、质量、灵活性与消费者偏好的回应性有所改进，但同时也增加了照护服务提供方的风险与成本。基于信息、技术、自身健康状况的限定，老年人选择的主动性有限，限制了用户承担起积极消费者的角色，这又反过来降低了市场的有效性。对各国经验的回顾表明，竞争和消费者选择是否会产生预期结果，取决于社会背景、各国政府和用户的不同决策与偏好、既有的服务供给结构等②。

  与此同时，在各国长期照护服务市场化改革的过程中，也显现出一些共通之处：

  一是市场化的过程同时也是政府与市场关系不断调整的过程。市场化的开始，缘于政府的财政困境，市场化的实践形成了不同的政府与市场关系的调整路径。欧洲各国在服务供给领域引入市场竞争、消费者选择，政府则从服务供应中解放出来，实现了购买与供给的分离，政府侧重于筹资、标准制定、监管评估。各国市场化经验表明，无论是强化供

---

① 王莉、余璐：《我国长期照护服务供给：市场化政策、实践与反思》，《中州学刊》2021年第7期，第88～95页。

② 王莉：《准市场、竞争与选择：英国老龄群体长期照护制度分析》，《卫生经济研究》2019年第36卷第2期，第38～41页。

给市场竞争,还是突出消费者选择,需求方的积极参与都离不开政府作用的发挥。可以说,政府实际上并没有退出服务提供,而是作为服务的推动者、资助者、购买者与监管者,不断重塑市场。

二是从各国市场化改革成果的不确定性来看,市场化不应被视为一种标准化状态,或是某种静态结果,而应被视为一个持续且复杂的动态过程。当前各国的长期照护市场化改革需要被理解为一个过渡阶段,而非发展的终点。它是一个高度情境化的过程:有各自独特的起点、实施工具,并在不同国家产生特定的影响。即使市场化面向类似的政策目标,推动实施的论点及其实施的机制也会受到当地历史实践的影响。基于老年人长期照护服务的特殊性,我们更需要研究不同照护体制下的市场化改革的背景及其推进过程。

第五节　长期照护服务多元供给中的社会组织与政府

一、不同福利体制下长期照护服务供给中的社会组织

(一) 长期照护服务供给中社会组织的界定及其优势

社会组织是国家治理现代化的重要力量。由于组织本身的多样性、功能的复杂性,以及各国情境下社会组织在实践中的不同存在形式,学者对社会组织的理解和诠释不尽相同,很难对社会组织的不同部分做出明确的区分。与社会组织相近的还有非政府组织(non-governmental organization, NGO)、非营利组织(non-profitorganization, NPO)、第三部门(the third sector)、社会中介组织(mediate organization)、志愿组织(voluntary sector)、慈善组织(charity organization)、公民社会组织(civil society organization)等。在大多数情况下,这些名词没有本质区别,但在不同国家和地区有所不同[①]。一个组织为何在一个国家被称为"非政府组织",在另一个国家却被称为"志愿组织"或"社会组织",这当中很少

---

① 米本家:《公共服务社会化:非营利组织的角色、作用与政策因应》,《重庆大学学报(社会科学版)》2012年第18卷第6期,第134~140页。

有或者根本没有明确的理由①,其概念内涵重叠交叉②。美国更多地使用非营利组织;英国称之为慈善组织、志愿和社区组织、公民社会;中国更多地使用非营利组织、民间组织、社会组织等。本书研究中将统一采用"社会组织"一词。

作为独立于政府、市场、家庭的一个特殊领域,社会组织的确实被视为一项复杂的任务。Fowler(2002)将"公民社会"(civil society)界定为"自愿的正式或非正式公民集体所从事活动的,不同于家庭、政府和营利机构的领域"③。美国约翰·霍布金斯大学非营利组织比较研究中心认为,非营利组织须具备以下特征:是正式的合法组织;具有民间性,与政府机构相区别;能够自我管理,有内部治理程序;非为获取利益而存在,须将所获利益运用于机构宗旨限定的任务;应有志愿人员参与,特别是有由志愿人员所组成具有领导与治理性质的董事会;所提供的服务应具有公共利益,并以服务公共利益为目的④。基于上述特征分析,结合长期照护服务,本书中界定的"社会组织"的概念侧重于在政府与营利性企业之外的,无偿或低偿向社会提供长期照护服务的正式社会群体,如民办非企业、社区社会性组织、志愿服务组织等。

社会组织在长期照护服务供给中形成了区别于政府、市场等其他主体的独特优势。首先,对长期照护服务的回应性增强,形成了相对其他主体不同的附加价值。社会组织可以在一定程度上满足老年人多样化的需求,同时避免发生信息不对称下的合约失灵现象。长期照护服务具有复杂性、异质性特征,有限理性、契约不完全性更强。在服务提供过程中,服务提供者与用户信息不对称、用户没有能力对质量进行判断、管理者对于服务工作者的努力及表现难以掌握等,都使得照护服务体现出

---

① D.露易斯:《非政府组织的缘起与概念》,《国外社会科学》2005 年第 1 期,第 97~99 页。

② 刘传铭、乔东平、高克祥:《政府与社会组织的互动模式——基于北京市某区的实地调查》,《经济社会体制比较》2012 年第 3 期,第 174~180 页。

③ Fowler, A.: "Civil Society Research Funding from a Global Perspective: a Case for Redressing Bias, Asymmetry, and Bifurcation", *International Journal of Voluntary and Nonprofit Organizations*, 2002, 13 (3): 287-300.

④ Salamon, L. M.: *America's Nonprofit Sector: a Primer*, New York: Foundation Center, 1992, 3-7.

失灵特质①。各类社会组织可以更好地促进老年人的健康福利，弥补国家和市场失灵情况下的差距。社会组织不仅有价值驱动的目标，而且具有独特的品质，被认为是有益的，体现了更大范围的创新和个性化；增加了对当地居民的接触和反应能力；增加了志愿者和服务使用者的参与度——培养更活跃的社区等。用户体验可以尝试运用独特性来衡量，突出回应性，让用户感觉自己是社区的一部分，提供给服务用户意想不到的额外服务，让用户认为社会组织是可以信任的组织。社会组织与商业或公共部门等其他组织相比提供了附加价值。这一附加价值被描述为用户和照护人员的积极参与、社区参与、接触"难以接触的群体"、创新、成本效益、志愿者等②。其次，与政府合作供给，可助力长期照护服务效能的提升。社会组织在长期照护服务领域大量涌现，通过多种途径与政府建立合作伙伴关系，以弥补机构供给成本高的不足，减轻政府的财政压力，提高服务供给效率③。在长期照护服务递送中，社会组织也能够通过串联起居家、社区和地方等老年人照护场景，链接、转化与整合政府、市场、社会、家庭和个人等各类资源，进而有效提升照护服务效能。

(二) 长期照护服务供给中不同福利体制下的社会组织类型

作为福利国家比较研究的代表，Esping-Andersen（1990）在《福利资本主义的三个世界》中，基于"去商品化"程度反映出的政府、市场和家庭之间的关系④，划分的不同的福利体制中并没有涉及社会组织。在福利多元主义的框架下，福利提供除了政府、市场与家庭的"福利三角"外，还纳入了社会组织（志愿部门、非营利组织、第三部

---

① Borzaga, C., Defourny, J.: *The Emergence of Social Enterprise*, New York: Routledge, 2004, 333-349.

② Dickinson, H., Allen, K., Alcock, P., et al.: "The Role of the Third Sector in Delivering Social Care", *NIHR School for Social Care Research*, 2012, 14.

③ 宋雪飞、周军、李放：《非营利组织居家养老服务供给：模式、效用及策略——基于南京市的案例分析》，《南京大学学报（哲学·人文科学·社会科学）》2017年第54卷第2期，第145~156页。

④ Esping, A.G.: *The Three Worlds of Welfare Capitalism*, Princeton: Princeton University Press, 1990, 20.

门等)①②。Pestoff（1998）指出，在福利供给体系中，除了制度化的国家（公共机构）、制度化、营利性的市场（民间企业），以及尚未制度化、非营利性的地域社会（社区、家庭）外，还存在制度化、民间非营利性的第四领域，如志愿者组织、非营利组织等③。Salamon 等（2000）基于政府的社会福利支出与社会组织的规模，对政府与社会组织模式进行了划分，包括国家主义（statist model）、自由主义（liberal model）、社会民主主义（social democratic model）、社团主义（corporatist model）④。不同福利体制下，各国社会组织在照护服务提供领域的具体特征见表 2-10。

表 2-10　不同福利体制与社会组织服务提供①

	社会民主福利体制	保守/法团主义福利体制	自由福利体制	混合福利体制	南欧福利体制
在照护领域规模	小	大	大	大	小
政府支出	高	中或高	低	低	低
社会政策中的定位	政府提倡	特权地位，防止商业竞争转变为竞争	与营利性企业竞争	与营利性企业竞争	与营利性企业竞争
代表国家	瑞典	德国	英国	美国	西班牙

在自由福利体制、混合福利体制下，英国、美国等的社会组织的规模相对较大。英国是社会组织发育较早的国家，社会组织在英国的长期照护领域有着很强的传统。美国富有强大的公民社会传统，一直被认为

---

① Johnson, N.: *Mixed Economics of Welfare: a Comparative Perspective*, London: Prentice Hall Europe, 1999, 25.

② Evers, A.: "Part of the Welfare Mix: the Third Sector as an Intermediate Area", *Voluntas*, 1995 (6), 159-182.

③ Pestoff, V.: *Beyond the Market and State: Social Enterprises and Civil Democracy in a Welfare Society*, Aldershot: Ashgate, 1998, 39.

④ Salamon, L. M., Sokolowski, S. W., Anheier, H., K.: "Social Origins of Civil Society: an Overview.", *Working Papers of the Johns Hopkins Comparative Nonprofit Sector Project*, no. 38. Baltimore: The Johns Hopkins Center for Civil Society Studies, 2000, 12, 1-30.

是社会组织活动的温床,政府的社会福利支出较低,为社会组织和营利性社会服务提供方留下了充足的空间。但在竞争激烈的社会服务市场上,社会组织没有与商业服务提供方竞争的优惠待遇。在社会民主福利体制下,瑞典、丹麦、挪威等国家以慷慨的公共福利支出和公共机构提供的广泛的社会服务而著称。国家发起或直接提供的社会福利比较充分,没有为社会组织相应功能的发挥留下充足的空间,社会组织提供社会服务的空间很小。瑞典的照护等社会服务普遍被认为是福利国家的核心活动领域,获得较高程度的公共资金资助[1]。志愿者参与程度较高,但政府支持相对较少[2]。在保守/法团主义福利体制下,德国、法国、荷兰等的社会组织作为传统福利供给工具得到了充分的保留,政府与社会组织共同解决公共问题,结果是政府的福利支出与社会组织的规模都很大。政府对社会组织遵循"辅助原则",社会组织因为受到法律保护,享有特权,不受营利组织和公共社会服务提供者的竞争影响。德国是保守/法团主义福利体制国家的典范,在政府支持社会组织方面有着悠久的传统。在20世纪90年代前,德国的社会组织、公共机构与营利机构,彼此间不存在竞争关系,社会组织在福利安排中处于特权地位。德国将当地非营利服务提供方纳入政府社会安全网支持的重要组成部分。社会组织获得了大量的公共补贴,同时在补贴政策下获得了很大的自主权。南欧福利体制国家致力于提供社会援助,同时在为受抚养的老年人提供照护时协助维持家庭团结。在西班牙,非正式照护占长期照护供给的主导地位,且非正式照护者普遍缺乏专业化,提供长期护理服务的非营利性组织本身规模仍然较小。

(三) 长期照护服务领域中社会组织与政府的合作供给

随着市场经济不平等加剧,长期照护服务资源获取有限,政府财政支出压力的增加,各国照护服务领域出现了包括社区组织、非政府组织等各类社会组织的介入。政府与社会组织合作,建立平等的"合作伙伴"关系,成为长期照护服务领域中一项新的制度安排。政府的广泛

---

[1] Heikki, E., Torben, F., Mikael H., et al.: *The Nordic Model. In Nordic Social Attitudes in a European Perspective*, Cheltenham: Edward Elgar, 2008, 1-21.

[2] Wijkström, F., Zimmer, A.: "Nordic Civil Societies at a Cross-roads", *Transforming The Popular Movement Tradition*, Baden-Baden: Nomos, 2011.

支持与社会组织的发展与规模扩大有着密切的关系①。在长期照护服务供给中，政府向社会组织寻求合作互助，向其提供经费资助，通过政策支持其进入老年照护领域，创设政府购买服务的有利社会环境。

在自由福利体制下，英国社会组织实现了与政府的良好平衡与深度合作，由社会组织提供的非正式照护服务成为政府重点拓展的领域，也成为仅次于私营部门的服务提供主体。英国社会组织得到了公共政策和实践的支持。20世纪90年代初，英国在社会照护领域实施了准市场改革，将老年人照护服务承包出去，这导致社会组织在照护服务领域的增加。政府关注与社会组织建立更广泛的"伙伴关系"②。英国政府对社会组织的支持包括慈善法、税收规定、促进机构（专业代表组织）及其支持的政策环境③。1998年，英国将社会组织与政府的关系确立契约（compact），就一些关键问题发布了国家指导意见，政府设立契约委员会监督促进其实施。政府增加投资，设立社会企业投资基金，为提供医疗和社会照护服务的社会企业投标提供支持④。地方政府和提供社会服务的社会组织之间的合作激增。数据显示，1995年，英国非营利性社会服务组织雇用了18.5万名全日制雇员和22.1万名全日制志愿者⑤。1997年，英国社会组织提供了约44%的家庭照护时间，而1992年这一数字仅为2%⑥。2006年，英国内阁办公室提出一项承诺，即"在政府委托和采购服务的地方，必须为所有服务提供者提供公平竞争的环境，

---

① 王浦劬、〔美〕莱斯特·M. 萨拉蒙等：《政府向社会组织购买公共服务研究——中国与全球经验分析》，北京，北京大学出版社，2010年，第205~206页。

② Lewis, J.: "'New Labour's Approach to the Voluntary Sector: Independence and the Meaning of Partnership'", *Social Policy and Society*, 2005 (4), 121-131.

③ Kendall, J.: "The UK: Ingredients in a Hyperactive Horizontal Policy Environment", Kendall, J., *Handbook on Third Sector Policy in Europe: Multi-level Processes and Organized Civil Society*, Cheltenham: Edward Elgar, 2009, 67-94.

④ Alcock, P.: "From Partnership to the Big Society: the Third Sector Policy Regime in the UK", *Nonprofit Policy Forum*, 2015, 7 (2), 95-116.

⑤ Salamon, L. M., Sokolowski, S. W., Helmut, K. A.: "Social Origins of Civil Society: an Overview." *Working Papers of the Johns Hopkins Comparative Nonprofit Sector Project*, no. 38. Baltimore: The Johns Hopkins Center for Civil Society Studies, 2000.

⑥ Taco, B., Victor, P.: "The Third Sector and the Delivery of Public Services", *Public Management Review*, 2006, 8 (4), 493-501.

而不论其所在部门"①。2011年,英国政府颁布《开放公共服务白皮书》(Open Public Services White Paper),通过"分权委托"(decentralised commissioning)的方式为社会组织部门供给公共服务提供支持,通过竞争性服务外包提升成本效益。英国政府在《照护法案(2014)》(Care Act 2014)中规定,地方政府在成人照护和支持、照护者支持领域与相关组织或个人协同工作,合作对象包括为满足成人照护和支持需求而提供初级医疗服务、药物服务的个人或组织,充分发挥了社会组织照护服务供给能力②。

在保守/法团主义福利体制代表国家德国,20世纪90年代开始,社会组织与政府的合作关系经历了重大变革。首先,联邦政府修改了"辅助原则"(the principle of subsidiarity),给予社会组织的优势地位以及支持有所下降。1995年,德国《长期照护保险法案》实施后,根据其规定,只要长期照护机构达到相应条件,如具有一定技能的照护人员、高质量的照护服务、良性的运营方式等,长期照护保险公司都须同照护机构签订合约③,并由后者向需求者提供相应的长期照护服务。在这一转变中,社会组织失去了在福利安排中的特权地位,并在社会福利方面建立了准市场,加大了部门内的问责力度。竞争的招标程序向营利性供应商开放,他们在市场中的份额不断上升,尤其是在家庭照护等领域④。许多社会组织忙于解释及使其项目合法化,导致运营工作时间所剩无几。此外,由于合同的短期性质,社会组织在与政府和其他利益相关方建立长期伙伴关系方面面临更多困难。其次,联邦政府在社会服务提供的每个领域都制定了成本控制战略。在财政年度末,社会服务和医疗保健提供者的财政赤字不再由公共补贴来弥补。许多城市,特别是德国北部和东部城市,在面临严重的财政赤字时,都采取了紧缩措施。20

---

① Dickinson, H., Allen, K., Alcock, P., et al.: "The Role of the Third Sector in Delivering Social Care", *NIHR School for Social Care Research*, 2012.

② HM Government: *Care Act 2014*, London: Her Majesty's Stationery Office (HMSO), 2014.

③ Theobald, H., Hampel, S.: "Radical Institutional Change and Incremental Transformation: Long-term Care Insurance in Germany", Ranci, C., Pavolini, E.: *Reforms in Long-term Care Policies in Europe: Investigating Institutional Change and Social Impacts*, NewYork, Dordrecht, Heidelberg, London: Springer, 2013, 127.

④ Zimmer, A., Rentzsch, C., Pahl, B., et al.: "National Report Germany", 2016. http://thirdsectorimpact.eu/.

世纪90年代以来，地方政府通过采用竞争性招标和合同管理等新公共管理措施来降低社会服务提供的成本。因此，公共和非营利社会服务提供的"二元制"在重要性和相关性上都显著下降。地方社会组织既面临着日益激烈的竞争环境，又面临着来自营利性提供者的重大挑战。政策框架的变化导致了社会组织构成的变化。非营利性社会服务提供者能够在他们一直积极参与的活动领域（如机构照护）中保持其市场份额，而在老年人居家照护领域中其市场占有率较低。在机构照护方面，拥有超过15000个机构的自由福利协会仍然是最重要的提供者①。

在社会民主福利体制下，服务提供者组合的最大变化发生在瑞典②。在瑞典，社会组织在20世纪90年代私有化进程开始之前还没有真正的立足点，并且一直落后。尽管2008年的政策契约引入了精细化战略以优化地方福利服务供给，但这并未导致非营利部门就业的增加。此外，民众缺少过往独特的非营利部门服务经验，利益相关者也难以获得广泛的政治支持，无法实现社会组织理论所强调的优势及潜力。在老年人和残疾人照护方面，就业统计显示，1993~2010年，被社会组织雇用的劳动力比例为2%~3%，营利性公司雇用的劳动力比例从几乎为零增加到接近17%③。同时，瑞典公共部门的实际就业人数减少。营利性机构在福利就业中所占份额的增长速度都快于非营利性机构。社会组织的规模仍然很小，而营利性的份额却翻了一番。这导致瑞典老年人照护服务供给从公共部门向营利部门的巨大转变④。这些变化可能会产生重大的长期影响。

美国政府将社会组织视为公共服务供给的重要合作伙伴，二者间建

---

① Henriksen, L. S., Zimmer, A., Smith, S. R.: "At the Eve of Convergence? Social Service Provision in Denmark, Germany and the United States", Paper presented at The 38th Annual ARNOVA (Association for Research on Nonprofit and Voluntary Action) Conference, Cleveland, USA, 2009.

② Sivesind, K. H.: "The Changing Roles of For-Profit and Nonprofit Welfare Provision in Norway, Sweden, and Denmark", Sivesind, K., Saglie, J.: *Promoting Active Citizenship*, Cham: Palgrave, Macmillan, 2017, 48.

③ Szebehely, M., Trydegård, G. B.: "Home Care for Older People in Sweden: a Universal Model in Transition", *Health & Social Care in the Community*, 2012, 20 (3), 300-309.

④ Sivesind, K. H.: "The Changing Roles of for-Profit and Nonprofit Welfare Provision in Norway, Sweden, and Denmark", Sivesind, K., Saglie, J.: *Promoting Active Citizenship*, Cham: Palgrave Macmillan, 2017, 46.

立起长期性、制度性的互动关系①。在美国社会组织发展过程中，政府不仅从国家层面出台一系列支持政策，而且为社会组织更好地发挥作用提供强有力的资金支持。20世纪80年代以来，美国政府在社会服务领域进行了较大的战略调整，鼓励营利性企业与民间非营利组织展开竞争，共同参与提供社会服务，政府和非营利组织之间逐渐形成一种竞争性的伙伴关系。大量社会组织的存在为契约化、竞争性购买居家照护服务提供了前提条件。到了20世纪90年代，美国政府、企业与社会组织发展呈现出"三足鼎立"之势，彼此依赖的程度逐步加深。1990年，美国布什总统签署了《国家与社区服务法案》，鼓励政府与社会合作通过志愿服务解决社会问题；同期成立了"国家与社区服务委员会"（Commission on National and Community Service），对政府开展的志愿服务计划进行管理。1993年，成立"国家与社区服务机构"（Corporation for National and Community Service，CNCS），负责统管美国国内所有的联邦志愿服务计划。2005年，修订《美国老年人法案》，使老年人也参与社区发展，以更好地满足老年人及其照护者参与志愿服务的需求②。从资金支持来看，美国联邦政府资助在社会组织总支出的占比达到了35%，其中，社会服务组织占到55%，社区发展组织占到43%③。

西班牙为南欧福利体制国家，其致力于长期护理服务的社会组织的规模本身仍然较小。经济危机对西班牙造成了深刻影响，其间西班牙大幅减少了福利支出。为了降低成本并满足照护服务需求，西班牙引入了外包服务、竞争招标以及更严格的经济调查标准④。经济危机也影响了社会工作实践。日益增长的需求和资源缺乏迫使社会工作者依赖社区资源、志愿者和社会组织开展工作，工作重点从应对最弱势群体到更广泛地应对因危机而贫困的中下阶层。经济危机也直接影响了社会工作者的

---

① 齐海丽：《社会组织参与城市公共服务供给的美国经验及启示》，《学会》2017年第9期，第20~27页。

② 谢立黎、陈民强：《美国老年志愿服务制度、实践与启示》，《中国志愿服务研究》2021年第2卷第1期，第1~22页。

③〔美〕莱斯特·M.萨拉蒙：《公共服务中的伙伴关系——现代福利国家中的政府与非营利组织的关系》，北京，商务印书馆，2008年，第96页。

④ Anttonen, A., Karsio, O.: "Marketisation of Eldercare in Finland: Legal Frames, Outsourcing Practices and the Rapid Growth of for-Profit Services". Meagher, G., Szebehely, M.: *Marketisation in Nordic eldercare*. Stockholm: Stockholm University, 2013, 85-125.

工作条件，给他们解决普遍性社会问题带来了巨大压力。2008年以来，社会组织和志愿者参与进来。在这场危机的背景下，更加"制度化"的社会工作实践转变为更加"亲力亲为"的运作，引入了非正式市场化机制。社会工作者通过与社会组织的不受监管的合作来应对新出现的需求和公共资源的缺乏。慈善组织、志愿者的工作和自下而上的举措表明，去商品化正在扩大，从而避免使用市场化服务。矛盾的是，随着市场化程度的不断提高，公民必须全额支付或共同支付照护服务[1]。这些经济负担不仅降低了失能老年人的生活水平，在商品化和去商品化的过程也对获得服务产生了巨大的影响。

考察上述国家的社会组织可以看到，虽然社会组织在长期照护服务供给中有其特定的潜力，也有其趋势，但在不同福利制度下，社会组织在长期照护服务中的角色有所不同。各国政府与社会组织归属于不同模式，植根于历史形成的各种社会力量和政府机构之间的权力关系中，这些力量和政府机构由于"路径依赖"现象而长期保持影响力。总体来看，在各国长期照护服务的实践演进过程中，社会组织在照护服务供给中逐渐成为除政府、市场、家庭外的多元供给主体之一。

二、社会组织与政府：传统伙伴关系的挑战

随着政策调整，社会组织与政府的关系发生了重大变化。各国照护服务发展历程表明，政策环境的变化不同程度地影响了社会组织在长期照护领域的发展。社会组织对政策环境的应变显示出强烈的共性，在社会能力、组织结构、多样性管理、合约、灵活性和外部关系等方面均采用了商业式的管理方法。特别是，在照护服务领域的社会组织，调整了其治理结构和管理风格[2]。

在一些自由福利体制国家，传统的伙伴关系模式逐渐瓦解，在新的公共管理的影响下，更加强调外包和管理主义。英国政府在2010年后

---

[1] Deusdad, B., Comas-d'Argemir, D., Dziegielewski, S.: "Restructuring Long-term Care in Spain: the Impact of the Economic Crisis on Social Policies and Social Practice", *Journal of Social Service Research*, 2016, 42 (2), 246-262.

[2] Pape, U., Brandsen, T., Pahl, J. B. et al: "Changing Policy Environments in Europe and the Resilience of the Third Sector", *Voluntas*, 2020 (31): 238-249.

推行紧缩政策,这对社会组织产生了实质性影响。金融危机、紧缩政策,大规模的预算削减与所有福利领域的准市场齐头并进,导致对社会组织的支持迅速减少。在联合政府和保守党政府的领导下,尽管契约本身被保留了下来,但相应机构被精简,或在政府部门被边缘化。政策突破了工党时代的伙伴关系,特别是通过放弃承诺向社会组织提供广泛的横向支持,并在具体政策举措或提供特定服务合同方面恢复与政府更为有限的纵向接触①。地方政府的预算(社会组织资金的核心来源)已大幅减少。2018年英国国王基金会报告指出,相比2009年至2010年有关社会照护的支出,2016年至2017年的支出再次下降了9.9%。地方政府越来越优先为最需要照护的人提供资金②。总体而言,尽管政策子领域采取紧缩措施的程度有所不同,但是地方政府和基金会的资金短缺已被认为是最普遍的金融约束。③

德国自20世纪90年代开始,社会组织与政府关系的保守模式经历了重大变革。联邦政府修改了"辅助原则",给予社会组织的优势地位及支持有所下降。特别是在家庭照护等领域,社会组织失去了在福利安排中的特权地位。地方社会组织面临在日益激烈的竞争环境下财政赤字对组织收入来源的冲击,这使得社会组织在与政府和其他利益相关方建立长期伙伴关系方面面临更多困难。在收入结构方面,德国社会组织收入来源发生了重大变化。虽然在20世纪90年代,公共补助金仍然是社会组织的最大资金来源,但现在由商业活动产生的资金(如服务费和手续费)是其最重要的收入来源。除了公共补助金直接被削减外,社会组织还经历了间接或"缓慢"的削减,如没有对通货膨胀进行适当的调整等。但自由福利协会提供的数据显示略有不同,数据显示他们仍在获得公共补贴以资助其组织基础设施④。在政府减少财政支持时,医

---

① Alcock, P.: "From Partnership to the Big Society: the Third Sector Policy Regime in the UK", Nonprofit Policy Forum, 2015, 7 (2), 95-116.

② Thorlby, R., Starling, A., Broadbent, C., et al.: "What's the Problem with Social Care, and Why Do We Need to Do Better?", London: The King's Fund, 2018.

③ Kendall, J., Mohan, J., Brookes, N.: "TSI Policy Briefing UK", 2016. http://thirdsectorimpact.eu/.

④ Henriksen, L. S., Zimmer, A., Smith, S. R.: "At the Eve of Convergence? Social Service Provision in Denmark, Germany and the United States", Paper Presented at the 38th Annual ARNOVA (Association for Research on Nonprofit and Voluntary Action) Conference, Cleveland, USA, 2009, 11, 19-21.

疗和社会服务领域的则因对政府资金的依赖，在转型期间无法快速扩展资金来源渠道①。

在斯堪的纳维亚，非营利部门在福利领域的规模仍然很小。社会组织规模的增长速度明显慢于营利性组织。如果政策制定者希望刺激这一部门的发展，也许不应将其暴露于充分的市场竞争中，而应允许其在福利体系中找到自己的利基市场。

可见，政府与社会组织的传统伙伴关系受到挑战，二者尚未是真正意义上的平等且互惠的伙伴关系，其中仍存在着一些亟待解决的问题。例如：政府的承诺不足；政府为了促成伙伴关系，出台了各种方案，让地方政府应接不暇；政府部门的活动尚未发挥协调整合的功能，更让社会组织不知所措；建立伙伴关系的过程中，虽然社会组织经常贡献其专业技术与经验，参与政府决策，但也正因为如此而激增了社会组织的工作负荷，甚至耗尽其内部有限的资源。

总体来看，社会组织的变化主要是定量的，而非定性的。尽管社会组织面临的管理、融资等方面的困难越来越大，在某些方面削弱了其增长，但社会组织非常有弹性，能够适应不断变化的政策环境。社会组织采用了商业化的方法和组织形式，不仅使资源多样化，而且在现有资助者中获得合法性。这导致了其进一步的专业化和商业化。考虑到路径依赖，各国社会组织与政府关系的调整路径也有所不同。在长期照护服务供给方面，社会组织与政府从传统合作伙伴关系转向合作治理关系。例如，政府通过向社会服务的合同中引入竞争性的投标使补助政策变得更有效率。社会组织的角色已由原来的服务和准公务品的提供者的补充的角色向与其他组织平等的角色（或者是竞争者）转化。作为不断发展的混合福利经济的一部分，社会组织无疑将与政府建立更积极的组织间关系。未来竞争的压力、稀缺性和不确定性将极大地提高各国社会组织的战略响应能力。

上述理论与实践为我们认识政府与社会组织间的关系提供了丰富的见解，体现出一定的阶段性特征。我国长期照护服务中的社会组织形成于不同的社会环境下，且政府与社会组织间的关系也在快速地发展与变

---

① Zimmer, A., Gärtner, J., Priller, E., et al. : "The Legacy of Subsidiarity: the Nonprofit Sector in Germany". Zimmer, A., Priller, E. : *Future of Civil Society: Making Central European Nonprofit Organizations Work*, Wiesbaden: Springer Fachmedien, 2004, 681-711.

化。各种源于西方的理论难以有效解释我国的政府与社会组织间现实关系的复杂性和动态变迁①。因此，在借鉴他国理论研究的基础上，关于我国社会组织与政府的关系，还需要将其置于我国长期照护服务发展的特定情境中展开分析。

第六节 长期照护服务多元供给：整体性治理趋向与反思

综观各国长期照护服务供给的发展过程，均面临诸多挑战。人口加速老化，老年人健康和照护需求复杂化、多元化、个性化以及当前照护服务提供的碎片化，使得当前的照护服务不仅难以满足老年人的需求，而且导致照护成本的上升和不可持续。这也成为长期照护服务多元供给下迫切需要解决的问题。整合照护已成为各国长期照护服务体系的发展趋势和改革的指导原则。相较于传统的服务供给模式，在长期照护服务制度设计与政策实践中，整合照护致力于提高照护服务的质量和连续性，提高长期照护资源的利用效率，各国形成了各具特色的整合照护模式。在对老年人长期照护问题的回应及长期照护所注重的价值追求中，体现了以被照护者的需求为中心，强调组织结构、服务递送、管理制度等各个层次的协调与合作，并以整体性治理来加强长期照护服务的整合供给。

一、以被照护者为中心的照护服务理念的生成

整合照护支持"以人为中心"的目标和价值观。以被照护者为中心成为整合照护的核心理念。当前，对整合性照护并没有统一的定义，多数将其描述为将照护服务的"输入""递送""管理"和"组织"等

---

① 汪锦军、张长东：《纵向横向网络中的社会组织与政府互动机制——基于行业协会行为策略的多案例比较研究》，《公共行政评论》2014年第5期，第88~108页。

方面连接起来，以提高照护服务的可获得性、质量、消费者满意度和效率①。在整合性照护服务中，需要围绕被照护者的需求状况和变化，将各种医疗卫生方面的服务与管理，照护领域内的制度运行、服务提供和管理，以及财务等进行连接、协调与完全整合。其中，"连接"是以需求者为中心，将已存在的单项服务和资源进行整合；"协调"是服务对象和服务提供方之间的公共连接机制；"完全整合"是对需求者管理、财务运行、资源管理及责任主体等进行多方整合②。长期照护服务多元供给的一系列特征，同样意味着强调将不同照护服务以被照护者为中心整合起来，构建以被照护者为中心的协同体系，解决服务供给的碎片化问题，让因身体、认知或心理等原因身体机能受限而需要长期照护的人士都能得到高质量、可持续、成本可控的长期照护服务。因而，整合照护不仅包括整合型的服务模式和内容，更强调重视被照护者的自身需求、支持被照护者参与照护全程。

"以被照护者为中心"强调在合适的时间及合适的地点提供适当的服务，满足被照护者的需求。整合照护要求参与规划和服务提供的人员将被照护者的需求作为服务组织的原则。这一原则强调服务供给围绕被照护者的价值观、需求、习惯、偏好和健康问题，提供定制的、个性化的决策和服务③；将其视为服务提供的参与者和受益人，依其需求和偏好确定目标并确定优先次序④。而关注老年人作为完整个体的多重照护需求，意味着老年人不是被动的照护服务接收者，而是被赋权以保证其具有选择的自由⑤。当前各国的长期照护服务改革，强调将照护者与被照护者作为积极的服务生产者和治理主体，也在一定程度上体现了整体性治理的思路。

---

① Gröne, O., Garcia, B. M.: "Integrated Care: a Position Paper of the WHO European Office for Integrated Health Care Services", *International Journal of Integrated Care*, 2001 (1), e21.

② Leutz, W. N.: "Five Laws for Integrating Medical and Social Services: Lessons from the United States and the United Kingdom", *The Milbank Quarterly*, 1999, 77 (1), 77-110.

③ Greene, S. M., Tuzzio, L., Dan, C.: "A Framework for Making Patient-centered Care Front and Center", *Permanente Journal*, 2012, 16 (3), 49-53.

④ 世界卫生组织：《老年人综合照护（ICOPE）：初级保健中以人为本的评估和路径指南》，2019年，第14页。

⑤ Nies, H., Berman, P.: *Integrating Services for Older People: a Resource Book for Managers*, Dublin: European Health Management Association, 2004, 29.

同时，"以被照护者为中心"的整合性照护对长期照护服务的组织和管理发挥着重要作用，其尤为重视整合各种服务，减少体系的碎片化和资源浪费。尽管发达国家在长期照护制度建立方面已达成共识，即提供以人为中心的长期照护，但在实践中，很多政策忽视了卫生和社会照护的相互依赖性，与公共卫生相关的康复和护理服务相当缺乏①，而且老年人失能评估的重复、卫生与照护服务的碎片化又增加了额外的行政成本②。有些整合照护的主要目的在于通过提升照护服务输送效率，减少重复评估、住院治疗和机构照护，进而降低居高不下的医疗支出。世界卫生组织认为，整合照护的价值在于通过整合不同的照护服务满足服务对象的多元、复杂的需求，而非单纯减少成本③。因此，当前各国所趋向的整合照护服务也应该瞄准老年人的多样化需求，对其复杂需求分别做出回应来确保成本效益。"全人口全生命周期"理念成为整体性治理的应有之意④。在整体性治理视角下，长期照护宜更加积极地通过健康促进和整合照护，预防、减少风险人群进入失能失智阶段的比例，推迟其进入失能失智阶段的时间，降低其对照护的依赖程度，提高风险人群的生活质量，从而达到控制费用和增加满意度的双重效果⑤。

实践中，许多国家正积极应对老年人的照护需求，越来越重视"以人为中心"的价值理念。2019年，世界卫生组织发布了《老年人整合照护实施工具》（Integrated Care for Older People，ICOPE）⑥。在基于社区的整合照护服务实施中，通过综合评估监测，设定照护目标，制订照护计划，采取干预措施预防和减缓老年人内在能力的下降，同时为照

---

① Hardy, B., Mur-Veemanu, I.; Steenbergen, M.: "Interagency Services in England and the Netherlands: a Comparative Study of Care Development and Delivery", *Health Policy*, 1999, 48 (2), 87-105.

② Penny, B.: "Policy Framework for Integrated Care for Older People Developed by the Carmen Network", London: King's Fund, 2004.

③ WHO: "Integration of Health Care Delivery: Report of a WHO Study Group", 1996, 38.

④ 胡湛、彭希哲：《应对中国人口老龄化的治理选择》，《中国社会科学》2018年第12期，第134~155页。

⑤ Michel, J. P., Leonardi, M., Martin, M., et al.: "WHO's Report for the Decade of Healthy Ageing 2021_ 30 Sets the Stage for Globally Comparable Data on Healthy Ageing", *The Lancet Public Health*, 2021, 2 (3), 121-122.

⑥ WHO: "Integrated Care for Older People (ICOPE): Guidance for Person-centred Assessment and Pathways in Primary Care", 2019.

护者提供支持。在以老年人为中心的服务模式下,各服务提供方,如医疗机构、社会照护机构、家庭照护者等共享同一份老年人的综合评估和照护计划,基于采纳共同的照护目标,相互合作,以一种整合的方式为老年人提供照护服务。面对照护服务方面的挑战,欧美多国正积极推进以人为中心的整合性照护模式。从具体操作层面来看,整合照护要对老年人及其家庭照护者的需求进行全面评估,并以此为基础制订服务计划。整合照护要为老年人设置单一服务窗口,以及组成多专业照护团队提供全面的服务等,老年人有权确定照护服务的优先顺序。例如,英国整合照护政策的一个关键理念是以被照护者为中心的照护,包含着识别、了解并清晰界定服务人群,提供基于健康需求和偏好的个性化服务。对于被照护者的服务体验为无缝的服务,提供方共享愿景、目标、行动、资源和风险[1]。

综上所述,长期照护服务的整合已经成为各国议程上的重要问题。为提供可获得、高质量、可持续的长期照护服务,各国照护改革始终密切关注老年人的需求,顺应积极老龄化的发展。但在政策研究和实践中,"以被照护者为中心"的照护仍然难以被定义和实施,缺少标准的、一致的定义,缺乏核心要素、实践和评估有效性的措施,仍然是一个尚未实现的目标。

二、多元供给下长期照护服务组织、递送与支持功能的整合

由于老年人对长期照护服务要求的多样性,与整合、连续性相关的问题损害了长期照护服务的可及性和效率,其中最为突出的是长期照护服务的碎片化。为消除医疗护理、养老、照护与康复等服务的碎片化供给,消除传统医疗卫生部门和社会服务部门的分割状态,各国政府努力推动组织机构的整合。在此背景下,整合各类照护服务内容,采用一站式服务与跨学科评估,形成整合的、无缝对接的服务提供方式,满足照护服务使用者不同种类和不同阶段的服务需求,成为各国长期照护服务改革的必然。

---

[1] Kai, L.: "Developing Integrated Health and Social Care Services for Older Persons in Europe", *International Journal of Integrated Care*, 2004, 4 (3), 1–14.

(一) 多元供给下长期照护服务整合照护要素

长期照护服务涉及各级政府和不同部门。国外有关长期照护服务与实际递送的整合实践形式多样，但均遵循以人为中心的原则，并包含需求评估、个性化方案、服务路径协调等要素。在各国诸多实践中，老年人长期照护服务整合模式的构成要素见表2-11。

表2-11 老年人长期照护服务整合模式的构成要素[1]

整合维度	长期照护服务整合照护要素
服务组织整合	长期照护服务跨部门整合（国家、地方政府、各部门、利益相关者的角色定位）； 长期照护服务的战略或框架； 长期照护服务制度与管理（监管、质量保证和改进程序、评估与问责等）
服务递送整合	长期照护服务提供（公共/私人照护机构、医疗机构、康复护理机构、多学科团队、各类服务人员等）； 长期照护服务类型（医疗卫生服务、长期照护服务、照护者支持等）； 长期照护服务设计（需求评估、整合服务递送路径、基于社区的资源整合、个案管理等）
服务支持整合	长期照护服务制度赋能（如融资、资源配置、劳动力、信息和通信技术等）

(二) 典型国家长期照护服务供给整合实践

1. 长期照护服务组织的整合

在长期照护服务整合模式下，相关政府部门会依据各自所涉及的照护服务供给功能进行重组与合并，形成统一的老年人照护服务供给决策部门，各类照护服务的法规与政策也会被统一制定和统一执行[2]。20世

---

[1] WHO Regional Office for Europe: "Country Assessment Framework for the Integrated Delivery of Long-term Care", 2019.
[2] 梁誉、林闽钢：《论老年照护服务供给的整合模式》，《中共福建省委党校学报》2017年第7期，第88~95页。

纪 90 年代以来，许多发达国家就先后通过立法的形式开展了制度化的长期照护实践。例如，德国、英国等主要发达国家先后出台了长期护理保障的相关法律，明确了国家和社会应当承担的照护责任，即应当整合家庭、社区、社会资源为老年人提供照护服务。

英国政府将长期照护服务的整合作为一项重要政策目标，探索与改革了数十载。针对医疗卫生和社会照护之间的障碍，英国政府建立了专门的机构——联合协商委员会（Joint Consultative Committees）协调相关活动，以期加强各部门合作，实现无缝衔接。1997 年，英国政府提出了"整合照护道路"（Integrated Care Pathways），以合作伙伴的方式代替原有的中央与地方公共部门之间、公共和私人部门之间的竞争关系，进一步消除社会照护和医疗服务之间的障碍[1]。2002 年，英国 NHS 成立整合照护信托机构（Integrated Care Trusts），力求以服务使用者为中心，改善服务质量，提高资源使用效率，营造一个稳定的工作环境及一体化的信息体系[2]。1999 年，英国政府设立国家健康和照护卓越研究所（National Institute for Health and Care Excellence，NICE），为改善健康与社会照护提供国家指导和建议。2014 年起，NICE 制定了多份社会照护指南[3]。2009 年，英国政府建立了独立的监管部门——照护质量委员会（Care Quality Commission，CQC），监督及评价照护机构的服务质量，评估地方政府在社会照护方面的工作。2013 年，英国 NHS 英格兰（NHS England）与卫生部、NICE 等机构共同发布了国家整合服务框架《整合照护和支持：我们的共同承诺》（Integrated Care and Support: Our Shared Commitment），进一步明确整合方向和任务[4]。同年，《健康和社会保健法案》正式实施，建立了地方政府与全科医生主导的临床执业联盟（Clinical Commissioning Group，CCG），通过整合当地多个相关利益方及不同部门的资源，加强服务路径的优化衔接，提供健康与社会照护一体

---

[1] Alaszewski, A., Baldock, J., Billings, J., et al.: "Providing Integrated Health and Social Care for Older Persons in the United Kingdom", *Centre for Health Services Studies*, 2003.

[2] Alaszewski, A., Baldock, J., Billings, J., et al.: "Providing Integrated Health and Social Care for Older Persons in the United Kingdom", *Centre for Health Services Studies*, 2003.

[3] NICE: "History of NICE". https://www.nice.org.uk/about/who-we-are/history-ofnice.

[4] Department of Health and Social Care: "Integrated Care and Support: Our Shared Commitment", *National Collaboration for Integrated Care and Support*, 2013.

化服务①。2014年，在涉及医疗卫生、社会照护、社区、志愿、住房和独立部门的老年人联合工作的基础上，英国通过了要求将卫生和社会照护整合的法案，并建立了一体化管理机构，机构设有首席问责官，在社区卫生和社会照护方面进行统一的治理安排和单一预算②。政府通过权力下放，使得地方可以根据当地需求具体实施。地方政府也与英国NHS联合规划并委托一些照护服务。英国NHS和地方政府发布《五年前瞻》（Five Year Forward View）③，部分开展整合照护实践，促进整合照护服务供给。2016年，英国NHS在区域层面启动建立《可持续性与转型伙伴关系》（Sustainability and Transformation Partnerships，STPs），推动医疗卫生与相关部门服务组织的协调，共同规划照护服务。2018年，一些合作伙伴开始承担更多责任，成为"整合照护系统"（Integrated Care Systems，ICSs）。后续英国政府针对照护服务仍不断进行部门整合和创新实践。英国NHS长期计划提出，至2021年，每个地区都将由整合照护系统提供服务，并为初级和社区服务提供更多资金。2020年，英国NHS详细阐述了该系统将如何加快未来协作方式的发展。2021年，英国NHS回应"整合照护系统"咨询文件，政府提出立法建议以支持整合④。

德国政府促进构建跨部门的老年服务网络，联邦政府及地方政府主动承担协调各方的责任，促进交叉政策领域的协调，制定整合型政策。例如，德国家庭、老年、妇女及青年事务部与联邦卫生部共同启动国家痴呆症应对战略，由联邦政府与各州政府、社会福利协会及研究机构合作实施。在老年人住房改造项目上，地方政府承担着推动教会、私营部门、非法定福利组织、居民群体之间建立合作关系⑤。德国政府通过长

---

① Cylus, J., Richardson, E., Findley, L., et al.: "United Kingdom: Health System Review", *Health Systems Transition*, 2015, 17 (5), 1–126.

② WHO Regional Office for Europe: "WHO Regional Consultation on Strengthening Integrated Long-Term Care Provision", 2021.

③ National Health Service: "Five Year Forward View", London: National Health Service, 2014.

④ Department of Health and Social Care: "Integration and Innovation: Working Together to Improve Health and Social Care for All", 2021. https://www.gov.uk/official-documents.

⑤ 王雯、朱又妮、叶银：《老年人社区整合型照护服务：国际经验与治理借鉴》，《西安财经大学学报》2022年第35卷第2期，第94～106页。

期照护保险基金来协调参保人的各类照护活动,以期获得连续的、整合性的服务①。德国联邦卫生部和各州社会事务部共同监管德国长期照护体系。许多行动者参与了医疗卫生和长期照护治理,包括联邦政府、地方政府以及服务提供者的自治协会。德国《长期照护保险法案》及其补充法案、修订法案等构成了主要的立法来源,用以规范长期照护。地方政府在协调失能老人的健康和长期照护方面发挥着更突出的作用②。通过提供社会援助,地方政府为无法从收入、储蓄或资产中支付照护费用的家庭分担成本(特别是机构照护食宿费中的共付部分),为长期照护融资做出贡献。2015 年,德国议会通过了最新法案《加强医疗保健法案》,高度重视跨部门医疗照护服务的整合,通过更好的整合来降低成本,以促进"基于需求、全国范围和可获得"的高质量服务的发展③。

美国为形成针对老年人医疗保健和社会照护的整合服务模式,在跨部门机构与制度方面均进行了整合。美国的整合照护主要归属于卫生和公众服务部,其下辖的老龄事务管理局负责在联邦层面协调组织向老年人提供家庭和社区服务的项目并为其提供资助。由美国国会提出法案并经总统批准召开的白宫老龄问题会议(White House Conference on Aging)由各州议员和老年团体代表参加,总统和国会代表在会中阐述有关老龄问题的主张,并提出下一阶段有关老龄问题的政策与立法建议。美国的整合照护注重各个阶层老年群体的参与,促使公众更加便捷、直观地了解老年人的需求,实现代际公平④。美国还特别设立了社区生活管理部门(Administration for Community Living, ACL),负责通过整合照护服务,提升老年人的健康水平和自主生活能力⑤。在相关制度方面,早在1978 年,美国《老年人法案》修正案详细规定了整合照

---

① 施巍巍:《发达国家医疗照护与长期照护资源分割的原因分析及其启示》,《北京科技大学学报(社会科学版)》2012 年第 28 卷第 1 期,第 146~151 页。

② WHO: "Germany: Country Case Study on the Integrated Delivery of Long Term Care", 2020.

③ Milstein, R., Blankart, C. R.: "The Health Care Strengthening Act: the Next Level of Integrated Care in Germany", *Health Policy*, 2016, 120 (5), 445-451.

④ 苏明阳、徐进、刘晓云等:《基本医疗卫生与公共卫生服务整合的国际经验及启示》,《中国卫生政策研究》2021 年第 8 期,第 67~73 页。

⑤ Moriates, C., Arora, V., Shah, N.: *Understanding Value-Based Healthcare*, New York: McGraw Hill, 2015.

护机构的具体职能，规定在每个州设立长期照护监察员。1987年，美国颁布的《护理院改革法案》明确了整合照护机构应为每一位服务对象量身定制综合照护计划，并对入住老年人的基本权利做出规定。1992年，美国多项预算协调法案对护理员的培训、监督及资格许可等做出详细规定，增加了对老年人长期照护的财政支持。2000年，《老年人法案》修正案提出，要加大对照护服务提供者的关注，并提出了家庭照护者的救济金、咨询和援助等计划[1]。

2. 长期照护服务提供的整合

英国老年人长期照护服务整合以社区为基础，加强多元主体协作，通过对长期照护的需求评估、服务递送路径整合等多种方式，对长期照护服务进行整合。英国长期照护服务主体包括地方政府、民营机构和社会组织等，形成多层次的照护体系。在英国，全科医生与社区卫生服务部门合作，以社区为载体，将基本医疗卫生服务（包括精神卫生服务）、社区照护服务、康复服务、日间服务、居家照护、预防跌倒服务以及紧急救援服务等整合起来，形成初级健康照护服务网。英国社区评估和康复小组（Community Assessment and Rehabilitation Team，CART），社会照护部门的照护管理者通常会与之联系沟通，这也是英国政府提高基于社区的医疗和社会照护服务整合的关键策略。英国长期照护服务的整合不仅帮助照护服务使用者按照实际需要尽快实现医院护理与长期照护之间的过渡，也提高了医疗和社会照护服务资源的合理配置，成为医疗与照护之间的有效缓冲[2]。

美国"全方位老年照护服务项目"（The Program of All-Inclusive Care for the Elderly，PACE）是整合型照护的典型模式。这一模式鼓励多元主体协同合作，为有多样化需求的老年人提供完整的照护服务，包括医疗类服务、医疗保健和康复性护理服务、社会支持性服务等。照护管理者的责任包括评估需求、协调医疗和社会照护，以及进行预算管理

---

[1] 武玉：《医养康养模式的内涵逻辑、国际经验与本土启示》，《老龄科学研究》2022年第10卷第7期，第68～78页。

[2] Coxon, K., Billings, J., Alaszewski, A.: "Providing Integrated Health and Social Care for Older Persons in the United Kingdom", Leichsenring, K., Alaszewski, A. M.: *Providing Integrated Health and Social Care for Older Persons: a European Overview of Issues at Stake*, Aldershot: Ashgate, 2004, 455-485.

等。从服务提供来看，该项目是一个整合性的照护系统，运营机构以非营利组织为主，2017年非营利组织占比达93%，营利组织只占7%①。在政府的支持下，美国有30多个类似PACE的项目，努力推动着长期照护服务的整合实践。在美国，另一种典型的整合模式是持续照护退休社区（Continuing Care Retirement Community，CCRC），为就地养老的老年人依其健康状况和自理能力的变化，提供相应的照护服务。持续性照护社区的实体通常包括独立住房、生活辅助服务和专业护理服务。居民可以获得广泛的医疗、个人护理和家政服务，包括身心健康计划和其他健康促进计划以及护理管理工作。一些社区还与医师团队合作，为居民提供专业的医疗护理选择②。

3. 长期照护服务支持的整合

各国整合照护服务实践表明，通过融资激励、充足的人员配置和信息技术平台等，能够有效促进整合性服务的提供。

（1）融资支持。

英国政府在融资方面不断加大对整合照护服务的支持。在启动整合照护服务后，英国在财务管理方面采用医疗部门和社会照护部门合并预算制。英国引入了更好的照护基金计划（Better Care Fund），以支持地方更好地整合预算并确保英国NHS专员和地方政府共同规划照护服务③。2021~2022年，"好的照护基金"总预算为69亿英镑，用于促进英国NHS和社会照护服务的整合④。2023年。英格兰对老年人照护费用设置86000英镑上限，避免个人承担不可预测的无限支出，以确保各地的医疗和社会照护都能获得额外支持⑤。

在美国，PACE项目由老年管理部门、健康服务部门及州政府共同负责，费用由"医疗保险"（Medicare）和"医疗救助"（Medicaid）进

---

① 夏艳玲、钟雨珊：《美国PACE整合型照护模式的特征及借鉴》，《卫生经济研究》2019年第36卷第4期，第55~58页。

② 裴晓梅：《为长期照护筹资——关于长期照护保险试点的研究》，北京，北京科学技术出版社，2021年，第67页。

③ The National Audit Office："The Health and Social Care Interface"，2018. https：//www. nao. org. uk/wp-content/uploads/2018/07/The-health-and-social-care-interface. pdf

④ Department of Health and Social Care（DHSC）："Better Care Fund Policy Framework：2021 to 2022"，www. gov. uk/government/publications/better-care-fund-policy-framework-2021-to-2022.

⑤ Gov. UK. "Build Back Better：Our Plan for Health and Social Care"，https：//www. gov. uk/government/publications/build-back-better-our-plan-for-health-and-social-care.

行支付①。服务对象收取政府医疗保险和医疗救助计划的联合缴费，并依靠成人日托机构作为服务协调的平台。1997年，美国《平衡预算法案》（Balanced Budget Act）将PACE正式确立为在医疗保险支付范围内的永久性服务项目，并规定各州可为达到医疗救助标准的老年人提供PACE服务。服务细则的制定与监督则由医疗保险和医疗救助中心以及州政府管理部门履行。符合医疗救助资格的老年人居住在PACE中心所支付的远低于在养老院的成本②。

德国医疗和长期照护的高度区域化结构以及联邦机构对社区一级具体照护组织的控制程度较低，使得长期照护保险模式中的财政激励成为促进融合和创新的最有力工具之一。例如，长期照护保险基金和地方政府共同资助地方长期照护咨询中心（Pflegestützpunkte），旨在促进地方服务提供者之间以及所有照护、医疗和社会服务之间的协调。长期照护咨询中心为有照护需求的人提供咨询，并将他们与相关提供方联系起来。长期照护保险还为区域照护网提供资金，将参与提供社区照护的所有相关行为者聚集在一起。目前的立法还包括促进健康和长期照护保险基金与照护服务提供者签订特别合同的条款，以促进跨部门和整合照护服务供给。此外，跨机构和部门的照护协调被视为创新基金资助项目的关键目标，该基金支持创新医疗模式的测试和评估，包括为有长期照护需求的人提供更好的整合保健③。

意大利将正式和非正式照护服务相结合视为优先事项，出台了多项措施推动正式与非正式照护服务的整合。1992年，意大利通过了专门针对失能老人持续照护需求的"老年人健康促进项目"，明确由以社区为依托的老年病评估组织承担整合医疗卫生和社会服务的职能④。在一

---

① Eng, C., Pedulla, J., Eleazer, P. G., et al.: "Program of All-inclusive Care for the Elderly (PACE): an Innovative Model of Integrated Geriatric Care and Financing", *Journal of the American Geriatrics Society*, 1997, 45 (2), 223-232.

② Shaw, L.: "Program of All-Inclusive Care for the Elderly: a Comprehensive, Cost-effective Alternative for Frail Elderly Individuals", *North Carolina Medical Journal*, 2014, 75 (5), 344-345.

③ Milstein, R., Blankart, C. R.: "The Health Care Strengthening Act: the Next Level of Integrated Care in Germany", *Health Policy*, 2016, 120 (5), 445-51.

④ Roberto, B., Francesco, L., Giuseppe, Z.: "Health Care for Older Persons in Italy", *Aging Clinical and Experimental Research*, 2002 (14), 247-251.

些地区，通过照护津贴、提供培训、心理支持、临时照护和经济支持措施，启动了评估和实验方案，收集关于非正式照护者的需求和偏好数据，在区域层面对非正式照护人员提供支持。在资金支持方面，意大利设立了支持家庭照护的国家基金，基金分配与区域资源相结合，允许扩大所有资助服务，但主要侧重于加强临时照护和家庭正式照护的可用性，以减轻非正式照护者的负担。2020 年，新冠病毒感染大流行加剧了非正式照护者的负担。2020 年，意大利政府向基金拨款 6800 万欧元，用于支持家庭照护者，旨在通过干预措施减轻因提供方照护中断而造成的负担[1]。

（2）跨领域合作的人员支持。

在整合性照护服务实践中，很多国家采用一站式服务，对老年人需求进行跨学科小组评估，实行个案管理。

英国基于老年健康服务和社会照护服务交界面，在社区建立了多学科服务团队。团队以老年人为中心，由全科医生、专科医生、心理医生、护士、社会工作者、理疗师、康复师及临终关怀人员等组成，重视信息的共享以及个案管理，形成了完善的服务提供网。在实践过程中，老年人通过与团队沟通，可完成入院前的统一需求评估、入院后的治疗以及出院后的康复照护流程。例如，当服务使用者的需求由治疗转为康复时，工作人员会帮助他们联系社区照护管理者，建立起医院与社区照护的服务连续性[2]。

美国老年项目 PACE 的服务提供主体同样由跨学科照护团队构成。团队成员包括全科医生、（助理）护士、理疗师、日常护理人员、社会工作者和营养师等。该项目会根据对老年人需求评估的结果制订计划，提供个性化的整合服务，并随时做出相应调整。

（3）信息技术支持。

信息技术在有效管理长期照护系统方面开辟了新途径。得益于信息技术的支撑，构建服务信息平台有助于为服务提供信息，设定目标和指标，明确监测和评估机制。

---

[1] WHO："Rebuilding for Sustainability and Resilience：Strengthening the Integrated Delivery of Long-Term Care in the European Region"，2022.

[2] 罗丽娅、丁建定：《长期照护服务的国际实践举措与启示》，《学习与实践》2019 年第 6 期，第 67~76 页。

美国 PACE 的整合服务离不开信息技术的支持。PACE 实施数据驱动，以往复循环的质量评估和绩效改进实现持续的信息反馈。随着医疗信息系统和管理信息系统的发展，PACE 多学科专业团队突破了传统的单一学科主导的弊端，有利于实现老年人的整合性照护服务。在此过程中，还加入了参与者的满意度评估和医疗收支调查等。在医疗保险、医疗救助和 PACE 协会的官方网站，也增加了系统的开放性，便于公民参与。

在英国的整合照护服务改革实践中，信息技术起到了关键作用，技术的不断突破将更有力地推进和保障服务供给的革新[1]。英国政府加强健康和社会照护信息治理，利用信息技术，支持整合，构建信息平台，并通过提供资金支持，加速实施数字化转型。在英国，超过60%的国家卫生服务信托公司在数字化方面取得了良好进展。在社会照护方面，有40%的社会照护提供者拥有电子记录[2]。英国卫生部于 2001 年起在全国范围内推行统一评估体系（Single Assessment Process，SAP），由地方政府组织和指导，以协议的形式在医疗机构和照护机构之间形成跨领域的老年人信息数据互通机制。统一评估标准包括使用者意愿、疾病治疗史、疾病预防、个人护理和身体机能状况、感官测试、心理健康状况、主要社会关系、安全设备、生活环境以及经济状况[3]。在这一评估体系下，老年人信息的流通共享有效地助推了跨机构、跨专业的协同工作，避免了资源浪费和效率低下，在整合照护服务体系的完善中起到了至关重要的作用[4]。

三、长期照护服务整体性治理结构与机制

治理是长期照护体系构建的基础。纵观各国长期照护服务的变革，

---

[1] Keen, J., Denby, T.: "Partnerships in the Digital Age", *International Perspective on Health and Social Care: Partnership Working in Action*, Oxford: Blackwell Publishing Ltd, 2009, 95–106.

[2] Department of Health and Social Care: "Joining up Care for People, Places and Populations", 2022. https://www.gov.uk/official-documents.

[3] Dickinson, A.: "Implementing the Single Assessment Process: Opportunities and Challenges", *Journal of Interprofessional Care*, 2006, 20 (4), 365–379.

[4] 裴默涵:《整合型老年人健康服务体系研究——英国的案例与思考》,《人口与经济》2019 年第 2 期, 第 68～77 页。

在长期照护多元供给、治理水平和不同机构之间不断进行调整和协调,是各国长期照护政策改革的普遍趋势。在长期照护服务的整合改革中,也嵌入了整体性治理思路,以治理来加强长期照护服务的整合供给。尽管现有治理模式及制度安排仍缺乏结构化和系统性的反应与适应,但嵌入其中的整体性治理俨然成为解决老年人长期照护服务危机的"灵丹妙药"。

(一)长期照护服务多元供给下的整体性治理结构

从治理结构来看,长期照护服务需要形成政府、市场、社会、家庭等多元主体协同合作的结构。长期照护服务基于服务供给的跨领域性与过程的复杂性,使得服务供给成为一个复杂的整合过程。这一整合中,涉及不同治理层级、不同治理功能、不同公私部门的跨界整合,既包含同一层次的主体整合[各级政府部门之间,如省(自治区、直辖市)、市、县等政府部门之间],也包含不同层次的主体整合(政府部门、社会组织、市场主体之间)。各国治理结构改革均强调政府进行全面协调的必要性及能力,强调消费者选择、市场竞争,在传统的行政协调上引入新的协作伙伴和工具,支持老年人及其家庭或照护者、社会组织作为积极的服务生产者和治理主体,积极参与政策和服务制定[1]。

(二)长期照护服务多元供给下的整体性治理机制

从治理机制来看,长期照护服务的整体性治理涵盖整合、协同的治理机制。长期照护服务治理机制改革主要涉及服务组织、服务递送层面的活动。

首先,组织层面主要涉及服务供给的决策环节,包括服务的行政与组织部门,以及有关服务供给的制度与管理、战略规划、资格标准、质量保证、评估与问责等要素。大多数国家的长期照护由不同的部门负责,包括国家层次和国家以下各级机构,涉及非医疗卫生相关部门和社会服务部门,还包括在提供服务方面发挥关键作用的社会组织、社区和其他相关利益相关方。在整合治理中,政府制定长期照护的相关政策,包括治理结构授权、融资机制、为确定目标人群提供服务,以及监测优

---

[1] 竺乾威:《从新公共管理到整体性治理》,《中国行政管理》2008年第10期,第52~58页。

质照护和绩效评估等。构建总体的国家（和相关的区域）照护计划、战略或框架，以期建立有组织和可持续的长期服务制度；形成用于长期照护的独立工具，或将长期照护纳入其他相关政策、计划、战略或框架（如医疗或社会福利政策、老龄化政策），制定详细的行动议程，包括基本的实施战略，有助于确保向有需要的老年人提供优质、可持续和公平的长期服务。在此基础上，制定措施并不断完善，跟踪和监测长期照护国家计划，以确定其是否按预期实施，是否符合战略；配置审计活动，以衡量监控责任机构的绩效和透明度；为照护人员等制定劳动标准、程序和条例，制定和规范长期照护服务的质量标准；等等。

其次，长期照护服务提供层面主要涉及服务的实际递送环节，包括各类服务的实际提供机构与提供者。服务提供机构涉及门诊和住院医疗、社区中心、日托中心、康复机构、疗养院、临终关怀机构等；提供者包括正式和非正式长期照护服务人员，如长期照护服务的从业者、个案经理、其他照护者等。在服务供给过程中，侧重在社区层面整合多方服务资源，采用交互、协作、整合和一体化的治理方式，健全整合型运行机制和部门内部协调配合机制；应用数字化和信息化技术，整合信息，以技术赋能整体性治理，提升治理效率和质量，进而为公众提供可满足其需求的长期照护服务。

可见，长期照护服务整合，既强调照护服务的连续性，也强调医疗卫生与长期照护部门协调的重要性，跨越不同机构与环境（如家庭、社区日间照护中心及专业照护机构）的无缝过渡，跨越各种照护角色（如护理员和家庭照护者等）的协调管理，跨越各级照护强度，及时提供照护服务的连续体[①]。各国都在努力通过"整体性治理"，重构老年人长期照护服务供给体系基于治理结构的调整与治理机制的推进，提供跨越一系列组织边界、部门边界和功能边界的高质量、可持续的照护服务。

四、长期照护服务整体性治理的反思

各国长期照护服务改革的实践经验值得我们反思与借鉴。长期照护

---

① WHO："Framework for Countries to Achieve an Integrated Continuum of Long-term Care"，2021.

服务改革过程，也是多元供给主体不断协调融合的过程。长期照护服务改革实施的复杂性，使得老年人长期照护整合需要多层次的思考和行动。通过考察不同福利体制下的长期照护模式，可以看到长期照护服务既有共同的改革趋向，也有沿着不同维度展开的方案选择。

长期照护服务的复杂性，使得整体性治理不仅必要，而且与其他系统相比，面临更大的治理挑战。老年人长期照护整合改革中，政策制定者于实践中不断以各种方式推动整合照护服务。国家和地区必须明确各级政府的作用和角色，并加强政府、地区和地方各级公共机构的监管、融资、实施和监督责任。这种多级治理需要明确责任，以及有效的协调机制和信息技术的支撑。但长期照护服务的整合与功能的协同不可能是一蹴而就的。改革至今，整合照护成效方面仍有局限，目标仍尚未完全达成。长期照护服务供给需要解决系统性驱动问题，需要更多地在执行和服务提供层面进行有效整合与协同。照护服务的跨界性决定了不同政策领域的执行主体和监管主体与服务供给主体的不同，导致政策执行过程中不同制度间的协调问题十分突出①。因而，长期照护服务的整合性服务实践仍将是一个克服阻力、不断完善的漫长过程。支持长期照护服务整体性治理的一个主要挑战是将多个机构聚集在一起，协调其努力满足利益相关者的需求和交付规模，商定并实现共同的目标。尽管各国的政策导向支持整合照护和加强促进整体性治理，但在实践中，微观、中观以及宏观层次上，仍有许多重大的障碍需要克服。

与此同时，实践表明，长期照护体系及其治理没有"一刀切"的方案，也不是一个静态问题。各国长期照护服务的供给根据可获得的服务组合和服务机构的不同而不同，受到每个国家特殊的政策背景、社会环境和政治环境的影响②。尽管各国在照护服务的方向上有共同的趋向，但对于在多元供给下，如何形成最佳的、平衡的服务组合，以及怎样实现这一组合，保障有效供给，仍然存在着诸多争议。各国面临的一个共同的挑战是长期照护战略规划协调机构的确定，以及长期照护服务

---

① 刘德浩：《长期照护制度中的政策协同：基于荷兰的政策启示》，《中国劳动》2019年第10期，第32～42页。

② Wiener, J. M.: "Long-term care Financing, Service Delivery and Quality Assurance: the International Experience", Binstock, R., George, L.: *Handbook of Aging and the Social Sciences*, 7th ed., London: Elsevier, 2011, 309–322.

质量管理和改进。而整合照护服务实践中所嵌入的整体性治理，其理论发展与实践仍然亟待进一步研究与探讨。因此，在探索适合我国老年人整合照护服务模式时，同样需要强调情境，重视治理的实践背景，通过不断调整，逐步形成中国式长期照护服务供给方案。

第三章　中国长期照护服务多元供给：治理现状与困境

第一节　中国长期照护服务政策供给及其治理逻辑

随着经济社会的发展，长期照护需求不断变化，中国长期照护服务供给中，政府、市场、社区、家庭与社会组织的组合也不断变换。本章回顾了中国1949年以来长期照护服务政策发展历程，旨在深入理解中国长期照护服务的政策导向与治理特征，更好地掌握中国长期照护服务多元供给现状。

一、中国长期照护服务政策供给历程

依长期照护服务政策的演进脉络，1949年以来中国老年人长期照护服务大致可划分为四个阶段（见表3-1）。

表3-1　1949年以来老年人长期照护政策的演变

阶段	特征	政策对象	重要法律法规、文件
1949年至20世纪80年代初	家庭供给为主，政府"补缺"	城镇"三无"老人，农村"五保"老人，残疾军人，军烈属	《高级农业生产合作社示范章程》 《1956年到1967年全国农业发展纲要》 《关于人民公社若干问题的决议》
20世纪80年代初至2010年	市场与家庭相结合，适度普惠	一般老人	《农村五保供养工作条例》 《中华人民共和国老年人权益保障法》 《中华人民共和国社会保险法》 《国务院关于印发中国老龄事业发展"十二五"规划的通知》

续表 3-1

阶段	特征	政策对象	重要法律法规、文件
2011年至2016年	居家、社区与机构供给相结合	一般老人、经济困难的高龄老人、失能老人等	《关于加快发展养老服务业的若干意见》 《关于建立健全经济困难的高龄、失能等老年人补贴制度的通知》 《关于加快发展商业健康保险的若干意见》 《中华人民共和国老年人权益保障法》
2016年至今	长期照护政策试点与创新	失能失智老人	《人力资源社会保障部办公厅关于开展长期护理保险制度试点的指导意见》 《国务院关于印发"十三五"国家老龄事业发展和养老体系建设规划的通知》 《国务院办公厅关于制定和实施老年人照顾服务项目的意见》 《关于扩大长期护理保险制度试点的指导意见》 《长期护理失能等级评估标准（试行）》

（一）家庭为主，政府补缺供给下的科层治理

1949年后至整个计划经济时期，中国的长期照护服务的主要特征是以家庭供给为主，政府是针对特定政策对象的补缺式的福利供给，通过行政命令扮演着兜底者角色。1950年，《中华人民共和国婚姻法》明确了子女对父母具有赡养义务，奠定了家庭养老在我国老年服务中的基础性地位。政府从经济救济的角度帮扶贫困老人，如农村的"五保"（保吃、保穿、保医、保住、保葬）老人，以及城镇居民中的"三无"老人（指无劳动能力、无生活来源、无赡养人和扶养人，或者其赡养人和扶养人确无赡养或扶养能力的60周岁及以上老年人），但并没有提及老年人的长期照护问题。

在农村，政府主要通过"五保"制度、公办敬老院等形式，进行养老照护服务供给。1956年，《高级农业生产合作社示范章程》颁布，

其中要求对丧失劳动能力和生活没有依靠的老、弱、孤、残疾的社员，在生活上和生产上给予一定的安排和照顾，保证他们吃、穿等物资的供应，年老的死后安葬，使他们生、养、死、葬都有依靠，由此建立了"五保"制度。1960年，中共中央通过的《1956年到1967年全国农业发展纲要》再次强调了对于缺乏劳动能力、生活没有依靠的鳏寡孤独的社员，在生活上给予适当的照顾，对于革命伤残军人给予优待。"五保"老人的生活照料服务依托于农村合作社得到了基本保障。1958年，中共中央《关于人民公社若干问题的决议》指出，要办好敬老院。当年全国共办起了15余万所敬老院，收养"五保"对象300余万人①，进一步解决了农村"五保"老人的照护问题。1978年，家庭联产承包责任制实施后，集体保障失去了经济基础，老年人照护依赖主体转向家庭。

在城镇，政府依托公有性质的单位包揽了包括养老照护服务方面的福利供给。在这一时期，社会福利事业主要由国家举办，养老照护服务的供给则统一由政府下属的社会福利事业单位负责。政府为少数国有企事业单位退休人员提供退休金，实行的是以政府提供的养老金为基础的家庭养老。政府提供的供养服务主要针对"三无"老人与烈军属，他们可以入住政府提供的敬老院或福利院接受养老服务。而对于非国有或集体单位城镇人员和非城镇"三无"（包括特困）人员，政府基本没有专门的养老政策，对于这部分人员则实行以家庭亲属成员间互助为主的养老照护服务方式。1978年，我国建立福利机构8365家，收养14万老年人及残疾人。1979年，社会福利院开始接收科技工作者、党政机关、事业单位退休孤寡老人②。

（二）市场与家庭供给相结合，政府指导下的市场治理

20世纪80年代初至2010年，老年人长期照护服务逐渐由家庭供给为主，政府补缺为辅，并逐步向社会化、市场化转型。改革开放后，我国从计划经济体制开始向社会主义市场经济体制转型，"社会化"

---

① 董红亚：《中国政府养老服务发展历程及经验启示》，《人口与发展》2010年第5期，第85~89页。

② 民政部：《中国民政统计年鉴（2017）》，北京，中国统计出版社，2017年，第148~151页。

"市场化"的观念逐步深入社会发展的每一个领域。随着工业化、城市化的发展,家庭规模小型化,传统家庭养老功能弱化,社会养老照护服务需求迅速膨胀[①]。

20 世纪 80 年代初,中国养老照护政策有了新的变化。1982 年,中国成立了专门的老龄工作机构,围绕着家庭养老、社会养老、社区服务等,政府出台了一系列的规划与指导意见。1996 年,《中华人民共和国老年人权益保障法》颁布,规定老年人养老主要依靠家庭,"赡养人应当履行对老年人经济上供养、生活上照料和精神上慰藉的义务,照顾老年人的特殊需要",以法律的形式明确了家庭的老年人照护义务。2000 年,国务院办公厅转发民政部等部门《关于加快实现社会福利社会化的意见》,提出在供养方式上坚持以居家为基础、以社区为依托、以社会福利机构为补充的发展方向。2006 年,国务院办公厅转发全国老龄委办公室、发展改革委等十部委《关于加快发展养老服务业的意见》,首次提出:"养老服务业是为老年人提供生活照顾和护理服务,满足老年人特殊生活需求的服务行业。""发展养老服务业要按照政策引导、政府扶持、社会兴办、市场推动的原则,逐步建立和完善以居家养老为基础、社区服务为依托、机构养老为补充的服务体系。"2010 年,《国务院办公厅关于发展家庭服务业的指导意见》(国办发〔2010〕43 号)提倡大力发展家庭服务业,向家庭提供各类劳务,满足家庭生活需求。与此对应,养老产业得到初步发展。据统计,1978 年至 1999 年,全国养老机构床位从 15.7 万张增长到 102.4 万张;仅 1995 年,个人创办的养老福利院在全国已达到 100 余家[②]。通过引入社会资本发展养老照护服务业,改变了传统家庭和政府主导供给的局面,推动了老年人照护服务的社会化。

(三)居家、社区与机构相结合,政府回归下的多元主体供给

2011 年至 2016 年,失能失智人口的长期照护问题逐渐引起政府的重视,长期照护开始受到关注。在服务供给上,体现出居家照护、社区

[①] 张思锋:《中国养老服务体系建设中的政府行为与市场机制》,《社会保障评论》2021 年第 5 卷第 1 期,第 129~145 页。

[②] 宋士云:《中国社会福利制度的改革与转型》,《河南大学学报(社会科学版)》2010 年第 50 卷第 3 期,第 86~93 页。

照护与机构照护相结合。

在此期间，政府出台了关于养老、长期照护的一系列政策文件。2011年，民政部发布《社会养老服务体系建设规划（2011～2015年）》，首次提出"解决失能、半失能老年群体养老问题"是"加强社会养老服务体系建设，促进社会和谐稳定的当务之急"，并且明确政府的职责就是要"在社会养老服务体系建设的规划指导、培育市场、投资带动和示范引导等方面发挥主导作用，同时，鼓励社会力量参与建设和运营"。这被视为国家老年人服务政策转型的重要标志。同年，国务院印发《中国老龄事业发展"十二五"规划》，要"发展适度普惠型的老年社会福利事业"，以"居家为基础、社区为依托、机构为支撑"，并强调充分发挥家庭和社区功能，着力巩固家庭养老地位。家庭由原来的主要责任承担者转变为共同责任参与者，以社区为依托、机构为支撑，构成对家庭养老照护的重要补充[①]。2012年、2015年修订的《中华人民共和国老年人权益保障法》指出，"国家逐步开展长期护理保障工作，保障老年人的护理需求"，并将"老年人养老以家庭为基础"修改为"以居家为基础"，为国家建立健全家庭养老支持政策提供了法律依据。2013年，《国务院关于加快发展养老服务业的若干意见》强调发展居家养老便捷服务。要通过制定扶持政策措施，上门为居家老年人提供助餐、助浴、助洁、助急、助医等定制服务；大力发展家政服务，为居家老年人提供规范化、个性化服务；要支持社区建立健全居家养老服务网点，引入社会组织和家政、物业等企业，兴办或运营老年供餐、社区日间照料、老年活动中心等形式多样的养老服务项目[②]。2015年9月，国务院颁发《关于全面建立困难残疾人生活补贴和重度残疾人护理补贴制度的意见》，第一次将长期照护对象界定为"因残疾产生的特殊护理消费品和照护服务支出持续6个月以上时间"，且护理补贴"主要补助残疾人因残疾产生的额外长期照护支出"，还提出各类需要长期

---

① 王莉：《政府还是家庭：长期照护服务供给责任反思》，《学术论坛》2018年第41卷第5期，第117～124页。
② 国务院：《国务院关于加快发展养老服务业的若干意见》（国发〔2013〕35号），2013年，http://www.gov.cn/gongbao/content/2013/content_2496392.htm。

照护的残疾人都应逐步被纳入政策补贴范围①。这被视为长期照护政策领域的重要进步。2016年,《中华人民共和国国民经济和社会发展第十三个五年规划纲要》指出,建立以居家为基础、社区为依托、机构为补充的多层次养老服务体系,支持面向失能老年人的老年养护院、社区日间照料中心等设施建设。全面建立针对经济困难的高龄、失能老年人的补贴制度②。

(四) 长期照护服务试点与创新,初现多元主体供给下的"多元治理"

2016年后,中国长期护理保险政策经历了从初步探索到开展试点再到扩大试点的发展过程。2016年7月,《人力资源社会保障部办公厅关于开展长期护理保险制度试点的指导意见》出台,为长期失能人员的基本生活照料和与基本生活密切相关的医疗护理提供资金或服务保障,并在我国15个城市开展长期护理保险制度试点③。2017年,国务院办公厅《关于制定和实施老年人照顾服务项目的意见》鼓励有条件的地方探索创新,为逐步扩大照护服务范围积累经验④。其中,在重点任务中特别提出,建立针对经济困难高龄、失能老年人的补贴制度,并做好与长期护理保险的衔接;大力扶持专业机构并鼓励其他组织和个人为居家老年人提供生活照料、医疗护理、精神慰藉等服务;鼓励和支持城乡社区社会组织和机构为失能老人提供托养照顾服务⑤。除在15个特色城市开展试点之外,长沙、海南、武汉等一些地区结合自身经济社会发展特点尝试推行长期照护试点。2020年,国家医疗保障局、财政部发布《关于扩大长期护理保险制度试点的指导意见》,又有14个城

---

① 国务院:《国务院关于全面建立困难残疾人生活补贴和重度残疾人护理补贴制度的意见(国发〔2015〕52号)》,2015年,http://www.gov.cn/zhengce/zhengceku/2015-09/25/content_10181.htm。

② 新华社:《中华人民共和国国民经济和社会发展第十三个五年规划纲要》,2016年,http://www.gov.cn/xinwen/2016-03/17/content_5054992.htm。

③ 人力资源社会保障部办公厅:《关于开展长期护理保险制度试点的指导意见(人社厅发〔2016〕80号)》,2016年,http://www.gov.cn/xinwen/2016-07/08/content_5089283.htm。

④ 国务院办公厅:《关于制定和实施老年人照顾服务项目的意见(国办发〔2017〕52号)》,2017年,http://www.gov.cn/zhengce/zhengceku/2017-06/16/content_5203088.htm。

⑤ 国务院办公厅:《关于制定和实施老年人照顾服务项目的意见(国办发〔2017〕52号)》,2017年,http://www.gov.cn/zhengce/content/2017-06/16/content_5203088.htm。

市加入试点，进一步探索中国式长期照护服务框架①。

近年来，长期照护已成为中国应对老龄化问题的重要策略。密集出台的有关政策从多个层面对长期照护给予了重点关注。这些政策内容涉及探索并不断推进长期护理保险制度试点，解决长期照护服务的资金保障问题；健全长期照护服务体系，建立长期照护服务项目、标准、质量评价等行业规范，完善全国统一的失能老人评估标准；建立经济困难的高龄、失能老年人补贴制度；鼓励商业长期护理保险发展；等等②。上述一系列政策为中国老年长期照护体系的快速发展提供了强大的驱动力③，也体现出中国长期照护服务政策更加具有规划性。

二、中国长期照护服务政策的治理逻辑演变

梳理1949年以来中国老年人长期照护政策可以看到，其经历了从"三无"老人、"五保"老人等特殊老人，到一般老人，再到失能失智老人；从政府财政兜底保障、补缺型到适度普惠型；从家庭照护到居家、社区、机构照护相结合，再到家庭、政府、市场与社会组织多元供给的多重演进过程（见表3-2）。在这一演进过程中，中国长期照护服务多元供给特征表现为：在初期阶段，照护服务与养老服务混合在一起，主要依靠家庭供给，政府负责特殊群体，市场主体、社会组织不存在或参与度低；在长期照护服务的发展培育时期，责任主体是家庭与市场相结合，由于家庭保障的缺失，政府起到兜底责任，并尝试去发展社区照护服务，机构养老照护得到发展，但是由于社会组织与市场体系不健全，事实上，家庭仍承担起主要责任；在长期照护服务进入政策视野阶段，社会组织力量逐渐壮大，政府引导社会组织参与，市场体系也不断完善，长期照护服务供给则演变为政府、社会组织、市场与家庭的多元供给。中国长期照护服务政策供给的治理框架愈加完善，形成以政府

---

① 医保局、财政部：《关于扩大长期护理保险制度试点的指导意见》（医保发〔2020〕37号），2020年，http://www.gov.cn/gongbao/content/2020/content_5570107.htm。

② 广东省人民政府办公厅：《广东省人民政府办公厅转发国务院办公厅关于制定和实施老年人照顾服务项目意见的通知》（粤府办〔2017〕60号），2017年，https://www.gd.gov.cn/gkmlpt/content/0/146/post_146377.html#7。

③ 孙鹃娟、吴海潮：《我国老年人长期照护的供需特点及政策建议》，《社会建设》2019年第6卷第6期，第3~14页。

为主体、社会力量为补充、家庭为支撑，充分发挥市场资源配置优势，且全面开放、融合发展的供给格局①。但实践中的家庭、市场、非营利组织均面临着各种困境，多元供给主体失衡，服务供给总体水平有限，因而被视为形式上的多元供给。

表3-2　中国长期照护服务各阶段供给主体与责任

发展阶段	责任主体	政府角色	市场体系健全程度	社会组织参与程度
1949年至20世纪80年代初	家庭	补缺，负责特殊困难群体	无或低	无或低
20世纪80年代初至2010年	家庭	兜底，负责普遍社区老人	低	低
2011年至2016年	政府	提供者、引导者	较高	较高
2017年至今	政府、家庭	提供者、引导者与监督者	较高	较高

中国长期照护服务政策的治理逻辑主要有以下四个特征。

(一) 政府补缺型供给下的科层治理

从1949年以来至整个计划经济时期的治理逻辑来看，服务供给由政府来统揽，具有显著的科层治理属性，以"权威""等级""规则""分工"等为治理工具②。政府基于相关政策文件，依托单一的民政部门及其下属的公办机构，自上而下地规划、推行与实施以集中供给为主要形式的养老照护服务③，并在城镇与农村地区形成城乡差异化制度体系。在政府补缺式的照护服务供给中，政府作为单一主体，集决策、购

---

① 韩烨、付佳平：《中国养老服务政策供给：演进历程、治理框架、未来方向》，《兰州学刊》2020年第9期，第187~198页。
② 曾凡军、王宝成：《西方政府治理图式差异较析》，《湖北社会科学》2010年第10期，第48~51页。
③ 李文军：《政府是承担养老服务供给的首要责任主体》，《深圳特区报》，2019年8月20日。

买、服务、监管等职能于一身,而市场、社会组织、社区等其他主体则被排斥在外。这与当时中国的政治经济体制是相适应的,但也具有非持续性问题,具有明显的低效倾向[1],成为一种低水平的国家福利主义[2]。

(二)政府指导下的"市场治理"

20 世纪 80 年代初至 2010 年这一阶段的治理逻辑表现出不成熟的市场治理特征。此时,中国养老照护服务以市场为主导,强调市场机制对资源的配置,以及政府责任的有限性。市场化理念不仅主导了经济运行,且慢慢渗透至公共服务领域,社会服务的市场化主体开始培育并发展。在养老照护服务领域,市场逐渐进入,政府地位开始弱化,而市场、社会组织等其他主体开始发展,但其培育不充分。政府仅保留针对"三无"老人、"五保"老人等特定老年群体的低水平供给,而对于大部分老年群体,政府鼓励由个人或家庭出资向市场购买服务,强调通过市场机制成为自我负责的养老主体[3]。人口老龄化迅速发展,失能老人照护需求不断增加,家庭照护功能弱化,市场服务又不完善,这对我国老年人照护服务供给形成了巨大压力与挑战,尤为突出的是弱势群体的照护需求难以得到满足,供需矛盾突显。

(三)政府回归下的多元主体供给

2011 年至 2016 年这一阶段的治理逻辑体现出政府回归、多元治理特征。政府重新参与到养老照护服务中来,在服务供给领域的责任重新得到了强调。一方面,政府加强纲领性规划,以效率优先为价值导向,实现政策增量与政策存量的大规模急速扩张[4],为养老照护服务体系的建设与发展指明了方向;另一方面,政府通过购买服务的方式积极引导市场、社会组织、社区等其他主体介入养老照护服务中。养老照护产业

---

[1] 易艳阳、周沛:《元治理视阈下养老服务供给中的政府责任研究》,《兰州学刊》2019 年第 307 卷第 4 期,第 186~195 页。

[2] 郑功成:《中国社会保障 70 年发展(1949~2019):回顾与展望》,《中国人民大学学报》2019 年第 33 卷第 5 期,第 1~16 页。

[3] 陈静、周沛:《论我国老年社会福利供给中政府角色的嬗变》,《东南学术》2015 年第 3 期,第 140~146 页。

[4] 李磊、李连友:《从碎片到整合:中国社会保障治理的进程与走向——基于"理念—主体—路径"的分析框架》,《经济社会体制比较》2021 年第 1 期,第 1~10 页。

化、民营化、社区化等均成为主流的养老照护服务供给模式。与之对应，这一时期中国养老照护服务供给呈现出一定的多元治理特征。但实践中，长期照护服务多元供给主体失衡，协同机制尚未建立，家庭、市场、社会组织与社区的发展均面临着各种困境，养老照护服务供给总体水平有限，且存在明显的供求结构性矛盾，此时的服务供给尚不能称之为真正的多元治理。

（四）多元主体供给下多元治理初现

2016年后，从长期照护服务试点与创新时期的治理逻辑来看，政府基于多元治理逻辑，既重视政府对于公共服务的责任，同时也强调市场、社会组织、家庭、社区等多元主体的共同参与，并且致力于多元主体合作伙伴关系的构建①。但多元主体共治的治理结构尚未完善，各主体职责界定不清，多元主体间的协同机制缺乏，仍是处于完善进程中的多元治理。尽管政府已经认识到老年人长期照护服务的重要性，通过探索建立长期照护保险制度等，为失能老人长期照护发展做了一定准备，但新时期各方的协同整合尚待实现。由于针对长期照护的专项国家规划尚不完善，包含长期照护在内的各项政策法规存在碎片化问题②，照护服务目标不明确，服务整合程度低，解决失能老人照护的政策体系没有完全形成。因而，在推进长期照护服务试点与创新的新时期，无疑需要整体性思考，创新治理体系，完善治理结构，改进治理机制，全方位调节乃至重构当前的长期照护服务体系。

第二节　中国长期照护服务地方试点的供给实践

中国长期照护制度还未定型，各试点地区的长期护理保险制度在参保范围、保障对象、筹资来源、保障方式和内容、评定标准等方面既具有共性，也存在差异。有关地方试点方案实施情况的横向比较和综合分

---

① 易艳阳、周沛：《元治理视域下养老服务供给中的政府责任研究》，《兰州学刊》2019年第307卷第4期，第186~195页。
② 杜鹏、董亭月：《老龄化背景下失智老年人的长期照护现状与政策应对》，《河北学刊》2018年第38卷第3期，第165~170页。

析逐渐增多，但对各地方试点方案研究缺乏从长期照护服务供给视角的梳理。本节基于各城市试点方案，结合中国保险行业协会、中国社会科学院人口与劳动经济研究所调研团队的调研报告、社会服务发展统计公报、民政事业发展统计公报等，对服务供给基础、供给主体、供给内容、供给机制等进行比较和分析，以期完善服务供给的相关制度设计，为其他地区开展试点提供经验借鉴。

一、中国长期照护服务地方试点的制度分析

2016年，《人力资源社会保障部办公厅关于开展长期护理保险制度试点的指导意见》发布后，长期照护保险政策相继实施落地[①]。试点城市出台了长期照护保险方案、各类相关政策文件，对长期照护的保障对象、资格评定、待遇给付、资金筹集、服务供给以及质量监管等方面做了规定，形成了长期照护制度的初步格局，为长期照护体系的运行提供了政策保障。本节结合社会政策分析框架，就长期照护服务的制度表述、供给对象、供给内容与支付、筹资、评估体系等维度展开分析。

（一）长期照护服务的制度表述

试点城市均已出台相关文件，先后开始实施长期照护保险制度。各地以国家出台的政策为指导，结合实际需求、人口与经济社会特点等情况，制定并出台、实施相应的长期照护保险制度的具体条例和细则。从各地长期照护保险相关政策文件的不同表述（见表3-3）可以发现，当前对于"长期照护"概念存在认知不统一的情况，青岛称之为"长期医疗护理"，长春称之为失能人员"医疗照护"，而南通则称之为"基本照护"，概念的不统一会直接导致地方实践的分散，进而使照护制度存在碎片化问题。因此，在构建长期照护服务体系的初期要及时纠正这一导向的偏差。

---

① 人力资源社会保障部办公厅：《关于开展长期护理保险制度试点的指导意见》（人社厅发〔2016〕80号），2016年，http：//www.gov.cn/xinwen/2016-07/08/content_5089283.htm。

表 3-3 各地长期照护保险政策文件表述

试点地区	政策文件	出台时间
青岛	《关于建立长期医疗护理保险制度的意见（试行）》 《青岛市长期医疗护理保险管理办法》	2012.6 2014.12
长春	《关于建立失能人员医疗照护保险制度的意见》	2015.2
南通	《关于建立基本照护保险制度的意见（试行）》	2015.10
承德	《关于建立城镇职工长期护理保险制度的实施意见(试行）》	2016.11
上饶	《关于开展长期护理保险试点工作实施方案》	2016.12
荆门	《荆门市长期护理保险办法（试行）》	2016.12
上海	《上海市长期护理保险试点办法》	2016.12
安庆	《关于安庆市城镇职工长期护理保险试点的实施意见》	2017.1
成都	《成都市长期照护保险制度试点方案》	2017.2
石河子	《关于建立长期护理保险制度的意见（试行）》	2017.3
苏州	《关于开展长期护理保险试点的实施意见》	2017.6
齐齐哈尔	《齐齐哈尔市长期护理保险实施方案（试行）》	2017.7
广州	《广州市长期护理保险试行办法》	2017.7
重庆	《重庆市长期护理保险制度试点意见》	2017.12
宁波	《宁波市长期护理保险制度试点方案》	2017.10

(二) 长期照护服务供给对象

长期照护服务的受益人及其选取准则是长期照护服务供给的基础。长期护理保险制度试点启动以来，试点城市遵循选择性分配原则。

首先，从试点城市的参保对象来看（见表 3-4），各试点城市长期护理保险覆盖范围存在较大差异。最初以选择城镇职工基本医疗保险参保人群为主。在逐步完善的过程中，长期护理保险制度的覆盖对象不断扩大，在城镇职工参保人群的基础上纳入城镇居民或者城乡居民参保人群。荆门、上饶、成都等试点城市长期护理保险既覆盖了城镇职工基本医疗保险参保人群，又将城乡居民基本医疗保险参保人群纳入进来，从而实现了全覆盖。其中，上海市对城乡居民基本医疗保险参保人群年龄进行了限制，即长期护理保险覆盖城乡居民60周岁及以上参保人群。

其次，从具体受益对象来看，主要选取参保人员中的重度失能、失智人员作为长期照护保险受益对象（见表3-4）。全国试点城市中，所有地区首要覆盖重度失能人群，部分地区同时覆盖了中轻度失能人群。在失智人员方面，青岛、上饶、广州等将失智人员纳入保障范围。青岛、成都纳入了重度失智老人，上饶规定经评估达到失智的申请人即可享受长期护理服务，广州则扩大受益对象范围至中、重度痴呆患者。

表3-4 长期护理保险制度试点城市的参保对象与受益对象

试点城市	参保对象		受益对象		
	城镇职工	城乡居民	重度失能	中轻度失能	失智
安庆	√		√		
成都	√	√	√		√
承德	√		√		
长春	√	√	√		√
重庆	√		√		
广州	√	√	√	√2021	√
荆门	√	√2017	√		
南通	√		√		
宁波	√	√			
齐齐哈尔	√		√		
青岛	√	√	√		√
上海	√	√	√	√	
上饶	√	√	√		√
石河子	√		√		
苏州	√	√	√		

说明：根据试点城市实施意见/方案整理。

（三）长期照护服务供给内容与支付

从试点城市服务供给来看，15个试点城市提供的长期照护服务主要有居家照护服务、养老机构照护服务和医疗机构照护服务三类。安庆、成都、宁波、上海、上饶均采取长期照护服务和现金补贴相结合的给付政策，其他试点城市则仅提供长期照护服务（见表3-5）。

表3-5　试点城市长期照护服务方式与支付

试点城市	服务类型	待遇给付形式	长期护理保险基金支付比例	长期护理保险基金支付限额
安庆	医疗机构护理 养老服务机构护理 上门护理服务 居家护理补助	服务 现金	基金支付60% 基金支付50%	50元/天 40元/天 750元/月 15元/天
成都	机构照护 居家照护	服务 现金	按失能等级对应照护费用的70%， 按失能等级对应照护费用的75%	—
承德	医疗机构护理 护理服务机构护理 养老服务机构护理	服务	—	60元/床日 50元/床日
长春	养老或护理医疗护理 照护机构护理	服务	城镇职工医保支付90%，居民医保支付80%	—
重庆	长期照护保险支付服务项目	服务	—	50元/人/日
广州	机构照护 居家照护 医疗照护	服务	基金支付75% 基金支付90%	120元/人/天 115元/人/天 1000元/人/月
荆门	全日制居家护理 非全日制居家护理 养老机构护理 医疗机构护理	服务		100元/人/日 40元/人/日 100元/人/床日 150元/人/床日

续表 3-5

试点城市	服务类型	待遇给付形式	长期护理保险基金支付比例	长期护理保险基金支付限额
南通	医疗机构护理 养老服务机构护理 上门照护	服务	基金支付60% 基金支付50%	1200元/月
宁波	医疗机构护理 养老机构护理	服务 现金	—	40元/日
齐齐哈尔	医养护理服务 养老护理服务 居家护理服务	服务	—	30元/人/日 25元/人/日 20元/人/日
青岛	医疗专护 护理院医疗护理 居家医疗护理 社区巡护	服务	城镇职工基金支付90%，居民基金支付70%~80%	170元/天 65元/天 50元/天 1600元/年 800元/年
上海	社区居家照护 养老机构照护	服务 现金	基金支付90% 基金支付85%	—
上饶	自主照料 居家上门护理 机构护理	服务 现金		450元/人/月 900元/人/月 1200元/人/月
石河子	机构照护 非协议服务机构或居家护理	服务	按70%比例限额支付	750元/人/月 25元/日
苏州	机构照护 居家护理	—	—	重度失能26元/天 中度失能20元/天 重度失能30元/天 中度失能25元/天

说明：根据试点城市实施意见/方案整理。

从给付标准上看，各试点城市存在较大差异。长春、广州、上海和青岛等试点城市给付水平相对较高。例如，长春城镇职工医保参保人照护费用基金支付达90%，居民医保照护费用基金支付达80%；上海社区居家照护费用基金支付达90%，养老机构照护费用基金支付达85%；广州居家照护、医疗照护基金支付比例达90%，机构照护基金支付比例达75%；青岛城镇职工照护费用报销比例可达90%，而居民最低档也达到70%。相比之下，南通、安庆、齐齐哈尔等试点城市给付水平较低。例如，南通、安庆的养老机构和医疗机构费用基金支付为50%和60%；安庆虽然提供现金补贴，但覆盖范围较窄，补助标准为每天15元，数额偏低。

此外，纵观15个试点城市长期照护服务给付标准，大多数试点城市居家照护费用报销比例都高于机构照护。例如，广州居家照护费用报销比例为90%，机构照护费用报销比例仅为75%；上海居家照护费用报销比例为90%，养老机构照护费用报销比例仅为85%。可见，各试点城市长期照护政策向居家照护倾斜，居家照护优先，长期照护服务向社区和家庭延伸将成为重要的发展趋势[1]。

(四) 长期照护服务的筹资

1. 长期照护服务的资金筹集

长期照护服务供给与资金筹集密切联系。公平、可持续的筹资机制是长期照护制度运行的前提和基础。筹资机制主要包括筹资渠道、筹资标准与方式等[2]。2016年，《人力资源社会保障部办公厅关于开展长期护理保险制度试点的指导意见》对长期照护服务的资金筹集等基本内容做出了原则规定[3]，指出在试点阶段，可以通过优化职工医保统账结构、划转职工医保统筹基金结余、调剂职工医保费率等途径筹集资金，

---

[1] 李运华、姜腊：《地方长期护理保险试点政策分析——基于政策工具视角》，《云南民族大学学报（哲学社会科学版）》2022年第39卷第1期，第122～133页。

[2] 何世英、戴瑞明、王颖等：《我国长期护理保险试点地区筹资机制比较研究》，《中国卫生资源》2019年第22卷第1期，第28～34页。

[3] 人力资源和社会保障部：《人力资源社会保障部办公厅关于开展长期护理保险制度试点的指导意见》（人社厅发〔2016〕80号），2016年，http://www.gov.cn/xinwen/2016-07/08/content_5089283.htm。

逐步探索互助共济、责任共担的筹资机制。在试点城市的资金筹集方案中，各地政府制定的筹资方式和财政补贴政策也存在较大差异。

(1) 筹资渠道。

各试点城市开展了对多元筹资渠道的探索，但实质上，仍以医疗保险基金作为主要筹资渠道。

首先，从试点城市的城镇职工与城乡居民不同类型的长期照护来看，城镇职工长期照护资金筹集渠道主要包括医疗保险基金、个人、单位、财政补助，个别地区有一次性划转和福利彩票公益金；城乡居民长期照护资金筹集渠道主要包括医疗保险基金、个人及财政补助。

其次，从各试点城市的筹资渠道来看，除长春、广州、宁波和上海主要采取医保统筹基金划转筹资渠道外，其他试点城市均建立了医保统筹基金划转、个人缴费、单位缴费、政府财政补助相结合的多元筹资机制组合。与其他城市将缴费责任直接从医保基金中划拨的表述有所不同，成都、长春明确了单位具有一定的缴费责任，尽管当前单位免于缴纳。从个人缴费责任来看，除广州、上海和宁波以外，其他城市都明确了个人在资金筹集中的责任，从医保基金个人账户中划拨，其中，个人承担了较高的筹资比例，多数试点城市的个人缴费比例在30%及以上[1]。总体来看，医疗保险基金是长期照护服务资金筹集的重要渠道。试点城市中以从基本医保基金划转为主，超过50%的试点城市的财政给予一定补助。从所占比例来看，医保基金占70%左右，个人账户划转或者缴费约占20%，财政补贴占10%左右[2]。从其他筹资渠道来看，在青岛，规定每年从福利彩票公益金中划拨2000万作为城镇居民长期照护保险基金；在石河子，规定每年从福利彩票公益金中划拨50万元。

(2) 筹资方式。

试点城市的筹资方式分为比例筹资、定额筹资与混合筹资三类（见表3-6）。比例筹资是指按上年度社会平均工资或者居民人均可支配收入的百分比进行筹资。定额筹资是指按照具体筹资水平筹集资金。

---

[1] 杜天天、王宗凡：《我国长期护理保险筹资机制评介——基于29个长期护理保险试点城市经验》，《卫生经济研究》2022年第39卷第10期，第10~15页。

[2] 孙洁：《我国长期护理保险试点的经验、问题与政策建议》，《价格理论与实践》2021年第8期，第22~27页。

混合筹资是比例筹资与定额筹资的结合。

表3-6 试点城市长期照护服务筹资方式

筹资方式	参保对象	试点城市
比例筹资	城镇职工	成都、承德、长春、重庆、广州、荆门、上海
	城乡居民	广州、上海
定额筹资	城镇职工	安庆、南通、宁波、齐齐哈尔、上饶、石河子、苏州
	城乡居民	长春、南通、宁波、上饶、石河子、苏州
混合筹资	城镇职工	青岛
	城乡居民	青岛

说明：根据试点城市实施意见/方案整理。

城镇职工长期照护服务资金筹集既有比例筹资，又有定额筹资。比例筹资的城市中，缴费基数普遍以基本医疗保险基金为缴费基数，费率在0.1%～0.5%（见图3-1）。城乡居民长期照护服务资金筹集，除广州、上海少数城市外，其他试点地区较多采用定额筹资方式，年筹资额为30～120元/人（见图3-2）。可见，在筹资额方面仍存在着较大的差距。

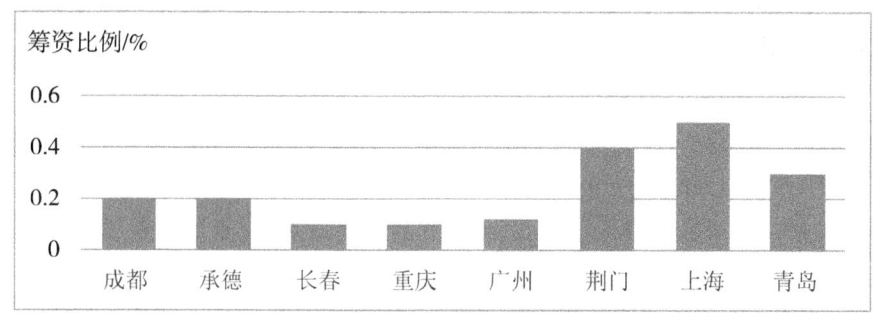

图3-1 比例筹资试点城市的筹资情况

混合筹资方式以青岛为代表。在青岛，城镇职工长期照护服务资金按照医疗保险缴费基数总额的0.3%筹集，市财政局按照参保职工每人每年30元标准予以补贴；城乡居民长期照护服务资金从居民社会医疗保险财政补贴资金中，从2002年开始，按照每人每年不低于20元的标

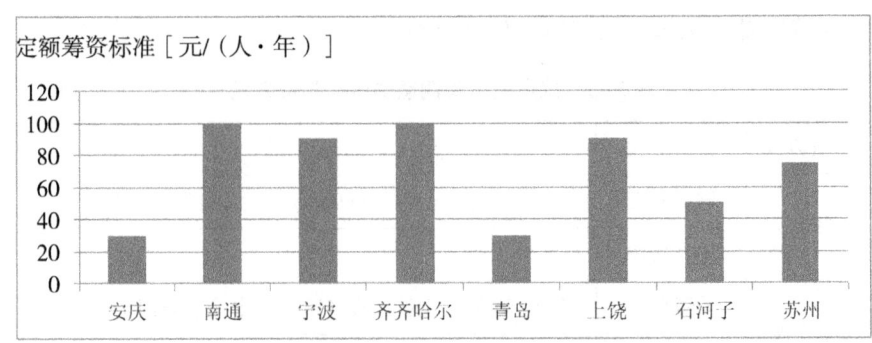

图 3-2 定额筹资试点城市的筹资情况

准划转,由市与区(市)两级财政按 1∶1 比例负担。

2.政府财政补贴

政府财政补贴是促进长期照护服务可持续发展的保障。不同层级政府之间财政责任有所不同。从各城市最初方案来看,除上海、成都、青岛外,其余试点城市均遵循属地补贴的原则,即市级的补贴责任由市级财政承担,各区县的财政补贴责任由各区县财政承担[①]。从政府的财政责任来看,广州和宁波规定由医保统筹基金承担全部缴费责任;齐齐哈尔将责任划分给个人和医保统筹基金;其他试点城市规定了财政承担相应的补贴责任;苏州和重庆尽管没有规定政府在缴费环节具有补贴责任,但一旦长期护理保险基金出现缺口时需要进行相应补助[②];上海规定,在基金分账支付不足时,市财政局予以补贴;在成都,市、区/县两级财政对职工医保退休人员按退休收入的一定比例进行补助[③]。

试点城市的补贴环节主要分为三类,即缴纳保险费用时的"缴费环节"、保险基金支付时的"支出环节"以及基金收不抵支时的"兜底环节",相应称之为"补入口""补出口"和"混合型"[④],体现支持性、兜底性和混合责任。在试点城市中,财政补贴环节见表 3-7。从

---

① 文太林、张晓亮:《长期护理保险财政补贴研究——基于 15 个试点城市的比较分析》,《地方财政研究》2020 年第 1 期,第 93~100 页。

② 刘璐:《我国长期护理保险财政补贴研究》,中国财政科学研究院博士学位论文,2021 年。

③ 裴晓梅:《为长期照护筹资——关于长期照护保险试点的研究》,北京,北京科学技术出版社,2021 年,第 1 版,第 173 页。

④ 文太林、张晓亮:《长期护理保险财政补贴研究——基于 15 个试点城市的比较分析》,《地方财政研究》2020 年第 1 期,第 93~100 页。

"补入口"来看，一部分试点城市，如南通、青岛、承德等主要集中在入口环节进行财政补贴，在每年缴费时一次性划转。如南通政府通过财政转移支付为每人每年缴纳保险费40元。从"补出口"来看，有些试点城市通过对"支出环节"进行财政补贴，有效减少了个人自行承担的费用。如上海对于选择社区居家照护和养老机构照护的参保人，针对个人自行承担部分予以补贴，其中重点关注的是低保家庭和低收入家庭的失能老人。此外，苏州、重庆、长春等，通过财政补贴的方式弥补基金收支缺口，在试点时期基金收不抵支时进行补贴，承担了"兜底"责任。除上述补贴环节外，重庆还尝试根据试点区（县）长期照护运行管理情况，通过转移支付的方式给予基金补助，以起到引领激励的作用[1]。

财政补贴方式方面（见表3-7），选择定额补贴和按比例补贴的城市的数量大致相同，且与筹资方式保持一致，即选择定额筹资的城市匹配财政定额补贴，有助于降低行政成本。补贴比例方面，实现与其他缴费主体同比例分担筹资责任的城市较少，约50%的试点城市的补贴方案中财政补贴比例偏低，反映出制度建设中对财政补贴水平的谨慎态度[2]。

表3-7 试点城市的财政补贴

城市	补贴环节			补贴方式			补贴比例		
	补入口	补出口	混合式	定额	比例	混合式	同比例	高比例	低比例
安庆	√			√				√	
成都	√					√		√	
承德	√				√				√
长春		√			√				
重庆		√							
荆门	√				√		√		

---

[1] 刘璐：《我国长期护理保险财政补贴研究》，中国财政科学研究院博士学位论文，2021年。

[2] 陈奕男：《长期护理保险财政补贴方案优化研究——基于上海数据的模拟》，《地方财政研究》2021年第10期，第80~91页。

续表 3-7

	补贴环节		补贴方式		补贴比例	
南通	√		√		√	
青岛	√		√			√
上海		√				
上饶	√					√
石河子		√	√		√	
苏州	√					

说明：根据试点城市实施意见/方案整理。

根据财政补贴对象（见表3-8），政府财政补贴可分为普惠型、补缺型两类。普惠型补贴即对参保人进行无差别补贴，体现政府作为筹资主体的支出责任；补缺型补贴是对弱势群体个人缴费部分的补贴，具有针对性强、补贴力度大的特点。

表3-8 试点城市的财政补贴对象

职工（含退休）	城乡居民	弱势群体（困难职工、低保老人、老年人、未成年人等）
承德、南通、青岛、荆门、成都	长春、上海、南通、上饶、成都、广州（2021年）、宁波（2022年）	上海、南通、上饶、荆门、石河子

说明：根据试点城市实施意见/方案整理。

（五）长期照护服务的评估体系

长期照护服务的评估体系涉及评估工具、保障对象准入标准及评估机构等方面。合理、科学的评估体系是长期照护服务顺利推进的重要保障，评估体系不仅可以通过控制准入资格来影响受益规模的大小，有助于评估保障对象服务需求程度，确保长期服务供给精准分配，也关系到长期护理保险制度保障的深度和广度[1]，保证长期照护服务的公平性和

---

[1] 黄如意、胡善菊：《我国长期护理保险制度试行的典型比较与思考》，《中国卫生事业管理》2019年第36卷第8期，第583~587页。

服务质量，提高资源利用效率。

评估工具是评估体系的核心，可以评估申请对象的失能程度、照护需求，进一步划分评估对象的失能等级，以确定其是否有资格受益于长期护理服务。标准、统一的评估标准有利于长期照护制度的确立。在确立统一的长期护理失能评估标准之前，各试点城市在长期护理失能评估标准体系和管理办法上各有差异。在探索中，安庆、长春、承德、重庆、南通、宁波、石河子采用 Barthel 指数评定量表，广州、齐齐哈尔采用调整的 Barthel 指数评定量表，成都、荆门、青岛、上海、上饶、苏州则自行出台地方评估标准（见表 3-9）。地方自行制定的量表的测量更加全面、多维①。在青岛，长期照护评估维度包括：日常生活活动、精神状态、感知觉与沟通、社会参与、疾病状况、特殊医疗护理需求、营养状况、家庭经济情况、生活环境状况等②。在上海，将长期照护评估维度划分为自理能力维度和疾病轻重维度，自理能力维度又划分为日常生活活动能力、工具性日常生活活动能力及认知能力，并分别赋予相应权重，评估等级由两个维度的得分值相加决定③。在广州，调整完善评估机制后，老年人照护需求评估指标分为主要指标和背景指标，主要指标包括老年人能力和老年人健康状况，背景指标为社会支持，通过组合法确定老年人能力等级。

表 3-9 试点城市长期照护服务评估

试点城市	评估工具	评估等级	申请评估及服务条件
安庆	Barthel 指数评定量表	重度	≤40 分，≥6 个月
长春	Barthel 量表 综合医院分级护理指导意见 卡氏评分	重度 N/A	≤40 分，≥6 个月 一级护理，重度依赖 ≤50 分，癌症晚期患者

---

① 陈鹤、赵姗姗、崔斌：《长期护理保险试点财务赤字风险的评估研究——基于第一批 15 个试点方案的分析》，《中国卫生政策研究》2021 年第 14 卷第 12 期，第 42~50 页。

② 青岛市医疗保障局：《关于印发〈青岛市失能失智人员照护需求等级评估实施办法〉的通知》（青医保规〔2020〕1 号），2020，http://ybj.qingdao.gov.cn/zfxxgk_117/fdzdgknr_117/gwfg_117/gfxwj_117/202203/t20220309_4575458.shtml。

③ 上海市卫生健康委员会、上海市民政局、上海市医疗保障局：《上海市老年照护统一需求评估标准（试行）2.0 版》，2019，https://www.shanghai.gov.cn/nw12344/20200813/0001-12344_63201.html。

续表 3-9

试点城市	评估工具	评估等级	申请评估及服务条件
承德	Barthel 量表	重度	≤40 分，≥6 个月
成都	地方制定的量表	重度	重度，一至三级，≥6 个月
重庆	Barthel 量表	重度	≤40 分，≥6 个月
广州	Barthel 量表调整	重度 医生诊断	≤40 分，≥6 个月 中度和重度，医生诊断 Barthel 量表评分≤ 60 分
荆门	地方制定的量表	重度	≤40 分，≥6 个月
南通	Barthel 量表	中度和重度	≤50 分，≥6 个月
宁波	Barthel 量表	重度	≤40 分，≥6 个月
青岛	地方制定的量表	中度和重度	≥6 个月，三至五级
齐齐哈尔	Barthel 量表调整	重度	≤40 分，≥6 个月
上海	地方制定的量表	中度和重度	≥60 周岁，二至六级
上饶	地方制定的量表	重度	≥6 个月，重度失能
石河子	Barthel 量表	重度	≤40 分，≥6 个月
苏州	地方制定的量表	中度和重度	重度，0~51 分 中度，52~100 分，≥6 个月

说明：根据试点城市实施意见/方案整理。

在保障对象以及准入资质方面，当前绝大部分试点城市覆盖了重度失能参保群体。在南通、青岛、苏州，长期照护涵盖了中度失能参保群体，上海的给付条件可以覆盖到轻度失能的投保人群。近期修订的试点方案中，部分城市，如广州，扩增了保障范围，从重度失能人员扩增至有护理需求的所有失能人员。大部分试点城市对保障人群有严格的失能后治疗时间限制，要求参保人员在申请服务前必须经过不少于 6 个月的治疗。在年龄限制方面，上海规定 60 周岁及以上的失能参保人员才能提出需求评估申请；青岛只要求失智人员年龄在 60 周岁及以上，其余未做年龄限制①。从失智等特殊人群纳入保障情况来看，上饶、成都、青岛和广州将其纳入长期护理保险给付的范围，并为其制定了具体的给付标准，其中，上饶、成都、青岛的给付条件是参保者达到重度失智，而广州市则仅要求达到中度失智。长春市还将癌症患者的照护问题纳入给付评定之中，卡氏评分（Karnofsky Performance Status，KPS）小于等于50分的癌症晚期患者可以成为长期护理保险的给付对象②。

在评估结果和护理等级划分标准方面，试点城市根据评估得分确定评估结果。宁波、安庆、重庆、荆门、广州、承德、石河子、齐齐哈尔规定，评估分数不高于40分，符合重度失能标准，评估对象即可享受长期护理保险待遇，不再进行护理级别划分。支付标准因参保对象身份或接受护理服务类别的不同而不同，没有根据失能人员的具体失能情况提供个性化的护理服务，难以满足不同等级失能人员的差异化护理需求，使部分重度失能人员的护理需求得不到满足，部分轻度失能人员获得超过合理需求的护理服务。各试点城市关于待遇给付条件的规定也不尽相同。成都、上海、青岛、苏州等少数试点城市将评估结果分级，根据评估结果划分失能等级和护理级别，提供不同类型、时长、频次的服务③，例如，青岛评估结果为三至五级，上海为二至六级。

试点城市的评估机构差异较大。试点城市的失能等级评定机构主要包括劳动能力鉴定委员会、医保经办机构、医保局、长期护理保险资格评定委员会等政府机构，第三方评定机构主要包括定点鉴定机构、定点医疗机构、定点照护机构、失能评定专家委员会等④。安庆、长春、成都、重庆、青岛、宁波、上海、上饶、苏州等城市的评估机构为第三方评估机构，由商业保险公司对评估对象的失能程度进行评估；承德、广州、南通、荆门的评估机构为医保经办机构；齐齐哈尔和石河子的评估

---

① 卜子涵、黄安乐、薛梦婷等：《我国长期护理保险制度试点方案的比较与思考》，《中国社会医学杂志》2021年第38卷第6期，第604~607页。
② 郭金龙、李红梅：《人口老龄化加速迫切需要扩大我国长护险试点——基于我国28个长护险试点方案的比较与思考》，《价格理论与实践》2021年第7期，第34~38页。
③ 刘宗壮、井力加、王鑫等：《我国长期护理保险评估体系存在的问题及发展对策》，《医学与社会》2022年第35卷第6期，第101~105页。
④ 周四娟、原彰：《我国长期护理保险失能等级评定量表的比较研究——以15个试点城市为例》，《卫生经济研究》2021年第7期，第59~62页。

机构分别为劳动能力鉴定委员会、劳动能力鉴定办公室[①]。

二、长期照护服务供给主体分析

多元供给主体是老年人长期照护服务体系建立和持续运转的重要保证。由家庭过渡到以政府为主导，市场、社会组织以及家庭共同参与，是现阶段试点城市的组织结构特征。中共中央、国务院印发的《国家积极应对人口老龄化中长期规划》在构建养老服务供给体系中提出，健全以居家为基础、社区为依托、机构充分发展、医养有机结合的多层次养老服务体系[②]。长期护理保险试点实施后，各地定点照护机构成为提供长期照护服务的重要载体，政府通过购买服务等机制，向目标人群提供长期照护服务。下面结合长期照护服务递送方式和内容，对家庭照护、社区照护、机构照护的供给展开分析。

（一）长期照护服务的家庭供给

在中国的长期照护服务供给中，家庭仍是最重要的供给主体。2016年，全国老龄工作委员会发布的《第四次中国城乡老年人生活状况抽样调查成果》表明，对老年人提供长期照护的主体是家庭内部成员。数据显示，在家中接受非正式照护的老年人数量接近80%[③]。2017年，《2017中国长期护理调研报告》数据指出，对于60～69岁的低龄老人，其配偶和子女等家属是主要的服务提供者，特别是个人照护服务方面，家庭非专业服务占比达51%；在70～79岁的老年人中，约75%的个人护理和生活照料服务都是非专业的家庭式服务，并且由子女等家属承担主要照护责任[④]。2018年中国健康与养老追踪调查（China Health and Retirement Longitudinal Study，CHARLS）数据分析，在城乡失能老人的照护方面，提供服务最多的是配偶和子女。在农村，轻度失能状态

---

① 刘宗壮、井力加、王鑫等：《我国长期护理保险评估体系存在的问题及发展对策》，《医学与社会》2022年第35卷第6期，第101～105页。

② 中共中央、国务院：《国家积极应对人口老龄化中长期规划》，2019年，http://www.gov.cn/xinwen/2019-11/21/content_5454347.htm。

③ 武玲娟：《农村老年人社区养老服务需求及其影响因素分析——基于第四次中国城乡老年人生活状况抽样调查山东省数据》，《山东社会科学》2018年第8期，第97～103页。

④ 中国保险行业协会：《2017中国长期护理调研报告》，2017年。

下，老年人的主要照护者是配偶；失能程度加重后，主要照护者转向子女。

尽管家庭是长期照护服务供给的最重要主体，但服务模式出现多元化趋势。随着家庭小型化、核心化、居住方式的变化，以及"二孩""三孩"政策的推进，导致家庭代际支持的缺失，子女对父母照护的时间越来越少[①]。2017年《2017中国长期护理调研报告》数据显示，认为应由子女承担主要照料责任的人群占比大幅下降，而选择居家专业照护模式的占比上升为第一位，并有约30%的人选择了专业照护机构。《2018—2019年中国长期护理调研报告》显示[②]，不同年龄段老年人的照护服务供给特征也有一定变化。在60岁及以上的老年人群体照护服务供给中，中度失能老人主要的服务提供者依次是子女（40.0%）、配偶（22.1%）和保姆（10.8%）等非专业人员，医院、养老院、护理院等第三方专业机构占比25.4%，服务专业化趋势初现端倪；针对重度失能老人，重要服务提供者包括子女（35.4%）、配偶（18.4%）、保姆（12.6%），但服务中心更多地向第三方机构（32.6%）转移，特别是养老院或老年公寓（12.6%）的重要性显著增强。在城市，失能老人的照护较农村主体更为多元。2018年CHARLS数据显示，对于轻中度失能老人，其配偶和子女承担的照护责任差距不大，重度失能老人的照护主体同样是子女。重度失能状态下的老人往往是高龄老人，或处于丧偶状态，或其配偶也是高龄致其配偶身体状态不容许再额外承担照料责任，故对子女、保姆和养老院的照护需求明显增加。整体而言，失能老人照护更多体现为以传统的家庭照护模式为主，并向转型期照护模式过渡[③]。（见表3-10）

---

① 赵广道：《开展长期护理保险制度试点恰逢其时》，《中国保险报》2018年1月3日。
② 中国保险行业协会、中国社会科学院人口与劳动经济研究所：《2018~2019中国长期护理调研报告》，2020年，http://www.iachina.cn/art/2020/7/6/art_22_104560.html。
③ 陆杰华、张莉：《中国老年人的照料需求模式及其影响因素研究——基于中国老年社会追踪调查数据的验证》，《人口学刊》2018年第2期，第22~33页。

表 3-10　我国长期照护服务供给主体调查①

失能程度	调查年份	服务提供比例/%				其他
		家庭等非正式照护			机构等正式照护	
		配偶	子女	保姆	医院、养老院、护理院、社区护理站等	—
中度	2017	23.0	53.0	8.0	10.0	6.0
	2018~2019	22.1	40.0	10.8	25.4	1.7
重度	2017	27.0	48.0	8.0	13.0	4.0
	2018~2019	18.4	35.4	12.6	32.6	1.0

（二）长期照护服务的市场供给②

尽管长期照护服务不同于养老服务，也不同于医学上的护理服务，但在中国，长期照护服务目前还不是一个独立的政策概念，常与养老服务、医疗护理服务相混合。从其传统归属的类型来看，长期照护服务的提供方主要有三类：一是由民政部门管理的各类养老、适老机构，二是由卫生健康部门管理的部分闲置的医疗机构和社区卫生服务机构，三是市场上的诸多家政类、护理服务派遣类机构③。养老服务机构则是主要的长期照护服务提供方④。2016 年，《人力资源社会保障部办公厅关于开展长期护理保险制度试点的指导意见》实施后，各地的定点机构成为提供长期照护服务的重要载体，具体包括在一定行政区域内经医疗保险经办机构确定符合条件并与其签订服务协议，为参保人员提供长期照护服务的各类医疗机构、养老服务机构、社区居家服务机构、定点设备

---

① 中国保险行业协会、中国社会科学院人口与劳动经济研究所：《2018~2019 中国长期护理调研报告》，2020 年，http://www.iachina.cn/art/2020/7/6/art_22_104560.html。
② 余璐：《我国长期照护服务供给：市场化政策、实践与反思》，《中州学刊》2021 年第 7 期，第 88~95 页。
③ 于保荣、张子薇：《长期照护保险的服务体系建设与经办管理研究》，《卫生经济研究》2019 年第 36 卷第 10 期，第 15~17 页。
④ 王震：《我国长期照护服务供给的现状、问题及建议》，《中国医疗保险》2018 年第 9 期，第 26~30 页。

服务机构等①。根据民政部发布的 2015~2020 年《中华人民共和国社会服务发展统计公报》《民政事业发展统计公报》，老年照护服务机构供给状况见表 3-11②③。

表 3-11　中国老年照护服务机构供给状况（2015~2020 年）

供给项目	2015 年	2016 年	2017 年	2018 年	2019 年	2020 年
各类养老服务机构和设施/万个	11.6	14.0	15.5	16.8	20.4	32.9
养老服务机构/万个	2.8	2.9	2.9	3.1	3.4	3.8
社区养老服务机构和设施/万个	2.6	3.5	4.3	4.5	6.4	29.1
社区互助型养老设施/万个	6.2	7.6	8.3	9.1	10.1	—
养老床位/万张	672.7	730.2	744.8	727.1	775.0	821.0
社区留宿和日间照料床位/万张	298.1	322.9	338.5	347.8	336.2	—
千名老年人拥有养老床位/张	30.3	31.6	30.9	29.1	30.5	31.1

从中国长期照护服务的供给格局来看，长期照护服务支持的重点在于加强机构照护服务的供给能力。根据国家和各地养老照护服务发展规划，养老机构和床位建设仍是重中之重。政府的优惠政策和公共补贴成为养老机构和床位建设的经济动力。社会资金投入也是以投资养老机构为主，特别是投资养老公寓建设，形成具有中国特色的养老地产④。

长期护理保险制度试点实施以来，我国长期照护服务主要由定点机构提供。从长期照护服务定点机构的类型来看，尽管长期照护服务制度

---

① 广州市人力资源和社会保障局、广州市财政局、广州市民政局、广州市卫生和计划生育委员会：《关于印发〈广州市长期护理保险试行办法〉的通知》（穗人社规字〔2017〕6 号），2017 年，https://www.gz.gov.cn/gfxwj/sbmgfxwj/gzsylbzj/content/post_5488593.html。
② 民政部：《中华人民共和国社会服务发展统计公报》，2015~2020 年。
③ 民政部：《民政事业发展统计公报》，2015~2020 年。
④ 崔树义、杜婷婷：《居家、社区、机构养老一体化发展研究》，《东岳论丛》2021 年第 42 卷第 11 期，第 36~44 页。

各异,但纵观15个试点城市,绝大多数试点城市都有医疗机构、养老机构、护理机构、居家照护机构等。试点城市长期照护服务形式及服务机构见表3-12。长期照护服务供给主体主要包括以下四类:一是长者照护之家等养老机构;二是老年医疗护理机构,如老年护理院、医院办的老年养护区,在原医疗机构增加了康复、养护功能等;三是长期护理保险制度试点后迅速发展起来的护理站等定点服务机构;四是社区照护机构,如社区日间照料中心、社区居家上门服务机构等。结合试点城市长期照护服务供给方式和保险给付方式,定点机构供给主体可分为:一是单一长期照护服务供给下对应的医疗专护和医疗机构照护,二是定点长期照护服务机构和社区居家长期照护,三是医疗机构、养老机构和社区居家长期照护服务,四是医疗机构、定点长期照护机构、养老机构和社区居家照护等。

表3-12 试点城市长期照护服务形式、服务机构

试点城市	服务形式	服务机构
安庆	未规定	定点医疗机构,养老、护理、残疾人托养、居家照护机构
成都	医疗护理、生活照料	医院、护理院、社区卫生服务中心、乡镇卫生院、养老机构、居家服务机构
承德	医疗护理、生活照料	指定医院、老年护理院、老年公寓
长春	日常照料、医疗护理	定点医疗照护机构
重庆	生活照料	政府委托的第三方机构
广州	基本生活照料、医疗护理	医疗机构、养老服务机构、家庭服务机构
荆门	医疗护理、生活照料、心理慰藉、临终关怀	定点医院、养老机构、社区卫生服务中心、乡镇卫生院
南通	医疗护理、生活照料、心理慰藉等	定点医院、护理院、社区卫生服务中心、医养结合型养老机构
宁波	医疗护理、生活照料、心理慰藉	护理院、二级及以下医疗机构、养老机构、护理机构、居家养老机构
齐齐哈尔	护理和居家护理	医养护理服务机构、养老护理服务机构

续表3-12

试点城市	服务形式	服务机构
青岛	失能人员：专护、院护、家护、巡护；失智人员：长期、日间、短期照护	医疗机构、具备医疗资质的养老机构和残疾人托养机构
上海	医疗护理	服务养老机构、社区服务机构以及医疗机构
上饶	生活照料、护理服务	定点医疗机构、护理和社区医疗机构、专业养老机构
石河子	医疗护理	医养结合型养老机构、护理院
苏州	医疗护理、生活照料	医院、护理院、社区卫生服务中心、养老机构、居家护理机构

说明：根据试点城市实施意见/方案整理所得。

从性质和运营模式来看，长期照护服务机构可以分为公办公营机构、公办民营机构、民办非营利性机构和营利性机构四类（见表3-13）。根据中国社会科学院经济研究所课题组对722家机构抽样调查的数据显示，民办非营利性机构占比超过70%，无论在床位、接收入住的老人以及接收入住的失能老人数量方面，都占主导地位；其次是公办公营机构；占比最小的是营利性机构[1]。与民营机构床位相比，公立机构床位数量有限。2019年，社会福利院的床位数有36.7万张，比1986年仅增长不到2倍[2]。2016年，长期护理保险制度的试点实施，以经济杠杆加快了长期照护服务的发展。民营部门在这一领域的作用得到了强调，成长迅速，成为当前严重或完全失能老人获得长期照护服务的最可靠的物质基础[3]。在过去10年里，从床位数看，民营机构有236.7万张

---

[1] 王震：《我国长期照护服务供给的现状、问题及建议》，《中国医疗保险》2018年第9期，第26~30页。

[2] 民政部：《2019年民政事业发展统计公报》，2019年，https://www.mca.gov.cn/images3/www2017/file/202009/1601261242921.pdf。

[3] 唐钧：《中国老年照护机构的发展思路》，《社会工作》2021年第293卷第2期，第1~10页。

床位，占到有效床位数的66.7%①，成为当前失能老人获得长期照护服务的物质基础。在青岛，截至2018年底，定点照护服务机构共有689家，其中民营机构占比90%以上②。在成都，定点照护机构中民营照护机构占86.8%③。可见，民营机构已经成为当前我国长期照护服务供给的主体。

表3-13　中国长期照护机构性质和运营模式分布情况④

	调查机构数/%	入住老人数/%	入住失能老人数/%
公办公营机构	17.73	20.96	18.27
公办民营机构	8.45	6.42	5.43
民办非营利性机构	70.36	65.01	69.38
营利性机构	3.46	7.61	6.92

从长期照护服务的机构分布看，根据中国老年社会追踪调查（China Longitudinal Aging Social Survey，CLASS）数据，对我国与养老照护有关的服务机构和设施的统计分析发现，医院等医疗卫生机构覆盖率达到91.2%，且农村的医疗卫生机构覆盖率也达89.1%，这表明我国卫生保健机构能够基本普及老年人，长期照护体系中的基础性医疗卫生资源很大程度上能得到保障。

从长期照护服务人力资源来看，老年人长期照护服务从业人员包括：管理和经营长期照护机构的人才；长期照护机构中为老年人提供康复、护理、心理以及营养等方面服务的一线照护人员，以及提供生活照顾的服务人员；对长期照护服务事业充满热情的志愿者⑤、社会工作者；等等。近年来，长期照护服务从业人员规模和能力不断提升，在人才队伍建设方面，行业专业化发展不断加强。一方面，社会工作专业人

---

① 唐钧：《老年机构照护服务——是支撑还是补充?》，《中国党政干部论坛》2021年第4期，第68~72页。
② 高娜：《青岛市长期护理保险——政策分析、实施现状与路径优化》，《劳动保障世界》2019年第24期，第41~43页。
③ 邓靖、黄桃、彭美华：《成都市长期照护保险定点照护机构发展困境研究》，《卫生经济研究》2020年第37卷第6期，第62~64页。
④ 中国社会科学院经济研究所课题组：《全国长期照护机构抽样调查数据》，2018年。
⑤ 肖云、杨光辉：《我国社区居家养老服务人员队伍结构优化研究——以564名社区居家养老服务人员为例》，《西北人口》2013年第6期，第95~99页。

才规模不断扩大。《2020年民政事业发展统计公报》数据显示，截至2020年底，全国志愿服务信息系统中汇集的注册志愿者有1.9亿人，全国持证社会工作者共计66.9万人。另一方面，我国对照护服务人员的培养力度也在不断加大。《国务院关于印发"十四五"国家老龄事业发展和养老服务体系规划的通知》指出，2025年实现每千名老年人配备社会工作者人数保持1人以上；鼓励聘用取得职业技能等级证书的养老护理员，完善养老护理员薪酬待遇和社会保险政策，促进养老护理员工资合理增长①。长期照护服务专业人才的培养途径也在不断拓宽。各高校自主培养积极应对人口老龄化相关领域的高水平人才，养老服务管理、健康服务与管理相关专业的本科教育得到大力发展。在制度方面，鼓励医师区域注册，鼓励医务人员到医养结合机构执业。可见，在扩大老年人长期照护服务人员数量、培训服务人员的专业技能、培养多学科的服务人才方面都得到了政府的支持。上述政策有利于更多的人才加入长期照护服务领域，为我国老年人提供专业的长期照护服务提供了人力资源保障②。

在长期护理保险制度试点后，部分试点城市就定点照护服务机构人员配备及管理方面做出了相应的规定（见表3-14），通常包括：加强长期照护服务从业人员队伍建设，建立完善从业人员培养机制；长期照护服务定点机构应建立长期护理评估人员、服务人员登记管理制度，根据人员、设备等情况以及承办能力，合理安排和开展长期护理保险业务，确保服务质量；应对从事长期护理服务工作的人员进行严格管理，定期培训并做好培训记录，对培训合格并取得护理员或养老护理员职业资格证书的从业人员，按规定给予培训补贴支持③④。在承德市的试点方案中，护理人员与床位数配备比例要求不低于1∶3.5；在广州的试点方

---

① 国务院：《国务院关于印发"十四五"国家老龄事业发展和养老服务体系规划的通知》（国发〔2021〕35号），2021年，http：//www.gov.cn/zhengce/content/2022-02/21/content_5674844.htm。

② 宋全成、孙敬华：《我国建立老年人长期照护制度可行吗？》，《经济与管理评论》2020年第36卷第5期，第65～75页。

③ 广州市人力资源和社会保障局、广州市财政局、广州市民政局、广州市卫生和计划生育委员会：《关于印发广州市长期护理保险试行办法的通知》（穗人社规字〔2017〕6号），2017年，https：//www.gz.gov.cn/gfxwj/sbmgfxwj/gzsylbzj/content/post_5488593.html。

④ 成都市人民政府：《关于印发成都市长期照护保险制度试点方案的通知》（成府函〔2017〕22号），2017年，https：//cdhrss.chengdu.gov.cn/cdrsj/uploads/20180523103526wwevlckni3l.pdf。

案中,要求每名长期护理服务人员同期护理的参保人员数量不超过 5 人。试点城市中,成都、青岛专门建立了长期照护服务人员规范化培训制度①;广州、青岛出台了长期护理保险协议定点服务机构管理办法,其中就长期照护服务人员资质等方面做出了特定要求②。

表 3-14 试点城市长期照护服务人员相关政策文件

试点城市	照护服务人员资质、培训、考核
成都	《成都市长期照护保险制度试点方案(2017)》 《关于建立长期照护保险照护服务人员规范化培训制度的通知(2020)》
广州	《广州市长期护理保险试行办法(2017)》 《广州市长期护理保险协议定点服务机构管理办法(2019)》
青岛	《青岛市长期护理保险定点护理服务机构协议管理办法(2020)》 《青岛市长期护理保险办法(2021)》 《关于做好长期护理保险照护人员职业技能培训工作的通知(2021)》

(三) 长期照护服务的社区居家供给

1. 社区居家照护服务的机构、设施、床位供给

基于《中国老龄事业发展"十二五"规划》以及后续出台的《社会养老服务体系建设规划(2011~2015 年)》等多项政策,推动居家、社区照护服务机构设施、人才、平台等方面的建设与发展,逐步搭建起社区居家照护服务体系。居家照护与传统家庭照护的区别在于,老年人虽然在家居住,但能够通过社区这个平台,得到政府和社会提供的服务支持。在社区居家照护服务中,居家的基础地位和社区的依托地位并没有改变。

社区居家照护服务供给主体主要包括居家养老服务示范中心、家庭综合服务中心、社区老年养老中心、星光老年之家、老年社区托养照料

---

① 青岛市医疗保障局:《关于做好长期护理保险照护人员职业技能培训工作的通知》(青医保字〔2021〕37 号),2021 年,http://ybj.qingdao.gov.cn/zfxxgk_117/fdzdgknr_117/zcjd_117/202203/t20220309_4575819.shtml。

② 广州市人力资源和社会保障局、广州市财政局、广州市民政局、广州市卫生和计划生育委员会:《关于印发广州市长期护理保险试行办法的通知》(穗人社规字〔2017〕6 号),2017 年,https://www.gz.gov.cn/gfxwj/sbmgfxwj/gzsylbzj/content/post_5488593.html。

中心、五保家园、幸福院等社区互助型养老机构，以及"老年餐桌"等为本社区老年人提供助餐、助医等服务的社区照护服务设施。2016～2021年的《民政事业发展统计公报》显示，我国社区服务机构单位与设施数量，特别是社区养老照护机构和设施、社区互助型养老机构和设施的数量呈现持续增长的趋势；同时，城市社区和农村社区综合服务设施覆盖率发展迅速。截至2021年底，全国社区养老服务机构和设施有31.8万个，城市社区综合服务设施覆盖率为100%，农村社区综合服务设施覆盖率为79.5%。2016年至2020年，每年社区留宿和日间照料床位增幅并不显著，其供给发展远远滞后于社区养老机构和设施的扩张（见表3-15）。①

表3-15 社区照护服务机构、设施、床位情况

年份	社区服务机构和设施/万个	社区养老服务机构和设施/万个	社区互助型养老设施/万个	社区留宿和日间照料床位/万张	城市社区综合服务设施覆盖率/%	农村社区综合服务设施覆盖率/%
2016	38.6	3.5	7.6	322.9	79.3	14.3
2017	40.7	4.3	8.3	338.5	78.6	15.3
2018	42.7	4.5	9.1	347.8	78.7	45.3
2019	52.8	6.4	10.1	336.2	92.9	59.3
2020	51.1	29.1	14.7	332.8	100	65.7
2021	56.7	31.8	—	—	100	79.5

2．社区居家照护服务的人员配备

社区居家照护服务人员主要涉及社区组织、社区医疗机构及其人员（包括社区护理人员）、志愿者、社工组织，此外还有社区的医务工作者、养老服务中心的工作人员、家政人员、社会组织以及其他零星的服务队伍。各试点城市形成不同的居家照护服务模式，其中，有由社区推动建立的集生活照料、康复保健、老年教育、精神慰藉、文化娱乐等多

---

① 民政部：《民政事业发展统计公报》，2016～2021年，https://www.mca.gov.cn/n156/n2679/index.html。

元功能为一体的居家养老照护服务综合体，也有居家照护与机构照护、社区卫生服务机构的联合运行，还有将居家照护服务打包由社工机构运营的"社会组织"模式。除上述组合外，在社区照护服务供给中，还存在一些不同程度的志愿服务，如由社工、义工等开展的关爱高龄、独居、空巢、失能等居家老人的服务。

从社区为老年人提供照护服务的人员（机构管理人员、专业技术技能人员等）来看，照护服务从业人员数量逐年增加（见表3-16）[①]。在受教育程度方面，大学专科与大学本科及以上人员比例在逐年提升，但升幅并不明显。在专业人才队伍建设方面，通过社会工作者职业资格考试和评审的社会工作师人数、助理社会工作师人数逐年递增。2021年，全国共有5.3万人通过助理社会工作师考试，1.6万人通过社会工作师考试[②]。但拥有执业资格证书的人员所占比重仍较低，助理社会工作师与社会工作师的占比之和不足4%。从年龄构成来看，2017年至2020年，社区养老照护服务机构职工36~45岁及46~55岁人员占比较为稳定，维持在60%左右；35岁及以下人数及比例有所提升。这说明社区服务机构的从业人员年龄分布有年轻化倾向。

表3-16　2017~2021年社区养老照料机构服务人员统计

单位：万人

年份	年末职工人数	受教育程度		职业资格水平		年龄结构			
		大学专科人数（比例）	大学本科及以上人数（比例）	助理社会工作师人数（比例）	社会工作师人数（比例）	35岁及以下人数（比例）	36~45岁人数（比例）	46~55岁人数（比例）	56岁及以上人数（比例）
2017	17.2	2.3（13.4%）	1.2（7.0%）	0.4（2.3%）	0.1（0.6%）	3.8（21.9%）	6.4（37.0%）	4.9（28.2%）	2.2（12.9%）
2018	16.6	2.3（13.9%）	1.2（7.2%）	0.3（1.8%）	0.1（0.6%）	3.7（22.2%）	6.1（37.0%）	4.6（28.0%）	2.1（12.7%）

---

① 民政部：《中国民政统计年鉴》，2017~2021年。
② 民政部：《2021年民政事业发展统计公报》，2021年，https://www.mca.gov.cn/images3/www2017/file/202208/2021mzsyfztjgb.pdf。

续表 3-16

年份	年末职工人数	受教育程度		职业资格水平		年龄结构			
		大学专科人数（比例）	大学本科及以上人数（比例）	助理社会工作师人数（比例）	社会工作师人数（比例）	35岁及以下人数（比例）	36～45岁人数（比例）	46～55岁人数（比例）	56岁及以上人数（比例）
2019	21.5	3.2（14.9%）	1.7（7.9%）	0.6（2.8%）	0.2（0.9%）	5.8（27.0%）	7.8（36.2%）	5.7（26.7%）	2.2（10.1%）
2020	32.6	5.4（16.6%）	3.0（9.2%）	0.7（2.1%）	0.4（1.2%）	7.7（23.6%）	12.9（39.5%）	9.2（28.2%）	2.8（8.7%）

3．社区居家照护服务的供给内容

社区居家服务包括康复护理、生活照料、助餐配餐、医疗保健、日间托管、临时托养、文化娱乐、精神慰藉、临终关怀、科技助老等服务项目[1]。以试点城市广州为例，该市设立了 124 个社区居家养老综合服务平台，覆盖 115 个街（镇）。社区为失能老人提供的照护服务见表 3-17。

表 3-17　广州市社区为失能老人提供的照护服务内容

服务类别	服务提供	服务内容
生活照料服务	社区服务中心、社工等社会组织、志愿者、市场	助餐配餐服务
		卫生清洁
		排泄照料
		室内外活动
		家政
		临时托管
		助药
		租赁器具、智能穿戴设备
		社区养老院或虚拟养老院服务

---

[1] 广州市人民政府办公厅：《广州市人民政府办公厅关于印发广州市社区居家养老服务管理办法的通知》（穗府规〔2016〕16 号），2016 年，http：//mzj.gz.gov.cn/pglh/lhzcfg/content/post_5650912.html。

续表 3-17

服务类别	服务提供	服务内容
医疗康复服务	卫生健康部门采取家庭医生签约服务、医疗点服务、设立家庭病床等方式提供	建立档案
		社区基本医疗
		日常保健
		专业医疗
		指导日常护理
		指导康复训练
精神慰藉服务、社会交往服务	社区服务中心、老年协会、社工等社会组织、志愿者、法律机构、市场	文化娱乐
		陪伴服务
		心理护理
		老年教育
		法律援助
临终关怀服务	社区服务中心、社工等	陪伴终老服务
智慧照护	民政部门依政府采购规定选定服务机构统一提供	"平安通"等

注：根据广州市各政府网站，课题组调查案例汇总。

4．社区居家照护服务供给的信息化支持

近年来，物联网、大数据、云计算、人工智能等新一代信息技术被广泛应用于养老照护服务领域。互联网与大数据正进一步嵌入中国养老照护服务体系，"互联网+"成为当前养老照护服务供给的新路径[①]，并形成了不同于传统养老服务的多重优势。随着互联网信息技术的发展，依托社区搭建养老照护信息平台，发展智慧健康养老服务，推动了社区居家照护服务的精准化供给。依托信息技术，能够实施智慧养老支持服务需求分析、评估和决策，实现养老服务的智能生成，提高养老服务的可及性与针对性[②]；能够实现个人、家庭、社区、机构养老资源的有效对接和优化配置，提高服务供给效率和质量，助推传统养老照护服务从

---

① 汪波、李坤：《国家养老政策计量分析：主题、态势与发展》，《中国行政管理》2018年第4期，第105～110页。

② 金昱希、林闽钢：《智慧化养老服务的革新路径与中国选择》，《兰州大学学报（社会科学版）》2021年第49卷第5期，第107～116页。

"碎片化"转向"整体性治理"。

在中国,信息技术与养老照护服务结合的发展先后经历了总体规划、技术发展、产业发展和养老实践发展阶段[1],国务院、国家卫生健康委员会、民政部、工业和信息化部等发布了一系列的规划纲要、发展意见和指导方针。《国家积极应对人口老龄化中长期规划》指出,强化应对人口老龄化的科技创新能力[2]。在新冠疫情防控的背景下,隔离封闭等措施也在倒逼养老服务向智能化寻求解决之策。在实践方面,2017年,工业和信息化部、民政部、国家卫生计划生委会联合发布了《智慧健康养老产业发展行动计划(2017～2020年)》。2021年,工业和信息化部、民政部、国家卫生健康委员会联合发布了《智慧健康养老产业发展行动计划(2021—2025年)》。这一新兴产业形态通过建立示范区域、示范基地和街道等,以智能产品和信息系统平台为载体,围绕着居家养老、健康管理、慢性病管理、健康咨询、服务监督等,将政府、企业、社会、家庭与个人等连接起来,为老年人营造智能化的照护服务环境,以满足其多元的健康和照护服务需求。

综上所述,当前中国的老年人长期照护服务仍以家庭为主。在长期照护服务市场化方面,服务体系建设近年来取得很大进步。但现有场所与机构的数量仍不能满足失能老年人的需求,供需结构出现失衡[3]。同时,大部分试点城市的长期照护服务以医疗专护和机构护理为主,没有充分重视居家和社区照护的作用,与近年来大力提倡的以"居家为基础、社区为依托、机构为支撑"的服务理念仍有较大差距[4]。

三、长期照护服务供给机制分析

长期照护服务供给机制回答了"老年人如何获得长期照护服务"

---

[1] 杜春林、臧璐衡:《从"碎片化运作"到"整体性治理":智慧养老服务供给的路径创新研究》,《学习与实践》2020年第7期,第92～101页。
[2] 中共中央、国务院:《国家积极应对人口老龄化中长期规划》,2019年,http://www.gov.cn/xinwen/2019-11/21/content_5454347.htm。
[3] 孙鹃娟、吴海潮:《我国老年人长期照护的供需特点及政策建议》,《社会建设》2019年第7卷第6期,第3～14页。
[4] 黄如意、胡善菊:《我国长期护理保险制度试行的典型比较与思考》,《中国卫生事业管理》2019年第36卷第8期,第583～587页。

的问题。在长期照护服务供给中，涉及在一定范围内（如社区、城镇、国家），照护服务从供给方（政府、机构、社会组织以及家庭）到接受者的过程中所存在的组织性安排。从我国试点城市颁布的长期照护政策内容来看，当前供给机制中涉及的主要主体包括政府部门、经办机构、商业保险公司、定点服务机构等。由于老年人在失能状态等方面呈现出多元性，他们对长期照护服务的需求是复杂而多样的，相应地，这一服务提供主体与服务接受者之间的组织性安排在实现过程中也存在多种形式，并不断呈现出新的特征和趋势。

（一）长期照护服务的管理机构

2016年，《人力资源社会保障部办公厅关于开展长期护理保险制度试点的指导意见》发布后，长期照护试点主要由人力资源和社会保障部（厅、局）部门负责。2018年，国家医疗保障局成立后，长期照护相关事宜逐渐由国家医疗保障局和各地方医疗保障部门负责。地方政府医疗保障部门负责长期照护保险制度的设计与实施，并会同其他有关部门制定长期照护保险的实施办法和具体细则，拟定筹资标准、待遇支付项目、支付标准，以及出台长期护理服务机构的准入与管理、服务标准等规章制度。除市级试点外，也有部分省份正在推动省级长期护理保险制度。山东省于2017年印发《关于试行职工长期护理保险制度的意见》，2021年印发《关于建立省直职工长期护理保险制度的通知》，在全省试行长期护理保险制度，统筹照护服务资源。

在不同的试点城市中，中央政府与地方政府之间的关系及其管理设置方面存在着一定差异。在青岛，在市人力资源和社会保障局发布关于试点的指导意见之前，市医疗保障局（承担医疗保险管理职能）和市卫生健康委员会就已对长期照护保险计划进行了初步设计和实施；后期计划实施由市卫生健康委员会、市民政局、市人力资源和社会保障局联合推进。在南通、成都等试点城市，长期照护保险计划主要由市人力资源和社会保障局牵头设计与实施，但排除了与市卫生健康委员会和市民政局等其他部门密切合作的可能[1]。上海是全国首批开展长期护理保险

---

[1] 裴晓梅：《为长期照护筹资——关于长期照护保险试点的研究》，北京，北京科学技术出版社，2021年，第207页。

试点的城市，于 2018 年将试点范围推广至全市。上海市政府在传统社会福利服务的范围中进行了设计，选择了与地方相适应的政策方案。在市级政府责任体系中，医疗保障部门主管长期照护的整体设计，制定政策与监管基金；民政、卫生健康与医疗保障等部门协同制定评估标准，并组织实施评估人员培训及评估质量管理工作。2021 年，上海市政府办公厅印发《上海市长期护理保险试点办法》，其中涉及各部门责任的表述见表 3-18[①]。

表3-18 上海长期照护服务试点部门责任

管理部门	部门责任
上海市医疗保障局（主管部门）	政策制定和管理； 基金的监督管理； 与其他部门协同推进老年照护需求评估
上海市发展和改革委员会	政策协调
上海市民政局	养老机构开展长期照护服务的行业管理； 与市卫健委共同制定服务规范
上海市卫生健康委员会	医疗机构开展长期照护服务的行业管理； 会同市民政局负责评估机构的行业管理，实施评估人员的培训和评估质量管理； 会同市医保局等制定老年照护需求评估标准
上海市人力资源和社会保障局	护理员职业技能培训评价的政策支持； 推进培训评价工作
上海市财政局	相关资金保障和基金监督管理等工作
中国银行保险监督管理委员会上海监管局	引导和规范商业长期护理保险、第三方责任险供给；鼓励市场主体有序参与经办管理
上海市社会保险事业管理中心、上海市医保中心	资金筹集
上海市医保中心（经办机构）	费用结算和拨付、相关信息系统建立和维护
上海市各区医保中心（经办机构）	辖区内具体经办业务
上海市医保局监督检查所	受市医保局委托，具体实施监督检查等

---

① 上海市人民政府办公厅：《上海市长期护理保险试点办法》，2021 年，https://www.shanghai.gov.cn/nw12344/20211231/d433625980cf4b8d8a4256e44d18622a.html。

(二) 长期照护服务中的经办体系

2020年，国家医疗保障局和财政部联合下发《关于扩大长期护理保险制度试点的指导意见》，明确提出引入社会力量参与我国长期照护经办服务，支持商业保险机构参与试点推广，充实经办力量，提升服务效能①。在这一政策背景下，政府主导、商业保险公司承办的社商合作供给模式得到了发展。

政府通常以公开招投标的方式确定承办商业保险公司，双方签订合作协议书，明确角色定位。各试点城市出台的长期护理保险定点照护服务机构管理办法，在管理原则中通常包含着"市场竞争""动态管理""择优确定""兼顾公立与民营"等方面。社保经办机构、商业保险机构、评估机构、定点护理服务机构之间的权责关系通过协议管理予以明确，政府监管和经办服务分离、经办服务与照护服务分离，由政府通过购买服务的方式引入商业保险公司承担具体经办服务，引入专业服务机构为保障对象提供照护服务，政府负责业务指导和监管②。

各试点城市具体经办管理主要有以下两类模式：一是政府部门提供服务，由社会保障经办机构或医疗保障经办机构负责长期照护的经办业务。二是以政府购买服务、社会保障（医疗保障）机构监督检查的形式，委托具有资质的商业保险公司承办。委托商业保险公司经办的情况下，又可细分为多种形式。长期照护服务经办管理模式见表3-19。

表3-19 长期照护服务经办管理模式及其试点城市

经办管理模式	模式界定	典型试点城市
政府部门提供服务	社保或医保机构负责	长春、上海、石河子
政府与商业保险公司合作经办	购买服务、委托管理	济南、青岛、南通、成都、上饶、广州

说明：根据试点城市实施意见/方案整理。

---

① 医保局、财政部：《关于扩大长期护理保险制度试点的指导意见》（医保发〔2020〕37号），2020年，http://www.gov.cn/gongbao/content/2020/content_5570107.htm。

② 王莉、余璐：《我国长期照护服务供给：市场化政策、实践与反思》，《中州学刊》2021年第7期，第88~95页。

其一是社会保障（医疗保障）机构负责具体经办服务，试点城市如长春、上海和石河子。在上海，长期照护保险试点实施方面以政府为主导，采用由政府经办和实施的模式，把长期照护归结为医疗保障的范畴。该管理方式表面看是精简了机构、节约了人力成本，但实际上可能因为工作复杂程度的增加而得不偿失①。

其二是政府与商业保险公司合作经办模式，商业保险公司应积极参与试点城市的长期护理保险经办管理服务。在首批 15 个试点城市中，有 13 个城市有商业保险公司参与了经办②。截至 2024 年 2 月，全国第一批、第二批 29 个长期护理保险试点城市中，除上海外，均有商业保险机构的参与③。济南采用购买服务的方式，将长期护理保险服务项目委托给中标保险公司。政府自行管理长期护理保险基金，中标单位负责业务受理、评审复审、费用结算等服务。与购买服务相比，在委托管理中，政府向商业保险公司转移更多的管理职能④。在青岛，长期照护试点主要采取政府主导、民营机构高度参与的合作经办模式。政府依托商业保险公司与长期照护协会等专业第三方机构参与服务和监管，经办合作内容包括协助做好政策升级和精细化经办，开发长期护理保险管理系统，并扩展到独立评估、审核结算、机构管理、宣传培训、评鉴考核、照护人才培训、护理机构辅导、促进服务质量提升等多项内容。在南通，政府通过采购招标将除基金筹集和监督外的经办业务委托给由多家商业保险公司组成的共保体⑤，通过充分发挥商业保险公司的专业优势，提高经办管理能力。在广州，政府通过购买服务的方式，委托商业保险公司参与长期照护服务（见图 3-3）。广州市医疗保险服务中心通

---

① 张慧芳、雷咸胜：《我国探索长期护理保险的地方实践、经验总结和问题研究》，《当代经济管理》2016 年第 9 期，第 91～97 页。

② 刘长利：《长护险普惠性高于盈利性，应给予税费优惠》，https://finance.sina.com.cn/money/insurance/bxdt/2019-06-27/doc-ihytcerk9610932.shtml。

③ 肖文惠、宋燕、卞鹰：《商业保险机构参与长期护理保险经办服务研究》，《卫生经济研究》2024 年第 10 期，第 28～31 页。

④ 张继元、王建云、周富玲：《社商协作的多层次长期护理保险体系研究——学界探讨、业界探索与国际经验》，《华东理工大学学报（社会科学版）》2018 年第 33 卷第 4 期，第 93～98 页。

⑤ 郑秉文：《从"长期照护服务体系"视角分析长期护理保险试点三周年成效》，《中国人力资源社会保障》2019 年第 9 期，第 38～41 页。

过公开招投标的方式，委托不同的商业保险公司在对应辖区内推进长期照护工作，既包括开展评估经办、复查复评、评估监督、费用申报等，也包括对长期照护定点机构、待遇享受人等进行监督稽查，新增定点服务机构的准入，对定点机构护理人员的服务进行跟踪回访，对待遇享受人员的满意度进行调查等①。

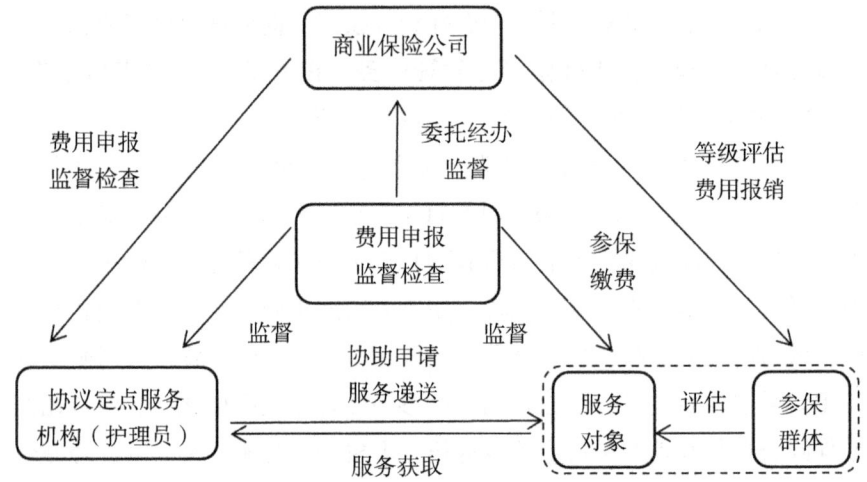

图3-3 广州市长期照护服务政府与商业保险公司合作经办体系

（三）长期照护服务供给机制

长期照护服务从供给方到服务接受者的过程中，涉及政府部门、经办机构、商业保险公司、定点服务机构等主体间多样化的组织安排。2017年，财政部、民政部、人力资源社会保障部联合发布了《关于运用政府和社会资本合作模式支持养老服务业发展的实施意见》，明确指出了"政府引导、市场驱动"基本原则②，鼓励社会资本以公私合作（public-private-partnership，PPP）模式重点参与"养老机构建设""社区养老体系建设""医养健融合发展"等老年服务供给。从试点城市颁

---

① 陈永杰、张家玉：《人口老龄化与长期护理保险试点——广州模式》，北京，中央编译出版社，2022年，第122~124页。
② 财政部、民政部、人力资源和社会保障部：《关于运用政府和社会资本合作模式支持养老服务业发展的实施意见》（财金〔2017〕86号），2017年，http：//www.gov.cn/xinwen/2017-08/21/content_5219295.htm。

布的长期照护政策内容来看，当前大致形成了政府服务型供给、政府购买服务、特许经营、政府补助以及市场供给等具体的长期照护服务供给机制。

1. 政府服务型供给

政府服务型供给，即"公办"，政府发挥主导作用，老年人长期照护服务由政府机构提供和生产，如公立性和福利性的照护机构①。这类公办养老照护机构是各级地方政府和村集体投资建设的，如各地老年社会福利院、敬老院、社会福利中心等公办养老机构被申请为定点照护机构，是为困难、弱势或其他的政府供养老年人提供集中居住、日常生活照料、基本医疗保健、康复护理、精神心理慰藉、休闲文化娱乐等服务的老年人服务组织，其服务具有明显的公益性、福利性和救济性的特点②。

然而，公办老年人长期照护机构存在着管理体制僵化、垄断供给的低效率等问题，面临着可持续经营的困境。这也推动着公办养老照护服务机构通过委托、合作经营、公私合营等，不断创新机制。在老龄服务市场比较发达、市场化程度较高的省市，可通过委托、公建民营的形式将老年人长期照护服务交给民间资本运营。但在老龄服务市场相对滞后、市场化程度较低的省市，可通过体制内派人的方式去管理、运营，或者通过服务外包、合作经营的方式去实施。其中，"公建民营"已成为我国公办养老照护机构的主要改革方向③。

2. 政府购买服务

政府购买服务是指政府直接提供的一部分长期照护服务事项，按照一定的方式和程序，交由具备条件的社会力量承担，并由政府根据服务数量和质量向其支付费用④。政府与私营企业、非营利性组织等签订合

---

① 谢立黎、付敏：《我国老年照护服务供给模式的变迁与选择》，《老龄科学研究》2019年第7卷第4期，第21～30页。
② 王莉莉：《公办养老机构转制发展现状及对策研究》，《兰州学刊》2019年第2期，第192～208页。
③ 林闽钢、勾兆强：《PPP视角下公办养老机构"一院两制"改革研究》，《社会科学研究》2018年第5期，第88～93页。
④ 国务院办公厅：《国务院办公厅关于政府向社会力量购买服务的指导意见》（国办发〔2013〕96号），2013年，http://www.gov.cn/zhengce/zhengceku/2013-09/30/content_4032.htm。

同，政府部门是安排者和支付者，社会组织部门是生产者[①]，由后者提供相应的老年长期照护服务。政府购买长期照护服务拥有较大的自主权，在一定程度上弥补了自身供给缺失的部分，成为优先考虑的供给机制[②]。这一供给机制有利于同时发挥政府部门和民间部门的比较优势，前者致力于老年照护服务相关的政策规划和监督管理，后者则能够弥补公办机构缺乏竞争意识和风险意识的不足，并可以利用自身专业优势有效保障老年照护供给的数量和质量。在实施长期护理保险试点后，更加强调居家和社会服务中的政府购买。通过政府购买为社区老年人提供日常生活照料与专业康复护理服务，满足老年人享有专业养老照护的愿望[③]。

不同的政府购买形式对长期照护服务供给产生不同影响。总体来看，政府购买长期照护服务时主要考虑通过什么方式向什么类型的社会组织购买服务。购买过程竞争性程度和购买主体之间独立程度是划分政府购买服务模式的重要维度[④]。在这一维度，结合我国长期照护服务供给中的典型案例，可以发现试点实践中存在着依附性非竞争性、独立非竞争性以及独立竞争性等购买形式。我国政府大多采用的是依附性非竞争性的购买形式。

上海市自推行长期照护服务试点以来，实施了多样化的政府购买服务。在初期的购买服务中，上海浦东新区塘桥街道的购买服务被视为依附性非竞争性购买，街道建立了社区老年人日间服务中心。作为区政府选取的社会组织，服务中心的资金和人员配备均由政府主管机构决定，在资源上十分依赖政府；在购买程序上，常常采用项目经费拨付或单一来源采购；在服务供给形式上，虽然形成了供给与生产相分离，但服务递送未能形成多元主体协同参与服务供给的格局，仅仅是由政府向政府主导下的社会组织的转移；在服务监管上，依赖传统的行政管理方式，

[①] 谢立黎、付敏：《我国老年照护服务供给模式的变迁与选择》，《老龄科学研究》2019年第7卷第4期，第21~30页。

[②] 雷咸胜：《中国长期照护服务供给体系及其PPP取向》，《老龄科学研究》2017年第5卷第7期，第12~21页。

[③] 宋晓宇：《上海社区嵌入式养老发展现状及建议》，《科学发展》2020年第9期，第107~113页。

[④] 李双全、张航空：《政府购买社会组织居家养老服务——典型模式、适用条件及潜在风险》，《江淮论坛》2019年第6期，第175~179页。

难以有效评估购买服务绩效并规范服务行为①。上海浦东新区康桥镇政府与康桥老年人日间照护中心的服务购买可视为独立非竞争性关系。镇政府与民办非企业单位乐耆社工服务社达成合作，由镇政府负责服务实体投入，打包购买日常运营与人员服务费用，服务社负责老年人日间照护中心的运营与管理，并获得项目委托管理费。镇政府委托康桥社区生活服务中心每半年组织一次专家组评审，评估结果与购买经费并不挂钩，但会影响到服务购买方下一年度的续约决定。在上海浦东新区潍坊街道与潍坊二村老年人日间服务中心的服务购买可视为独立竞争性关系。街道采用公开招标方式，委托区平台公开发布信息，符合招标要求的社会组织根据招标流程投标，并由评标委员会决定最终中标组织。由服务中心派驻全职主管负责老年人日间照护中心的运营与管理。采用第三方独立评估的方式，评估内容为过程评估与结果评估相结合②。

3. 特许经营

长期照护服务特许经营是指由特许经营拥有者来负责基础设施的运营以及项目供给。特许经营有不同实现形式，以建设—运营—移交（build-operate-transfer，BOT）、改建—运营—移交（rehabilitate-operate-transfer，ROT）以及移交—运营—移交（transfer-operate-transfer，TOT）为主，在具体模式下，政府与社会资本需承担的责任与义务有所不同。目前，在我国主要以建设—运营—移交（BOT）模式为主。

银川市爱心护理院是一所主要面向失能、半失能老人的综合性养老照护机构，提供医疗护理、康复保健、健康养老等服务。该护理院设施由市民政局建设完毕，具备使用条件后，通过公开招标方式，交由具备资质的专业运营单位管理。运营单位在保障托底养老照护服务的基础上，开展社会化养老服务。爱心护理院30%的床位用于满足政府供养人员或经济困难家庭失能、半失能、失独等老年人的托底保障需求，70%的床位用来进行市场化运营。运营机构从第六年起每年向政府缴纳不低于国有固定资产投资1%的管理费，并按上一年度缴纳管理费的5%逐年递增。合作期为5～10年，其间政府按照自治区、市有关公建

---

① 李双全、张航空：《政府购买社会组织居家养老服务——典型模式、适用条件及潜在风险》，《江淮论坛》2019年第6期，第175～179页。

② 夏冠莉：《政府购买养老服务模式的研究》，上海：上海交通大学，2016年。

民营养老机构的扶持政策，落实运营补贴。

北京三里屯社区养老服务驿站主要为60岁以上老年人提供日常生活照料、护理康养、精神慰藉等服务。政府无偿提供照护设施，交由专业服务团队运营，以实现多方合作共赢。服务驿站获得市财政局的补助资金实施奖代补的方式，由各区依照对驿站评估的结果来决定。截至2018年底，北京已建成并运营680个驿站①。

4. 政府补助

长期照护服务供给中的政府补助，是政府给予服务供给者或服务消费者的补贴，可以是资金、税收优惠、贷款优惠、消费者补贴等形式。这一合作供给模式也可称为"公私合营""民办公助"，旨在减轻服务机构的经营成本，从而降低照护服务的支付价格，让更多老年人能够负担得起长期照护服务②。

在长期照护服务供给中，政府补助包括以下类型：其一是在营利性企业或者社会组织自行购买土地、自建或者自行租用房产、自我经营老年人照护服务机构时，政府给予一定优惠或补助，如税收减免，水电费计价、土地价格等由地方政府酌情提供优惠。以上海市金山区颐和苑老年服务中心为例，社会组织（颐和苑）在投资设立养老照护机构的过程中，可以最大限度地利用政府的补贴、税收、水电气等方面的优惠政策。政府始终参与服务中心的设计、建设和运营监督等环节。在财政方面，市、区两级政府床位建设补贴占投资额30%左右，社会组织（颐和苑）承担70%，由比提高了养老照护机构融资的可能性和投资效率。老年服务中心全程参与机构的投资、建设和运营，委托有经验的非营利性养老照护机构对颐和苑进行管理，并保障养老照护机构具有一支稳定的基础护理队伍③。其二是政府为高龄老人提供的各种照护补贴、养老服务补贴、高龄补贴等。当前，很多城市已经出台相关的补贴政策。截至2023年底，全国享受高龄津贴的老年人3547.8万人，享受养老服务

---

① 北京市民政局养老工作处：《构建特大城市养老服务体系的北京探索》，《社会福利》2019年第3期，第10~12页。

② 谢立黎、付敏：《我国老年照护服务供给模式的变迁与选择》，《老龄科学研究》2019年第7卷第4期，第21~30页。

③ 潘鸿雁：《金山区颐和苑——上海养老服务领域的PPP模式探索》，《人口与计划生育》2016年第9期，第27~28页。

补贴的老年人 621.4 万人，享受护理补贴的老年人 98.5 人，享受综合补贴的老年人 66.7 万人①。其三是依托养老服务组织、护理站，为老年人的居住环境和生活空间进行必要的适老化与智能化家居改造，在家中设置具备机构化服务功能的床位，提供床位补贴②。截至 2021 年 3 月，我国已有 9 个行政区域开展了家庭照护床位政策试点③。但在实际操作中，这些补贴政策大多是地方性政策，补贴对象的精准性和补贴标准的合理性仍需提高。

5. 市场供给

市场供给或称为"民建民营"，是提供老年人长期照护服务的一种普遍形式。在该模式下，生产者是私人企业，而消费者可以选择生产者。这一服务供给模式多指由商业地产或者产业机构以市场化运作方式参与养老照护机构及其相关设施的投资、建设、运营全过程。

房地产企业万科在探索养老产业过程中，致力于打造集全托、日间照护、居家照护、医养结合的服务模式，提出了机构养老社区化、家庭化理念，以护理型机构为平台，辐射具有居家养老、社区养老需求的家庭。万科将社区嵌入型小型机构作为发展重点，提供如 24 小时长期照护、日间托养、喘息服务、老年餐饮、健康管理等服务④。中精众和健康产业集团投资建设的北京八宝山养老照料中心，以嵌入式老年社区、老年日间服务中心等运营模式为主服务周边。日间服务中心可为社区及周边老年人提供餐饮、娱乐休闲、保健等服务。为保障提供精准服务，中精众和引入的专业第三方评估机构，为老年人定制健康生活管理方案，并提供个性化指导。项目运营方面，采用会员制管理，为每一位入住会员提供一站式服务。除此之外，社区老人还可以享受更多权益以及

---

① 民政部、全国老龄办：《2023 年度国家老龄事业发展公报》，2024 年，https://www.mca.gov.cn/n156/n2679/c1662004999980001204/attr/355717.pdf。
② 严福长：《健全大城市大养老服务体系的广州谋策》，《社会福利》2021 年第 8 期，第 12～15 页。
③ 章晓懿、马德秀、陈谦谦：《整合照料视角下的老年家庭照护床位政策研究》，《今日科苑》2021 年第 7 期，第 3～12 页。
④ 赵怀娟：《老年人长期照护服务主体与服务组合研究》，北京，人民出版社，2020 年，第 202～203 页。

专属增值服务①，体验专业的养老照护服务。

老年长期照护服务市场运营模式有助于服务机构之间的竞争，提高照护服务质量和效率②，但同时也面临着很多挑战。例如：政府在推进市场化照护服务方面，如何通过监管制定行业标准，规范企业运营，使整个行业健康有序发展；企业也面临着困境，如投入高、有效需求和使用率不足等；营利性机构和非营利性机构在能源、税费、床位补贴、保险补贴、人员培训等方面没有享受同样的政策③。企业为逐利容易舍弃或忽视低偿、无偿服务，从而影响服务质量。

综上所述，老年人长期照护服务供给存在多样化供给机制。随着政府力量从服务直接供给层面的不断撤出，市场和社会组织等其他主体在长期照护服务体系中愈加突出。各供给主体基于不同的价值选择和行动逻辑，使得不同的供给机制具有不同的优势，同时面临着各自的挑战。在我国推动老年照护服务供给主体多元化的过程中，尚未形成混合经济下理想的协同服务供给图景。

第三节 中国长期照护服务多元供给：治理困境

一、治理理念：长期照护服务理念与定位偏差

清晰的定位与理念设置是制度良好运行的前提。从现行试点实践来看，我国对长期照护的认知尚不统一，而这些必然带来制度导向的偏差。例如，将"长期照护"等同于"养老服务"。"养老"是中国传统语汇，用于表示家庭对老年人应尽的义务，表达子女对老年人所应尽的照顾和奉养义务，其重点强调家庭观念和孝道文化④。而"长期照护"是对全部或部分行为能力受限制以及失智等能力大幅下降的老年人提供

---

① 任晓慧：《嵌入式社区居家养老服务有效供给的模式优化和机制设计研究》，成都：电子科技大学，2021年。

② 王丽娟：《行业标准助推养老服务提质升级》，《中国经济时报》，2020年2月5日。

③ 万科物业：《万科社区化养老服务体系构建设想》，《城市开发》2014年第5期，第62~64页。

④ 常芮：《结构—机制视角下长期照护政策执行偏差研究》，《社会保障评论》2021年第5卷第2期，第148~159页。

的多重社会性服务，根据老人的失能状态和需求特点，长期、连续提供专业化照护服务①，以便其能有尊严地生活并受到尊重。对"长期照护"内涵理解不清，易导致长期照护对象的混淆及政策焦点偏差。不仅如此，在试点城市中，同样存在对"长期照护"表述不一的情况，如在青岛被称为"长期医疗护理"，在长春被称为失能人员"医疗照护"，而在南通则被称为"基本照护"。概念的混用不仅导致地方实践的分散，也对未来长期照护制度的统一增加了障碍。

积极应对人口老龄化已经上升为国家战略。随着照护需求日益上升，特别是在深度老龄化社会，建立长期照护制度被视为不可或缺的制度安排。目前，我国老年人长期照护制度仍处于探索中，存在着诸多不足。试点城市的长期护理保险保障的范围和侧重点各不相同②。国家医疗保障局、民政部、人力资源和社会保障部、国家卫生健康委员会等对于长期照护制度在管理权责、资金筹集偿付渠道等方面还未做到完全协同整合。医疗卫生、养老服务与长期照护的整合尚未形成，缺乏有效的衔接机制。缺乏对失能失智老人的有效评估工具，造成资源错配。同时，我国长期照护的试点总体上还是沿袭了传统社会政策思维，回应的重点依然是老年人长期照护的费用风险问题，并没有将家庭尤其家庭非正式照护者（主要是女性）作为政策对象③。作为全球高龄、少子化环境下回应大规模失能失智老年人照护需求的社会政策，要应对新的挑战，适应新的时代要求，需要在长期照护体系中融入经济政策、科技政策和文化政策，全社会共同努力，寻求理念、目标和方法统一的创新途径④，在健康老龄化框架下，探索中国式长期照护服务治理路径。

---

① 邓大松、李玉娇：《失能老人长照服务体系构建与政策精准整合》，《西北大学学报（哲学社会科学版）》2017年第47卷第6期，第55~62页。
② 姜春力、张瑾：《我国长期护理保险制度试点成效、问题和建议》，《全球化》2021年第1期，第82~93页。
③ 彭宅文：《新社会风险与社会政策改革》，《公共行政评论》2016年第9卷第4期，第64~67页。
④ 杨团：《中国长期照护的政策选择》，《中国社会科学》2016年第11期，第87~110页。

二、治理主体：多元供给主体失衡与非协同

（一）多元供给主体失衡

1. 家庭首要照护供给弱化

（1）家庭照护的可获得性降低。

在中国，家庭是老年人长期照护的首要责任主体。作为人们抵御和分担风险的最原始的单元，家庭在失能老人照护服务中始终发挥着基础性的作用①。已有研究表明，中国失能人群获得的照护方式以家庭照护为主，社区照护逐渐受到认可，而机构照护的接受度不高②。调查数据显示，有87.36%的失能老人选择家庭照护③。中国老龄协会发布的报告也指出，我国老年人的家庭社区照护需求率高达84.18%④。一方面，失能老人更愿意在家庭中获得亲人提供的照护服务；另一方面，机构照护成本的快速上涨，也促使部分老年人转向了家庭照护。而且，传统的孝文化在我国有着较为深远的影响，家庭照护也被广泛接受。激励家庭照护可以有效减少老年人对家政、养老院和医院门诊的使用需求。当出现疫情时，居家隔离政策使家政服务等外部照护资源不便获得，照护老年人的责任更多会落在家庭成员身上，客观上加重了家庭照护者的照料负担。同时，这也凸显了家庭照护的重要性，无论是在日常生活还是突发事件中，家庭都是最主要也是最稳定的老年照护资源⑤。

目前，我国家庭照护功能不断受到冲击，家庭老年照护资源可获得性降低。近20多年来，中国家庭结构由传统的以大家庭、主干家庭为主逐渐变为以核心家庭为主体，小型化、核心化的家庭模式是未来发展趋势。同时，人口流动加剧，从另一个层面也导致了老年户、空巢家庭

---

① 李珍、雷咸胜：《当前我国建构长期照护保障制度的逻辑反思与现实选择》，《江西财经大学学报》2019年第4期，第69～81页。

② 廖小利：《农村失能老年人长期照护服务需求及影响因素分析——基于湖南的实证》，《人口与发展》2019年第1期，第119～128页。

③ 张驰、费舒澜：《家庭的"失灵"与干预：多元照护协同对失能老人健康的影响》，《中国人口科学》2025年第1期，第94～111页。

④ 中国老龄协会：《需求侧视角下老年人消费及需求意愿研究报告》，《中国老年》2019年第10期，第31页。

⑤ 陈璐、文琬、刘鸿雁等：《家庭老年照料经济价值及其影响因素——基于意愿调查法的研究》，《人口与经济》2021年第1期，第68～81页。

的增加。根据第七次全国人口普查数据，我国老年空巢家庭占比已达43.55%，这使得传统的家庭照护模式不可持续①。家庭照护者一般为配偶、子女或其他家庭成员，还可以是亲戚、邻居、朋友及志愿者等，其中，配偶、子女占了很大比例。在家庭照护中，考虑到老年丧偶或者配偶的年龄普遍偏大、身体健康状况较差，配偶已不是老年人长期照护最能倚重的来源。调查显示，随着年龄的增长，失能老人选择配偶作为照护者的比例在下降，选择子女作为照护者的比例在上升②。老年人失去生活自理能力大多在70岁以上，这一时期中年子女肩负工作、家庭抚养的重担，使其在照护老年父母方面投入精力和时间有限，抑或是面临着既要照护老年人又要照顾其孙子女的压力，成为生活"三明治"的"夹心层"。基于"代际倾斜"理论，准老年的子女一般选择照料的重点是其孙子女③。2016年，国家卫生和计划生育委员会发布的《中国家庭发展报告2016》显示，针对老年人的家庭照护资源短缺，在不完全自理老人中，仅有54.4%的有家庭成员照护。对于完全失能老人，子女是最主要的照护者，其中近20%的完全失能老人缺乏照护④。中国老年人健康长寿影响因素调查（Chinese Longitudinal Healthy Longevity Survey，CLHLS）2008年至2014年纵向数据显示，我国家庭投入的照护时间已呈现下降的趋势⑤。家庭照护韧性越来越弱，无力应对日益增加的照护需求的冲击。

（2）家庭照护的成本和压力加重。

长期照护成本和压力具有多维度、多形式、长时间等特点。长期照护会给家庭带来一定的经济负担。一部分需要长期照护的老年人其自身经济状况一般。基于失能老人自身的身体需要，老人每个月都需要花费

---

① 伍海霞：《中国城乡老年空巢家庭及空巢老年人的生存特征——基于2000～2020年全国人口普查数据的分析》，《云南师范大学学报（哲学社会科学版）》2023年第55卷第4期，第88～99页。

② 肖云：《中国失能老人长期照护服务问题研究》，北京，中国社会科学出版社，2017年，第143页。

③ 戴卫东：《中国家庭老年照料的功能变迁与价值转向》，《安徽师范大学学报（人文社会科学版）》2021年第49卷第1期，第64～73页。

④ 国家卫生计生委家庭司：《中国家庭发展报告2016》，北京，中国人口出版社，2016年，第71～76页。

⑤ 纪竞垚：《社会化照料会替代家庭照料吗？——基于CLHLS纵向数据的实证分析》，《南方人口》2020年第35卷第3期，第1～12页。

一定的医药费用和照护费用。很多维持日常健康的药物和治疗费用又不在基本医疗保险的报销范围之内，大部分家庭表示失能老人的医疗和照护费用造成了一定的家庭经济负担。这一负担对于经济状况不好的家庭来说更为沉重。同时，照护者在收入水平、时间、工作机会等方面要付出显性与隐性成本。照护本身需要花费一定的时间和精力，使得照护者没有时间和多余的精力去从事一些有经济回报的工作，或者因为照护老人需要经常请假、旷工，造成了工作时间减少及薪酬降低等经济收入损失。实证研究表明，照护老人的子女要付出明显的机会成本，其中，女性照护者面临更大的工资差距，而男性照料者的收入减少更多①。研究结果显示，每天家庭照料增加1小时，则男性和女性的每天工作时间分别减少0.69小时和0.32小时②。每周提供20小时以上照护会使女性劳动参与率显著下降7.31%；对于不放弃工作的女性，每周不得不减少劳动时间2.8~4.8小时，由此每月薪酬减少7.21%③。当照护时间占总劳动时间比例上升1%时，居民个人总收入将显著减少0.37%④。

除了显性和隐性成本外，家庭照护还会产生一系列的身心负担。长时间连续地照护老人会直接影响照护者的身心健康，包括照护者可能面临身心健康压力。有些照护者在身体方面产生睡眠质量不佳、体力受损等状况。长期照护也会给照护者心理带来一定的消极影响。照护者长期与失能老人接触，容易产生孤独、失落、沮丧的负面心理，以及由于社会参与不足而带来的潜在社会隔离等问题。当照护者在得不到其他亲属分担照护负担，心中苦闷又得不到有效宣泄时，就会更加滋长各种消极情绪。由于照护者专业性不足、投入精力不足，以及家庭照护者的消极焦虑心理，还可能影响到老年人的情绪和健康，造成失能老人生活质量下降。这在中国部分家庭照护中是一个常见的风险⑤。

---

① 刘柏惠：《我国家庭中子女照料老人的机会成本——基于家庭动态调查数据的分析》，《人口学刊》2014年第5期，第48~60页。

② 刘岚、齐良书、董晓媛：《中国城镇中年男性和女性的家庭照料提供与劳动供给》，《世界经济文汇》2016年第1期，第21~35页。

③ 陈璐、范红丽、赵娜等：《家庭老年照料对女性劳动就业的影响研究》，《经济研究》2016年第3期，第176~189页。

④ 刘娜、刘长庚：《居民收入提升与家庭照料约束》，《财经研究》2014年第7期，第4~16页。

⑤ 胡宏伟、李延宇：《中国农村失能老年人照护需求与成本压力研究》，《中国人口科学》2021年第3期，第98~111页。

（3）家庭照护服务供给的内容及质量的局限性。

对于选择居家照护的老年人来说，家庭照护相比社区照护和机构照护更能满足老年人生活上的个性化需求，这也是大多数老年人选择居家照护的重要原因之一；医疗保健、康复服务与精神慰藉对于失能老人身体功能的恢复及心理健康同样有着重要的意义。针对家庭等非正式照护者的调查显示，其能提供的老年人照护主要是家务家政服务、生活照料类服务，一部分家庭照护者也选择提供了精神慰藉。但能为老年人提供精神慰藉的前提是家庭照护者有足够的精力和经济支撑。在家庭与社会支持不足的情况下，提供精神慰藉存在一定难度。对于医疗康复及护理类的照护服务，因缺少专业性技能与培训，多数家庭照护者提供有限。家庭照护者期待能够得到培训或获得相关信息，以及专业性服务支持。

（4）家庭照护服务的社会支持缺乏。

失能老人家庭照护者需要获得来自他人、群体、组织和社区等不同主体所提供的各种类型的支持，包括物质救助、生活扶持、心理慰藉等。从当前支持来源看，家庭照护的主要支持仍然来自家庭成员间的相互支持。相比从家庭成员获得的支持，社会支持较少，甚至不存在。

鉴于家庭结构的变迁、家庭照护者的构成及其面临的经济和身心压力、社会支持的缺乏以及照护服务的局限，家庭内部老人照护资源供求失衡已成为中国家庭面临的一个普遍困境，家庭亟须来自外部的资源和服务支持。我国公共的养老服务政策应当首先激励、支持和配合家庭功能的发挥[1]，强化以家庭为中心的照护服务政策体系。

2．长期照护服务机构供给的失衡

（1）长期照护机构的分布不均衡。

从长期照护服务供给机构的分布来看，城乡供给短缺与过剩并存，存在结构性失衡[2]。老年餐桌、老年日间照料中心、养老院和老年公寓等养老服务机构覆盖率偏低，且城乡差异显著[3]。在城镇地区，公办养

---

[1] 林莞娟、王辉、邹振鹏：《中国老年护理的选择：非正式护理抑或正式护理——基于CLHLS和CHARLS数据的实证分析》，《上海财经大学学报》2014年第16卷第3期，第54~62页。

[2] 杜鹏：《新时代积极应对人口老龄化发展报告——中国老龄化社会20年：成就·挑战与展望》，北京，人民出版社，2021年，第33页。

[3] 孙鹃娟、吴海潮：《我国老年人长期照护的供需特点及政策建议》，《社会建设》2019年第6卷第6期，第3~14页。

老照护机构享受政府财政补贴以及土地和服务硬件的优惠，由政府宏观调控，定位为救助责任主体，承担"兜底"功能。但在农村地区尚未完全覆盖兜底式基本养老服务的情况下，推进更高层次的兜底式养老照护供给负重难行①。长期照护机构分布与失能人口分布空间错位。2018年，在成都，53家长期照护协议机构中有37家集中在主城区内，周边地区仅有16家；从每百平方千米照护床位配置来看，中心市区可高达700张，而部分区县不足1张，失能老年人可选择性及服务可及性水平明显降低②。因此，如何优化配置，满足城市周边与农村失能老人的长期照护服务需求，是我国政府解决长期照护服务危机的一大挑战。

（2）长期照护机构存在供需匹配偏差。

从长期照护服务机构的供给与需求匹配来看，机构供给与失能老人服务需求存在较大偏差。60～69岁老年人自理能力较强，从对应服务需求来看，供给缺口主要为居家服务和低强度的个人照护服务，以及高强度的生活照料和基本医护服务。在重度失能老人中，专业照护机构的重要性显著加强。《2018～2019中国长期护理调研报告》数据显示，中度失能老人中接受1种以上照护服务的老人占比为93%；在重度失能老人中，这一占比上升到95.4%，重度失能老人所需服务更多向照护机构转移③。与需求相对应，70～79岁老年人中，所需专业照护服务供给匮乏，居家照护和机构照护服务缺口尤为显著。与此同时，重度失能老年人还面临更大的服务项目与要求不匹配问题，医疗护理服务的供给严重不足，而喂饭或送餐、打扫房间等日常生活服务则相对过剩④。当老年人专业照护的需求无法满足时，服务重心被迫向家庭转移，又导致家庭照护负担的明显增加。

供需失衡也体现为机构入住率低下。从现实情况看，不论是宏观统计数据还是微观调查数据，机构照护（包括提供住宿服务的社区照护）

---

① 原新、金牛：《中国医养结合模式治理的基点、焦点和要点》，《河海大学学报（哲学社会科学版）》2021年第23卷第2期，第71～78页。

② 黄桃、周晓容、邓靖等：《成都市长期护理保险照护资源配置的公平性研究》，《医学与社会》2022年第35卷第1期，第84～89页。

③ 中国保险行业协会：《2018～2019中国长期护理调研报告》，2020年，http：//www.iachina.cn/art/2020/7/6/art_22_104560.html。

④ 中国保险行业协会：《2018～2019中国长期护理调研报告》，2020年，http：//www.iachina.cn/art/2020/7/6/art_22_104560.html。

的床位使用率长期维持在较低水平，平均只有50%，大量照护资源处于浪费状态。究其原因是，当前服务体系下，大量养老服务床位主要面向的是可自理老人，专门为失能失智者提供长期照护服务的床位占比并不高。2016年，全国照护机构抽样调查数据显示，我国养老照护机构中收住的自理老人、半失能老人、失能老人占比分别约为34.7%、28.6%、36.7%。以此推断，我国专门针对失能半失能老人的长期照护床位每千名老人的拥有量从44张下降到28.8张；专门针对完全失能老人的长期照护床位则下降到每千人16.2张[①]。

从照护机构的服务整合来看，医疗服务与照护服务缺乏协同联动，养护型、医护型养老机构较少。民政部、全国老龄工作委员会办公室发布的《2023年度国家老龄事业发展公报》数据显示，我国注册登记的养老机构4.1万个，具备医疗卫生机构备案并进行养老机构备案的医养结合机构7881家，医养结合服务供给不足。大型医疗机构的医疗业务繁忙且医疗业务本身收益较高，缺乏设立养老机构或开展养老服务的动力；在中小型医疗机构中，基层卫生服务中心开展养老服务面临绩效激励方面的体制障碍；二级医院是中小型医疗机构转型为医养结合机构的主力军，但供给价格阻碍了有效需求，且理念转变滞后，仍以狭义的"医"为主要供给内容，普遍存在重医疗和轻预防、重生理和轻心理等问题[②]。同时，专业的长期照护服务并未充分发挥其衔接医疗与养老服务的功能，偏离了长期照护服务制度设计的初衷[③]。从我国当前医养结合机构提供的服务现状来看，在养老机构设立或内设医疗机构的专业性不足。多数机构的医疗服务只提供日间照料，且内设医疗设施有限，医疗水平偏低，难以满足入住老人的需求，而医疗导向型养老机构收费过高，限制了大部分老人的选择且造成医疗资源的浪费[④]。

[①] 王震：《构建长期照护服务供给的家庭支持政策》，《财经智库》2021年第6卷第5期，第92～111页。

[②] 原新、金牛：《中国医养结合模式治理的基点、焦点和要点》，《河海大学学报（哲学社会科学版）》2021年第23卷第2期，第71～78页。

[③] 蒋曼、罗力、戴瑞明等：《上海市长期护理保险中医疗护理供给现状分析》，《医学与社会》2019年第32卷第2期，第5～8页。

[④] 王玉芬：《探索医养结合模式的政策思考》，《开放导报》2016年第3期，第75～80页。

(3) 长期照护机构费用保障存在缺口。

从长期照护服务机构供给与费用保障来看，仍然存在缺口。在照护服务费用方面，60~69 岁老年人照护服务费用较低。重度失能老人面临更大的保障缺口，个人筹资比例高。虽然高龄补贴在一定程度上减轻了老年人及其家庭的经济负担，但在资金来源的稳定性和覆盖人群方面都不是最理想的筹资方式，保险保障尤其是商业保险的作用亟待提高。有长期照护服务支出的老年人经济压力较大，除了基本医疗保险的报销外，这一负担主要由子女和本人承担。《2017 年中国长期护理调研报告》数据显示，老年人长期照护费用支出中，子女和本人承担的比例分别是 36.6%、32.7%，基本医疗保险报销所占比例为 18.5%。对购买了第三方服务的老年人来说，费用压力进一步上升。[1]《2018~2019 年中国长期护理调研报告》数据显示，一半以上的重度失能老人每月长期照护费用占可支配收入的比例超过 90%，其中承担费用者主要是子女，政府财政补贴的重要性有所上升，但风险分散工具发挥的作用仍然较弱[2]。

(4) 长期照护机构人力资源保障不足。

现阶段，相比与日俱增的长期照护需求，中国老年人照护服务面临着从业人员不足和大量流失的两难困境[3]，这也成为制约中国老年人长期照护服务可持续发展的重要因素。中国老年人照护服务人才的统计制度尚未建立，缺乏能够准确反映老年人照护服务的统计数据。按较为宽泛口径统计，中国老年人照护从业人员数量明显少于发达国家（见表3-20）。截至 2020 年底，中国养老机构、社区养老机构职工，包括行政管理、后勤保障、长期照护等各类人员合计为 122.7 万人。这一服务人员总数远低于美国长期照护人员数量。我国 65 岁及以上老年人每百人拥有养老机构从业人员数量为 0.64 人，远低于发达国家平均水平[4]。

---

[1] 中国保险行业协会：《2017 年中国长期护理调研报告》，2017 年，http：//www.iachina.cn/art/2017/6/25/art_601_43450.html。

[2] 中国保险行业协会：《2018~2019 中国长期护理调研报告》，2020 年，http：//www.iachina.cn/art/2020/7/6/art_22_104560.html。

[3] 姬飞霞、王永梅、张航空：《老年照护服务市场化供给——理论基础、制约因素与优化路径》，《社会建设》2019 年第 6 卷第 6 期，第 15~24 页。

[4] 安超、王杰秀：《老年照护人才队伍建设——在新机遇中寻求新突破》，《社会政策研究》2022 年第 1 期，第 3~19 页。

2017年，在上海市先行3个试点区，居家护理服务对象与护理员比仅为107∶1[①]。2020年，我国失能、半失能老年人约为4000万人，而养老护理员仅有4万多人。如果依不能自理老人与专业护理人员1∶3的标准配置，估算的老人专业照护人员缺口有千万人。如果按家庭照护占比90%的方案估算，对未来老年照护服务人才需求进行分析，2030年照护半失能和失能老年人需要配置的照护人员的规模将为32.9万人和19.2万人，2050年将为56万人和45万人[②]。

表3-20　部分国家老年人口拥有正式长期照护人员数量[③]

	正式照护人员数量/百万人	65岁及以上人口每百人拥有长期照护人员数量/人
中国	1.23	0.64
德国	0.97	5.4
瑞典	0.24	11.9
美国	2.81	5.2

在我国，还存在老年长期照护服务从业人员年龄结构老化、人员流动大、离职率高、社会地位偏低的问题。民政部社会福利中心课题组的研究显示，我国养老机构从业人员中，46~65岁年龄段占比达到57%。工作强度大、工作环境不容乐观，薪酬待遇差，社会地位低，加之社会观念的影响，老年护理员成为下岗工人和农村务工人员的无奈选择。

3. 社区居家照护服务发展不足

尽管国家积极推动居家社区照护，但以家庭为核心，以社区为依托，以专业化服务为主要形式，并能充分利用各类社区资源为居家老年人提供社会化服务的作用远远没有充分发挥。

（1）社区居家照护服务机构缺乏且服务利用率偏低。

从供给的情况看，目前长期照护服务更多的是依靠家庭和机构提

---

① 蒋曼、罗力、戴瑞明等：《上海市长期护理保险中医疗护理供给现状分析》，《医学与社会》2019年第32卷第2期，第5~8页。

② 李建伟、吉文桥、钱诚：《我国人口深度老龄化与老年照护服务需求发展趋势》，《改革》2022年第2期，第1~21页。

③ 中华人民共和国民政部编：《中国民政统计年鉴（2021）》，北京：中国社会出版社，2021年，第89页。

供，而能提供居家照护的机构较少，社区并没有在长期照护服务中发挥重要作用。2017年调查发现，社区平台建设和服务设施不足，拥有养老照护服务平台的社区占比仅为10.4%①。在试点城市广州，根据市政府发布的《2021年广州市长期照护定点服务机构名单》统计，长期照护服务定点机构共326家，其中社区居家养老照护服务机构仅23家（见表3-21）②。

表3-21　2021年广州市长期照护服务定点机构类型

机构类型	家庭服务机构	养老机构	医疗机构	社区居家养老照护服务机构	设备服务
机构数量	56	150	87	23	10

从社区居家服务利用来看，不论是实地调研的资料还是数据分析均显示，服务利用率偏低，相当一部分社区服务并未被使用，处于闲置状态。2018年中国健康与养老追踪调查（CHARLS）数据表明，在获得的社区居家养老服务方面，只有很少量老年人认为社区工作人员是主要照护者，在获得的服务项目中最多的为定期体检，获得过此项服务的老年人占16.75%，而针对失能老人的日间照料、家庭病床和上门巡诊服务都比较少，获得上述3项服务的老人分别占0.63%、0.15%和3.85%③。可见，以社区为依托的长期照护服务的作用还没有充分发挥出来。

（2）社区居家照护服务存在一定的供需错位。

在社区调查中，发现老年人需求和照护资源尚未实现有效对接。虽然社区居家照护服务潜在需求很强，但聚焦于失能老人的长期照护服务方面发展不足。从现有居家社区照护服务对象来看，主要是健康老年人，以及社区内"三无"、低保、特困、空巢、失独等特殊老年群体，而针对失能、半失能老人的服务项目仍为鲜见。与侧重的照护服务对象

---

① 崔树义、杜婷婷：《居家、社区、机构养老一体化发展研究》，《东岳论丛》2021年第42卷第11期，第36～44页。

② 广州市医疗保障局：广州市长期照护保险定点服务机构名单，2021年，https://www.gz.gov.cn/gzsylbzj/。

③ 晏月平、李雅琳：《社会资本视域下失能老人照护情况及生活满意度研究——基于"中国健康与养老追踪调查"的实证分析》，《残疾人研究》2022年第1期，第77～88页。

错位相对应，针对失能老人的需求，精准化、分梯度提供服务方面也存在不足。现阶段的社区居家服务中，多以日常生活方面的服务为主，医疗健康服务和心理慰藉服务相对较少，在供给项目的结构、数量和质量方面较为趋同。2017年山东省的社区居家养老照护调查显示，经常来社区照料中心的多半是自理老人或轻度失能老人，活动内容以打牌、下棋、唱歌、跳舞、喝茶、聊天为主①。老年人家庭住房与居住区公共设施的失能适老化改造不足。社区基层卫生服务中心主要为老年人提供健康讲座、开展定期体检等常规服务，缺少专业性较强的健康护理服务，如上门看病、康复护理、心理咨询、应急救助等。在现有人员与设备配置下，社区医疗卫生机构无法定期上门观察患病老人的病情、发现问题并及时进行诊疗护理，机构设施较为简陋，不具备提供专业护理的能力，体检、康复等服务提供不足。随着年龄增长，老年人生活自理能力逐渐下降，对于上门服务以及生活必需服务的需求逐渐增多②，应充分整合社区居家照护的各类资源，以满足老年人多样化的照护需求。

（3）社区居家照护服务供给存在城乡差异。

从老年人长期照护服务的供给来看，社区层面对居家养老服务的供给增加很快，特别是在城市地区，大部分社区都有各种养老照护服务的供给。但社区居家照护服务的供给存在着明显的区域差异，总体来看，中心城区的服务供给要好一些。2015年，全国老龄工作委员会进行的第四次全国老年人生活状况抽样调查以及多地实地调研数据表明，在中心城区的社区，上述服务都没有供给的比例只有11.14%，而在偏远农村地区，上述服务都没有供给的比例高达64.71%③。2017年，针对山东省1200名60岁及以上老年人进行的社区居家养老服务专项问卷调查显示，48个社区中，提供日常生活照护服务的城市社区占比为83.3%，农村社区占比仅为75.0%；在提供医疗健康服务方面，城市社区提供

---

① 崔树义、杨素雯、田杨：《供需视角下社区居家养老服务提质增效研究——基于山东省1200名老年人的调查》，《山东社会科学》2020年第9期，第127~133页。
② 万乐平、韦慧燕、杨光媚等：《基于EQ-5D量表的社区居家养老年人医养结合服务需求分析》，《郑州大学学报（医学版）》2022年第57卷第6期，第810~815页。
③ 王震：《居家社区养老服务供给的政策分析及治理模式重构》，《探索》2018年第6期，第116~126页。

的比例为91.7%，而农村社区为87.5%①。在社区居家照护服务队伍方面，同样存在城乡区域差异。农村医务人员的服务供给在现实中严重不足，医疗服务可及性低。在一些农村社区根本没有条件提供护理人员，即使提供，老年人也通常因缺少经济支撑无法聘用照护人员上门服务。

（4）社区居家照护资源整合能力不强。

社区作为照护资源集散地，是老年人进行照护活动的集中场所，需要具有整合信息技术、各方主体等服务资源的能力。然而从当下社区发展看，社区并没有充分发挥其强大的资源整合能力。具体表现在：第一，在我国社区照护服务领域，尚未将新一代信息技术用于优化照护服务资源，以实现社区照护服务转型升级。当前，我国社区居家服务仍处于传统模式和陈旧状态，未能有效将物联网、大数据、云计算、人工智能等用于提升照护服务能力和质量。失能老人信息共享平台及数据的缺乏，无法实现照护服务的及时反馈、动态监管，提升各类资源投入的效益和效率、进行科学的政策选择和政策改善也将成为空谈②。仅从长期照护服务需求来看，目前不同研究机构对于失能、半失能及失智人群的相关数据有较大差异。对中国老年人群中中重度失能失智的老年人群等基础数据掌握不实，可能造成对老年人口失能失智变动趋势预测不准；同时，在分配基础中由于政策主体模糊，可能造成真正有照护需求的老年人得不到服务③。第二，社区尚未有效引入社会力量等多方主体形成合作机制，缺乏将各方主体纳入社区照护服务的能力。调查发现，社区居家照护服务的社会支持比较缺乏，社会养老机构、慈善组织、工会组织、志愿者团队、老年人互助组织等并未实现资源的整合和优化④。即使在志愿者、社工组织等社会力量有较好发展的经济发达区域，在进入失能老年人家庭，提供照护、精神慰藉等服务方面，也主要集中在一些特殊节日，仅有一些零星的、临时性行

---

① 崔树义、杨素雯、田杨：《供需视角下社区居家养老服务提质增效研究——基于山东省1200名老年人的调查》，《山东社会科学》2020年第9期，第127~133页。

② 杨团：《中国长期照护的政策选择》，《中国社会科学》2016年第11期，第88~111页。

③ 杜鹏、纪竞垚：《中国长期照护政策体系建设的进展、挑战与发展方向》，《中国卫生政策研究》2019年第12卷第1期，第29~34页。

④ 杨建海：《失能半失能老人居家养老的社会支持体系研究》，《人民论坛》2019年第19期，第64~65页。

为，并不具有持续性。而参与社区照护服务的主体在农村社区提供的照护服务几乎为空白。

(二) 多元供给但非协同

虽然在老年人长期照护服务供给过程中，我国已经形成了多元主体参与的格局，但实践中，不同主体尚未形成协同关系。

1．政府与家庭照护

(1) 政府与家庭责任演化中，"去家庭化"取向有所增强。

1949年至20世纪80年代，我国老年人福利政策中视家庭为解决老年人赡养及照护问题的首要责任主体。政府只针对家庭支持出现问题的老龄人口提供服务。社会政策体系中既没有家庭之外的选项供选择，也未充分体现出对家庭照护的支持。

20世纪80年代后，随着市场经济体制的改革、人口流动性的增加、计划生育政策的实施以及家庭结构的小型化和核心化，家庭照护面临着一系列挑战。老年人照护政策方面，政府与家庭责任配置出现了调整趋势：一方面是家庭照护传统的固化。1996年颁布的《中华人民共和国老年人权益保障法》将子女和家庭赡养老年人的责任法律化，以法律的形式明确家庭对老年人的照护义务。另一方面是提出政府扶持、社会兴办、市场推动原则，建立以居家为基础、社区服务为依托、机构养老为补充/支撑的多重服务体系。社会政策的重心开始从仅针对特殊群体转向对居家老人的广泛支持，出现了一系列程度较低的"去家庭化"策略。其中，市场经济体制改革推动了我国照护服务的社会化，社会办老人院为老年人照护提供了家庭之外的其他选择。市场供给同样减少了部分老龄群体在照护层面对家庭的依赖，体现出一定程度的"去家庭化"趋向[1]。可以看出，这一阶段，较之以前依靠家庭照护养老，体现了政府、市场、家庭的结合，政府参与其中，市场开始发挥作用。但此时，政策的适用对象主要是社会一般老人，而非失能失智需要长期照护的老人[2]。

---

[1] 赵艳：《健康老龄化背景下我国农村养老服务供给多元合作模式研究》，呼和浩特：内蒙古农业大学，2021年。
[2] 王莉：《政府还是家庭：长期照护服务供给责任反思》，《学术论坛》2018年第41卷第5期，第117～124页。

2011年后,老年人的长期照护问题逐渐引起政府的重视,政府提出了针对失能失智老人的照护政策。调查显示,我国高龄老人超过3000万,失能老人超过4000万。空巢、高龄、失能老人的增加,使长期照护服务需求不断凸显。2000年,我国城乡老年人自报需要照护服务的比例为6.6%,2015年上升至15.3%;高龄老人自报需要照护服务的比例则对应为21.5%、41.0%①。家庭照护的传统和政府照护服务责任的补缺模式面临着前所未有的挑战。2011年实施"老龄事业'十二五'规划",2012年底国家再次修订颁布《中华人民共和国老年人权益保障法》②,2015年国务院颁发《关于全面建立困难残疾人生活补贴和重度残疾人护理补贴制度的意见》③,这一系列政策均提到了"失能、半失能老年群体"。2016年,《人力资源社会保障部办公厅关于开展长期护理保险制度试点的指导意见》④ 发布,决定在我国15个城市开展长期护理保险制度试点,为长期失能人员的基本生活照料和与基本生活密切相关的医疗护理提供资金或服务保障。

以开展长期护理保险制度试点为标志,我国长期照护政策中,政府与家庭的关系呈现出新趋向,长期护理保险制度转移、分担了家庭照护的经济负担与责任,在一定程度上创造了家庭照护功能的替代者。可以看到,长期护理保险制度的推广,以及市场供给,标志着我国老年人长期照护服务的"去家庭化"趋势有所增强⑤。

(2) 家庭支持政策的广度与深度不足,缺乏系统、有效的政策设计。

对照他国对家庭照护支持的框架,从直接支持与间接支持、经济支

---

① 党俊武:《老龄蓝皮书:中国城乡老年人生活状况调查报告(2018)》,北京,社会科学文献出版社,2018年,第1版,第138~167页。

② 《中华人民共和国老年人权益保障法》,2019年,http://www.npc.gov.cn/zgrdw/npc/xinwen/2019-01/07/content_2070262.htm。

③ 国务院:《关于全面建立困难残疾人生活补贴和重度残疾人护理补贴制度的意见》(国发〔2015〕52号),2015年,http://www.gov.cn/zhengce/content/2015-09/25/content_10181.htm。

④ 人力资源和社会保障部办公厅:《关于开展长期护理保险制度试点的指导意见》(人社厅发〔2016〕80号),2016年,http://www.gov.cn/xinwen/2016-07/08/content_5089283.htm。

⑤ 王莉:《政府还是家庭:长期照护服务供给责任反思》,《学术论坛》2018年第41卷第5期,第117~124页。

持与服务支持来看,我国各地政府对家庭照护的支持主要体现为对家庭照护者的间接经济支持与服务支持。针对被照护者(老年人)的支持,形成对家庭照护者的间接支持。间接的经济支持以老年人领取的养老津贴、高龄津贴、护理补贴等形式存在。截至2018年底,全国31个省(自治区、直辖市)均已建立了高龄津贴制度,有30个省(自治区、直辖市)建立了老年人服务补贴制度,29个省(自治区、直辖市)建立了老年人护理补贴制度①。长期护理保险制度试点开展后,在给付内容方面,主要针对老年人的医疗护理,而非生活照料;在给付对象方面,主要针对养老机构和社区医疗机构,部分减轻了需要长期照护的老年人及其家庭的经济负担,形成了对长期照护的家庭成员的间接经济支持②。

从间接的服务支持来看,部分城市依托社区,试点探索为家庭失能老人提供支持服务。目前,上海、杭州、广州等各大城市街道都在积极建设居家养老服务体系,正在建设或者已经开展的系列社区服务包括社区助餐服务、居家养老上门服务、老年人日间服务中心,以及社区结对关爱活动等。从已有的间接服务支持来看,其主要面向能够自理的老年群体,对于失能老人的长期照护服务尚未出台具体措施,这也体现出我国社区功能的尚不完善之处,失能老人的家庭还难以得到有效的社会支持。实践中,直接以家庭等非正式照护者为对象的经济与服务支持较少。

从直接的经济支持来看,南京在2013年明确政府为"五类老人"③购买社会组织服务,照顾失能老人与半失能老人的护理人员可分别得到每月400元、300元的经济支持;2014年出台规定,对照顾"五类老人"的护工或者子女,可领取一定的护理服务补贴,但在实践中,符合条件者少之又少,不具有普遍意义。从直接的服务支持来看,如喘息服务等,在国内城市尚处于探索阶段,主要是由社区、志愿者等

---

① 新华社:《我国31个省份均已建立高龄津贴制度》,2019年,https://www.gov.cn/xinwen/2019-02/21/content_5367498.htm。
② 王莉、王冬:《老人非正式照护与支持政策——中国情境下的反思与重构》,《人口与经济》2019年第5期,第66～77页。
③ "五类老人"主要指低保、低保边缘老人,经济困难老人,计生特扶老人,"五保""三无"老人,百岁老人。

提供一定的替代照护服务或暂时收留服务，其服务功能、形式均较为单一。针对非正式照护者采取的其他直接支持，如咨询、培训服务等尚未涉及。

从不同支持层次来看，国家政策和法律权利层面更需要完善。各地方政府的实践虽然略有差异，但这些针对老年人的照护津贴与支持服务多处于试点阶段，基本是自主探索实施，制度不完善，缺少顶层设计与强有力的制度保障，没能体现提供这些支持与服务的更广泛的政策环境。

不难发现，一方面，我国老年人长期照护中的政府与家庭责任演化与他国照护体制有其共同之处。当意识到老龄化以及长期照护的需求压力，家庭照护遭遇有效性危机时，以政府介入、长期护理保险试点、市场化供给为主要内容的"去家庭化"政策成为选择。家庭不再是唯一的、稳固的照护来源，而是需要政策支持并在一定程度上可被替代的目标。另一方面，我国的照护体制又显示出其历史文化传统，以孝文化作为中华传统文化的重要组成部分，无论是1996年颁布的，还是2012年、2015年颁布的《中华人民共和国老年人权益保障法》，均以法律形式明确家庭的老年人照护义务。与此同时，我国现行老年人长期照护政策（见表3-22），与他国政策演进趋势仍有较大差距，主要表现为：从各地方政府的实践来看，在家庭与政府责任趋向方面，长期照护保险制度以现金给付为主，资金依赖于医疗保险基金，渠道单一，虽然迈出了减轻家庭经济负担的第一步，但在增强家庭照护能力方面，政策支持不够充分。针对家庭照护者的支持，如照护假期、养老保障等，照护者社会权利缺失，照护津贴有限。或者说，我国当前以被照护者为基础建构的老年人照护制度与实践，仍过于强调责任伦理，由儿女、配偶等家庭照护者提供的照护被视为天经地义的照护资源，对于家庭照护者的支持还没有纳入政策考量的范围内。[1]

---

[1] 王莉：《政府还是家庭：长期照护服务供给责任反思》，《学术论坛》2018年第41卷第5期，第117~124页。

表 3-22 新时期中国老龄群体长期照护中政府与家庭责任的政策表现

政府对家庭服务的支持				政府财政支持			法律法规		照护服务供给	
咨询	信息	喘息	培训	照护者津贴	老人津贴	支持社会化照护机构	照护者养老保障	照护假期	市场化	志愿性照护主体
无	无	少	无	无	少	少	无	无	少	少

综上所述，我国家庭照护的现实与当前照护政策定位之间存在着偏差。各地长期照护政策与实践虽然迈出了减轻家庭等非正式照护负担的第一步，但在增强其照护能力方面，政策支持的广度与深度明显不足，缺乏系统、有效的政策设计①。

2．政府与市场供给②

（1）市场在资源配置中的基础性作用尚未充分发挥。

市场主体作为老年人长期照护服务的提供方，其角色和作用随着市场化改革而不断得到加强，但老年人长期照护服务市场供给仍有待完善。

首先，现有长期照护服务领域存在整体供给能力低、供需不匹配等问题，难以满足失能人员多层次的照护服务需求。在过去 10 年里，机构照护供给的市场力量激增。民营机构已经成为当前我国长期照护服务供给的主体。但从长期照护服务项目供需来看，中重度失能老人面临照护服务项目与其需求不匹配的问题；医疗护理服务供给不足问题比较严重，而相较于医疗护理服务，喂饭或送餐、打扫房间等日常生活服务则显著过剩③；专业照护服务人员短缺问题比较突出。我国现行政策中，缺乏对长期照护人才队伍培养的国家标准，包括专业照护者的认证机

---

① 王莉、王冬：《老人非正式照护与支持政策——中国情境下的反思与重构》，《人口与经济》2019 年第 5 期，第 66~77 页。

② 王莉、余璐：《我国长期照护服务供给——市场化政策、实践与反思》，《中州学刊》2021 年第 7 期，第 88~95 页。

③ 中国保险行业协会：《2018~2019 中国长期护理调研报告》2020 年，http：//www.iachina.cn/art/2020/7/6/art_22_104560.html。

制、照护服务的规范或指南①。许多照护人员由家政人员短期培训而来，往往因缺乏专业技能而只能提供简单的居家日常照护服务，难以满足老年人多方面的专业性照护服务需求。与此同时，从长期照护服务的人力资源保障来看，国家医疗保障局、人力资源和社会保障部、民政部和国家卫生健康委员会等，存在着政策摩擦、人力流通渠道不够畅通的问题②。例如，国家医疗保障局、民政部对照护医疗从业人员的资质标准、照护服务的质量标准不统一③。专业人力资源缺乏，照护服务设施存在空转现象。失能失智老年人迫切需要的社区家庭医生、健康管理、长期照护、心理疏导和法律咨询等专项照护服务因人力资源受限而难以顺利开展④。正是由于上述政策工具的缺乏，我国长期照护服务专业化水平尚在低位徘徊。

其次，长期照护服务的市场竞争也存在一系列问题。公办机构与民办机构（包括民办非企业单位）、本地投资者与外地投资者、外资企业与内资企业等处于不平等的市场地位。对此，虽然一些地方积极探索招投标或招拍挂等方式，但在这一过程中，假投标、陪标等现象比较普遍，损害了市场竞争的充分性⑤。在照护服务的经办管理中，试点地区将业务分区包干给不同的商业保险公司，这只是将政府经办事项转交给某个公司经办，既没有在区域内引进竞争机制，也没有赋予广大居民"用脚投票"的选择权⑥。上述现象都将导致照护服务市场效率的损失。

（2）政府与市场职能边界模糊，缺位和越位并存。

从当前的长期照护服务领域来看，市场与政府的职能边界模糊，缺位和越位并存，既"掌舵"又"划桨"的现象仍然存在。事实上，政府对于照护服务的培育与支持力度不够，制约市场作用的发挥，市场配

---

① 杨团：《中国长期照护的政策选择》，《中国社会科学》2016年第11期，第88~111页。

② 郑伟、姚奕、刘子宁等：《长期护理保险制度的评估框架及应用：基于三个案例的分析》，《保险研究》2022年第10期，第65~78页。

③ 王庆、于保荣：《中国长期照护保险制度试点分析及未来发展的政策建议》，《卫生经济研究》2021年第38卷第2期，第3~7页。

④ 刘焕明：《失能失智老人长期照护的多元主体模式》，《社会科学家》2017年第1期，第46~50页。

⑤ 朱浩：《中国养老服务市场化改革三十年的回顾与反思》，《中州学刊》2017年第8期，第66~72页。

⑥ 于保荣、张子薇：《长期照护保险的服务体系建设与经办管理研究》，《卫生经济研究》2019年第36卷第10期，第15~17页。

置资源的理念没能完全贯彻到实践当中，市场准入、监管有待优化。

首先，在市场培育扶持方面，民间资本投入照护服务业仍存在各种壁垒，而政府对照护服务机构的扶持优惠政策也往往难以落实到位。政府财政资金投入养老机构中，而对居家社区和家庭照护的财政支持不足。即使在居家养老服务中，政府也偏向于社区养老服务机构和设施的建设，忽视了居家养老服务的提供[1]。就我国试点的长期照护服务发展来看，参与长期护理保险的机构积极性较弱，政府对照护服务机构并无政策倾斜，照护服务机构也并未因为具有定点机构的资质而增加收入[2]。由于政府对养老服务业的大多数资金和补贴都由民政部负责，对于市场促进作用有限，故而鼓励民办养老机构的经济激励非常有限[3]。实践中，仍需要政府调动照护服务机构参与的积极性。

其次，市场化供给的制度环境有待完善，准入标准与监管机制尚不健全。在老年人长期照护中，对老年人的照护需求进行科学评估，是服务需求确定、服务有效供给的关键[4]。评估工具是确定服务给付对象、设置服务内容、评估服务质量、分配有限的照护服务资源的依据。以失能失智老人的分类、分级的科学评估为依据，为他们选择居家、社区日间照护或者机构照护是长期照护体系建设的科学基础，也是当前政策推行的主要"瓶颈"[5]。我国需求评估工具尚未形成统一标准，照护分级依据不明确，照护需求评估结果与实际提供服务的对应性还有待实证研究。

政府购买照护服务实践中对照护服务市场的监管体系不够完善，也对照护服务市场化进程有一定影响，并间接影响了照护的服务能力和服务水平。在长期照护服务领域，存在多部门管理的情况，服务政策的制定、实施和管理涉及民政部门、人力资源和社会保障部门、卫生健康部

---

[1] 文太林、孔金平：《中国长期照护筹资与公共财政转型》，《行政论坛》2020年第27卷第1期，第114～119页。

[2] 陈诚诚：《长期护理服务领域的福利混合经济研究——基于瑞德日韩四国的比较分析》，《社会保障评论》2018年第2卷第2期，第134～147页。

[3] 葛蔼灵、冯占联：《中国养老服务的政策选择：建设高效可持续的中国养老服务体系》，北京，中国财政经济出版社，2019年，第1版，第28页。

[4] 江海霞、郑翩翩、高嘉敏等：《老年长期照护需求评估工具国际比较及启示》，《人口与发展》2018年第24卷第3期，第65～73页。

[5] 杨团：《中国长期照护的政策选择》，《中国社会科学》2016年第11期，第88～111页。

门、残疾人联合会、工商行政管理部门等，很难有效地协调各个部门之间的工作，在一定程度上影响了照护服务的有效监管。市场运作的法规及行业标准不够完善，许多政策尚处于探索阶段，在实施过程中常存在监管不力或无效的情形，导致养老照护服务市场发展呈现无序粗放状态，难以实现有效监管①。当前，并没有统一的信息系统收集和保存公办以及民办服务提供者的数据，也缺乏监管调控和其他政策来确保服务质量。由于居家社区养老照护服务范围广、服务处所不同，因此在这些方面的质量监督更加困难②。实践中，政策方面虽然已规定补偿费用的条目，然而照护机构并未明确规定哪些条目已列入护理费用中，导致补偿费用与实际发生的护理费用不符，甚至出现补偿倒挂现象。在监督管理方面的可操作性不强，存在着监督机构混乱、监督机制不健全、缺乏科学的评价监督结果等问题③。

（3）市场机制下的消费者选择没有得到有效保障。

首先，由于缺乏科学、规范的失能老人家庭照护能力评估体系，导致难以准确评估老年人及其家庭的照护需求与能力，进而影响对社会化照护服务需求程度的精准识别④。在准入机制、失能评估标准方面，由于我国长期照护制度处于探索阶段，缺乏统一的评估指标及相应的评估工具，评估机制存在碎片化、差异化问题。同时，现阶段的评估指标及评估工具缺乏本土化特色，科学性与落地性仍有待考究⑤。我国对于失能失智老人没有统一的分类、分级标准。众多老人院还只是将失能分为半失能和全失能两类，基本健康的老年人也常常被划入半失能之列，失智被混在失能之中，没有设置概念及分类、分级标准。除了地方标准外，其他老年人长期照护服务需求评估探索在范围上多局限于局部社区

---

① 朱浩：《中国养老服务市场化改革三十年的回顾与反思》，《中州学刊》2017年第8期，第66～72页。

② 葛蔼灵、冯占联：《中国养老服务的政策选择：建设高效可持续的中国养老服务体系》，北京，中国财政经济出版社，2019年，第28页。

③ 雷雨若、王娟：《地方政府购买居家养老服务中的监管失灵及其矫正——基于南京、宁波、广州、合肥和深圳的分析》，《济南大学学报（社会科学版）》2020年第30卷第1期，第145～156页。

④ 姬飞霞、王永梅、张航空：《老年照护服务市场化供给：理论基础、制约因素与优化路径》，《社会建设》2019年第6卷第6期，第15～24页。

⑤ 吴君槐、马琦峰、李蕾等：《长期护理保险失能—照护等级评估制度区域比较研究——以长三角地区10个试点城市为例》，《科学发展》2021年第10期，第105～113页。

或特定的照护机构,其评估结果能否在不同的照护环境传递缺乏实证研究数据支持,且由于评估工具差异,数据分析存在困难,评估结果是否能够准确反映老年人的照护需求还有待商榷[①]。许多地区以日常生活活动能力(activities of daily living,ADL)评分 40 分以下作为长期照护服务准入标准[②],划分过于粗糙,且 ADL 量表只能评估身体机能情况,忽略了心理健康及社会适应状况[③]。由此可见,国内在统一的长期照护需求评估方面亟须改进。

其次,照护服务体系并没有为消费者(参保人)提供相应的条件和保障。在我国,老年人群体大多难以承担积极消费者的角色。当前我国照护费用的增长速度正在超出个人和家庭的支付能力,补偿与需求没能真正匹配[④]。我国老年人群体由于制度转型等因素实际上是贫困程度最深的群体[⑤],其有效需求不足会制约长期照护服务市场的形成与发展。如果没有有效的长期照护筹资制度作为保障,按照老年人自身的经济状况是难以支付机构、社区的长期照护服务费用的。即便在拥有一定消费能力的老年群体中,因传统观念的影响,他们也并不会直接对长期照护服务产生购买意愿和购买行为。具体在老年人照护服务领域,中重度失能老人的支付意愿和其实际支付水平之间的差距很大,他们因此也面临着更大的保障缺口。高龄补贴虽然在一定程度上减轻了老年人及其家庭的经济负担,但在资金来源的稳定性和覆盖人群方面都不是最理想的筹资方式;商业保险的作用亟待提高[⑥]。同时,我国制度设计过于强调"责任伦理",家庭照护者的沉重负担一直没有被纳入政策考量的范畴。上述多种限制因素使得长期照护服务建设缺乏内生性动力,这也是

---

① 王蓉蓉、肖明朝、赵庆华等:《老年人长期照护需求评估研究现状》,《中国老年学杂志》2020 年第 40 卷第 12 期,第 2671~2675 页。
② 杨菊华、王苏苏、杜声红:《中国长期照护保险制度的地区比较与思考》,《中国卫生政策研究》2018 年第 11 卷第 4 期,第 1~7 页。
③ 周维、孙靖凯、汪晓凡等:《我国老年人长期照护政策的问题分析及政策选择》,《卫生经济研究》2021 年第 38 卷第 5 期,第 39~41 页。
④ 裴晓梅:《建立长期照护体系有现实障碍》,《健康报》,2016 年 4 月 25 日。
⑤ 王晶、张立龙:《老年长期照护体制比较——关于家庭、市场和政府责任的反思》,《浙江社会科学》2015 年第 8 期,第 60~68 页。
⑥ 中国保险行业协会:《2018~2019 中国长期护理调研报告》2020 年,http://www.iachina.cn/art/2020/7/6/art_22_104560.html。

长期照护服务市场发展中的瓶颈①。

3. 政府与社会组织

尽管我国社会组织获得了长足发展，但老年照护领域的社会组织尚处在摸索阶段，培育环境有待形成，深层次的路径依赖依旧存在，这也影响了社会组织作为独立个体参与长期照护服务的供给。总体来看，当前社会组织嵌入我国老年人照护服务还存在一系列问题。

（1）社会组织资金来源单一，主要依赖政府购买，难以发挥自身优势。

政府在与社会组织合作过程中，对照护服务的购买与老龄化高速发展现状不相符合，公共资金投入仍显不足。面对规模庞大的照护服务需求，国家信息中心经济预测部测算表明，"十三五"时期政府在养老服务体系建设领域仍存在着资金缺口②。在政府购买服务模式下，社会组织在参与社区照护服务时，主要靠政府购买服务和专项工作，存在过度依赖政府资金的现象。而政府用于购买服务的财政经费有限，购买服务内容具有不确定性，拨款周期又相对较长，往往会造成项目完成即服务终止的局面。社会组织作为服务供给者，为了争取政府拨款不断迎合政府新的购买计划，只能执行政府部门下达的项目策划，可能以形式合规的表层化服务迅速完成任务指标③。过于依赖政府导致社会组织处于被动地位，缺乏创新性、灵活性，并没有真正发挥自身的参与能力，无法持续地为老年人提供个性化照护服务。

（2）政府向社会组织购买服务时制度仍需进一步规范。

首先，政府对社会组织的选择拥有较大的自由度。《政府购买服务管理办法（暂行）》和《政府购买服务管理办法》仅对社会组织参与居家照护服务的资质做出了原则性规定，并未有严格的、可量化的选择标准。如果不对社会组织选择进行合理规制，就会出现权力寻租、暗箱操作，使社会组织参与居家照护服务流于形式，难以取得实质性成效，

---

① 王莉、余璐：《我国长期照护服务供给——市场化政策、实践与反思》，《中州学刊》2021年第7期，第88~95页。

② 胡祖铨：《我国养老服务业财政性资金投入规模》，《中国科技投资》2016年第2期，第19~20页。

③ 李劲、刘勇：《行动者间的割裂与内城社区福利治理困境——基于广州市H街区长者福利服务体系的考察》，《华南师范大学学报（社会科学版）》2021年第1期，第117~128页。

甚至损害社会公共利益①。其次，在政府购买长期照护服务过程中，制度层面主要以政策文件代替法律法规指导政府购买服务行为。实践中，一些地方政府对于购买服务缺乏经验，其自行制定的实施方案可操作性不强、监督体系不完善、监管权分散、社会监督乏力、考核评估办法不够科学系统、对服务质量和效果难以进行专业区分、公共资金支出随意、评估形式化等问题广泛存在。以南京市鼓楼区政府与心贴心老年人服务中心的合作为例②，尽管鼓楼区建立了相对较为科学的评估机制，并引入第三方评估机构，但缺乏支出监管措施，服务成本难以控制。现有评估体系中，也缺少以服务对象为主体的绩效评估③。在购买服务的价格评估上缺少标准、随意性过大，事后对社会组织公共服务水平与质量的评估也失于空泛与粗疏，导致服务供给品质下降，使得民众对政府购买社会组织服务的公信力下降。此外，政府购买相关政策配套与协调欠缺。在这种情况下，项目如何可持续发展是每个社会组织必须解决的问题。

（3）社会组织自身局限，导致其与政府的合作能力不足。

现阶段，社会组织的合作能力困境表现为：首先，内部治理能力薄弱，合作缺乏竞争。我国社会组织发展时间较短，市场发育不足，且受到社会组织双重登记管理体制的影响，管理经验缺乏，专业人才不足，自制、自律能力较弱，导致组织内部治理能力薄弱。由于有资质的社会组织数量不足，参与政府购买服务的社会组织较少，难以形成竞争的客观条件，带来服务质量难以保证，甚至招投标后的服务价格高于市场价格等一系列的问题④。其次，管理能力欠缺，独立性和自主性较弱。大多数社会组织资金来源单一，对政府和行政体制有很大的依附性，难以有效介入社区公共事务和承接公共职能转移，为社区治理发力。最后，缺乏专业服务能力，难以达成合作目标。多数社会组织的从业人员主要

---

① 张桂敏、吴湘玲：《社会组织参与居家养老服务的规则探析——基于应用规则的逻辑》，《西北人口》2021年第42卷第3期，第52~62页。
② 王浦劬、〔美〕莱斯特·M. 萨拉蒙等：《政府向社会组织购买公共服务研究——中国与全球经验分析》，北京，北京大学出版社，2010年，第92页。
③ 吴修玲：《政府购买非营利性组织居家养老服务研究》，《北方经贸》2015年第8期，第36~37页。
④ 《合肥政府花钱买养老服务遇考验　购买价高于自费价》，《法制日报》，2013年12月25日。

是下岗职工等非专业人员，缺乏系统化的培训、服务意识薄弱、服务技能欠缺等情况普遍存在。在此情况下，专业化服务能力不足成为合作效能发挥的主要瓶颈[1]。

三、治理机制：机构与职能碎片化问题

当不同职能部门在面临共同的社会问题时各自为政，缺乏相互协调、沟通和合作，影响政府的整体政策目标顺利达成。我国长期照护服务涉及多个部门，不同资源划归不同部门管辖，而这些部门间尚未建立完善的沟通协调机制，有些方面还存在多头领导、政出多门等问题[2]，这导致跨行政区域、层级、部门治理过程中的困境。具体来看，我国长期照护服务政策供给的碎片化问题可概括为：

（1）治理层级层面，政府间协作治理还存在一定的碎片化现象。

当前，我国长期照护还处于试点探索阶段，照护服务政策的制定与实施主要依属地原则，尚未形成一个完善的政策体系。失能老人照护服务政策存在地区差异性，各部门对长期照护的理念定位与实践重点不一，失能等级评定标准不一，管理制度不一，服务补偿标准存在差异，资源难以统筹，服务零散分割[3]。政策试点导致地方政府间在政策执行过程中缺少必要的交流与合作，使得政府组织运行层面缺少整合，同级地方政府在照护服务政策执行过程中的交流与合作相对不足，政策执行活动受阻[4]。长期照护制度的区域差异和碎片化问题容易导致服务的不公平和非均等化，形成日益固化的区域利益失衡格局[5]。

---

[1] 伏威：《政府与养老服务社会组织合作的优化路径研究》，《延边大学学报（社会科学版）》2020年第53卷第1期，第93~100页。

[2] 黄健元、杨琪、王欢：《我国养老服务体系发展——从医养结合到整合照护》，《中州学刊》2020年第11期，第86~91页。

[3] 杨团：《中国长期照护的政策选择》，《中国社会科学》2016年第11期，第88~111页。

[4] 张瑞利、祝建华：《失能老人照护服务碎片化及其整体性治理研究》，《中州学刊》2022年第2期，第80~86页。

[5] 郑秉文：《改革开放30年中国流动人口社会保障的发展与挑战》，《中国人口科学》2008年第5期，第2~17页。

（2）治理功能层面，政府组织机构各部门权力维度也存在一定的碎片化现象。

长期照护服务供给是一项复杂的、系统的工作。在中国长期照护供给实践中，政策的制定、实施和管理涉及诸多主管部门，包括国家医疗保障局、人力资源和社会保障部、财政部、国家卫生健康委员会、民政部、中国残疾人联合会等。各部门之间存在着职责交叉但又界限不明[1]，有时部门之间的割裂与冲突使得服务与管理难以形成合力，削弱了在共同价值中所应承担的责任。例如，在信息方面，有的部门间无法实现系统共享和对接，协调困难，资源投入重复[2]。在服务方面，专业护理服务的管理部门是国家卫生健康委员会，民政部则对有关养老资源及养老服务行业的管理负责。在服务对象方面，民政部对于各地的低收入人群、低保标准及内容方面有更多数据，职责中涉及社会救助、老年人福利和特殊困难老年人救助等。失能老人和老年残疾人有很多交叉部分。中国残疾人联合会主要负责组织和实施残疾人的工作，涉及对重度残疾人的生活补贴、康复、辅助器具等[3]。在监管方面，社会福利院、公办护理院和民办非营利性养老服务机构处于民政部的监管之下，民办营利性养老服务设施、护理院和退休社区在工商总局及其下属的地方工商行政管理局登记注册，不受同级民政部门的监管[4]。政府治理层级与治理功能存在的碎片化问题导致长期照护服务连续性、整合性受到冲击。

以我国"医养结合"的推进为例，在实践中，其碎片化现象主要体现为：在"医养结合"服务供给中，至少涉及三个政府部门，即主管养老服务的民政部门，主管医疗服务的卫生健康部门和主管医疗保险、长期护理保险的人力资源和社会保障部门[5]。民政部门重点关注传

---

[1] 彭希哲、胡湛：《公共政策视角下的中国人口老龄化》，《中国社会科学》2011年第3期，第121～138页。

[2] 韩小凤：《我国老年福利供给的碎片化及整体性治理》，北京，中国社会科学出版社，2019年，第112页。

[3] 邓勇：《我国残疾人国家监护制度的建构路径与制度设计》，《残疾人研究》2022年第3期，第20～27页。

[4] 葛蔼灵、冯占联：《中国养老服务的政策选择：建设高效可持续的中国养老服务体系》，北京，中国财政经济出版社，2019年，第27页。

[5] 唐钧：《关于医养结合和长期照护服务的系统思考》，《党政研究》2016年第3期，第122～127页。

统民政救助对象,而非单纯因功能丧失需要照护的中低收入老年人群体。卫生健康部门强调失能失智老人是患者,要进行医疗护理、纳入医保,并未把失能老人当作需要生活照料的普通人。卫生健康部门在推进社区卫生服务过程中,提供巡诊入户打针喂药服务,其服务不覆盖失能失智者的生活照顾,也不关注低收入老人。社区医疗卫生服务中心(站)作为卫生健康部门的下设机构,在社区照护服务供给方面能提供的支持较为有限①。在碎片化现状下,各部门的考核任务和评估指标不同,存在部门利益博弈,难以实现共同的价值目标。

可见,在长期照护相关政策的实施和服务供给中,治理目标的相互冲突弱化了"整体性"的价值认同。管理部门分割、权责不清、政出多门,使得治理主体之间无法发挥资源互补的优势,导致多元共治的协同效应无法实现②。因此,要寻求治理理念的突破,多元主体治理结构的协同,从治理体制上整合各部门职能和资源,才能有效推动当前长期照护服务体系的重构。

---

① 王震:《社区医疗卫生体制改革与治理模式创新》,《社会治理》2018 年第 1 期,第 60~66 页。

② 陈怡俊、黄海峰:《基于整体性治理的农村公共服务供给机制研究》,《农村经济》2020 年第 1 期,第 62~70 页。

第四章 中国长期照护服务多元供给的整体性治理：理念、结构与机制

老年人长期照护服务的影响已经渗透到社会的各个领域。它所呈现的是一套跨越功能边界的非结构化公共事务问题，无疑应基于整体性思考，在更新观念和创新制度的基础上跳出传统理论与框架的桎梏[1]。我们需要借鉴"整体性治理"，向前瞻性转变，以满足公民需求为主导的治理理念，以多元主体共治为治理结构，以协调、整合为治理机制[2]来调节乃至重构当前的长期照护服务体系。

第一节 整体性治理下多元供给的理念变革

治理理念具有鲜明的价值导向，是实现组织机构功能整合的重要驱动力，将为制度的改革完善提供先导支撑[3]。以人民为中心，全面推进健康中国建设，把保障人民健康放在优先发展的战略位置[4]，是我国国家治理现代化的核心理念。在长期照护服务的整体性治理中，也需要理念创新，培育具有广泛认同的治理理念。

一、长期照护服务多元供给的利益整合：以被照护者为中心

整体性治理强调公民身份和公民需求最大化实现，主张以公民需求为治理导向，强调"以解决问题"作为政府行为活动的起点。在长期

---

[1] 胡湛、彭希哲：《应对中国人口老龄化的治理选择》，《中国社会科学》2018年第12期，第134~155页。
[2] 曾凡军、潘懿：《基层治理碎片化与整体性治理共同体》，《浙江学刊》2021年第53期，第64~71页。
[3] 李磊、李连友：《从碎片到整合：中国社会保障治理的进程与走向——基于"理念—主体—路径"的分析框架》，《经济社会体制比较》2021年第1期，第1~10页。
[4] 新华社：《中国共产党第二十次全国代表大会关于十九届中央委员会报告的决议》，2022年，https://www.gov.cn/xinwen/2022-10/22/content_5720925.htm。

照护服务供给中,体现为以老年人需求为中心的照护,即以"被照护者为中心"的理念。

一方面,"以被照护者为中心"突出了以需方为中心,充分考虑个体的需求、偏好和价值等,建立起对老年人个体化和多样性的长期照护服务需求的满足。首先,要识别、了解并清晰界定服务人群[1]。要充分了解并评估人群的人口社会学特征(如年龄、性别等)、疾病特征(如发病率、患病率等)、文化价值观、外部环境等信息,明确服务人群及其健康需求。其次,提供基于健康需求和偏好的个性化服务[2]。在对老年人及其家庭进行全面评估的基础上,熟悉其既往病史、治疗史、偿付史等,明确其问题、需求和偏好,制订个性化的照护方案[3]。因而,在以老年人需求为中心的视角下,服务供给不再以服务提供者或经费支持为中心,而是主要基于服务的需求,使服务的供给与服务使用者的具体需求相适应[4]。长期照护需要使得健康和长期照护体系及其内部服务能对老年人特有的、多样的且往往较为复杂的需求做出最佳响应,最终最大限度地发挥老年人内在能力和机能水平[5]。老年人不仅仅是健康问题或者疾病的载体,更是具有独特经历、需求和偏好的个体。照护服务所需要面向的,既包括内在能力强而稳定的老年人,能力开始下降的老年人,也包括能力已减退到需要他人照护和支持的老年人。在长期照护服务的供给中,不是针对服务本身的必要性来提供服务,而是需要面对日益多样化、个性化的老年人照护服务需求,确保通过适当调整卫生和长

---

[1] Wee, S. L., Vrijhoef, H. J. : "A Conceptual Framework for Evaluating the Conceptualization, Implementation and Performance of Transitional Care Programmes", *Journal of Evaluation in Clinical Practice*, 2015, 21 (2), 221-228.

[2] Stephens, K. A., Constance, V. E., Brenda, M., et al. : "Defining and Measuring Core Processes and Structures in Integrated Behavioral Health in Primary Care: a Cross-Model Framework", *Translational Behavioral Medicine*, 2020, 10 (3), 527-538.

[3] 代涛:《"以人为中心"整合型医疗健康服务体系的关键要素研究》,《中国卫生政策研究》2022年第15卷第1期,第2~10页。

[4] Alaszewski, A. M., Billings, J. R. : "Integrated Health and Social Care for Older Persons: Theoretical and Conceptual Issues", *Providing Integrated Health and Social Care for Older Persons*, 2017, 47 (4), 86-96.

[5] 唐钧、冯凌:《长期照护的全球共识和概念框架》,《社会政策研究》2021年第1期,第18~38页。

期照护体系来满足①。因而，未来长期照护服务供给将针对老年人个体化和多样性的长期照护服务需求，向需求侧推动。

另一方面，以"被照护者为中心"强调老年人的整体需求以及跨领域合作，并始终贯穿于服务供给的全过程。长期照护服务不再以碎片化供给的形态存在，而是通过加强不同服务管理与服务项目之间的协同，实现各类服务之间的有效整合与无缝衔接，从而确保实现高质量的、综合的、能负担的、可获得的，并以老年人需求和权利为核心的照护服务②。为此，在构建长期照护服务供给体系的过程中，需要在"以被照护者为中心"的理念下，采取变革性方法，包括：转变医疗卫生与长期照护服务相对割裂的局面，从以疾病为基础的治疗模式向以老年人为中心的整体性照护服务转变；围绕着被照护者的需求，通过整合照护资源，发展家庭照护、社区照护、长期照护和公共卫生制度，形成以被照护者为中心的一套照护系统，提供全面的、整体性的照护服务③；借助现代信息技术，有效整合分散的照护资源和服务递送。

二、长期照护服务供给的价值整合：健康理念的构建

健康治理理念已经进入公共政策议程与卫生事业实践，并重塑或引领着其价值取向。健康中国战略下的公共政策亟待从工具理性向价值理性转变，形成适应老龄社会的政策价值理念。当前，我国"健康老龄化""健康中国"等规划的实施，为应对老年人的健康问题提供了重要的理念指引和实践遵循④，以提高人民健康为核心，将健康融入所有政

---

① 世界卫生组织：《老年人综合照护（ICOPE）实施框架：体系和服务指南》，日内瓦：世界卫生组织，2020年。

② Araujo de Carvalho, I., Epping, J. J., Pot, A. M., et al.: "Organizing Integrated Health-Care Services to Meet Older People's Needs.", *Bull World Health Organ*, 2017, 95 (11), 756-763.

③ Keong, H. C., Mun, W. L., Feng, L., et al.: "Singapore Programme for Integrated Care for the Elderly (SPICE): an Integrated Model of Care to Enable Frail Elderly to be Cared for In the Community", *International Journal of Integrated Care*, 2012, 12 (Suppl3), 415-421.

④ 孙鹃娟：《健康老龄化视域下的老年照护服务体系：理论探讨与制度构想》，《华中科技大学学报（社会科学版）》2021年第35卷第5期，第1~8页。

策,全方位、全周期保障人民健康①。从某种意义上说,健康老龄化可以被看作当前包括长期照护在内的所有老年服务的最终目标②。以健康作为整合相融的目标使命构成老年照护服务多元供给的联结纽带。

首先,要打破那种认为照护只是针对失能、部分失能者提供服务的认知局限,需要从全局的、生命历程的视野来构建符合各阶段人群特点的照护体系。长期照护服务作为应对人口老龄化和慢性疾病挑战的应对策略,是对传统照护方式的一种深度变革,这要求不仅要对以往照护的制度框架做出调整,来寻求各个层次之间的合作,而且也要变革决策部门的服务理念③。长期照护服务体系的重点虽然是那些少数的失能、半失能的老年人,但导致疾病、失能的风险因素往往是人们在生命历程中不断累积起来的,提供预防性的、延缓性的医疗服务、照护服务、社会干预服务等,对于减小晚年阶段的照护压力是非常必要的。为此,要鼓励以重建和维护个体健康照护能力为目标的服务体系建设;更加积极地通过健康促进和整合照护,预防、减少或推迟风险人群进入失能失智阶段的比例和时间,降低其对照护的依赖程度,提高风险人群的生活质量,达到控制费用和增加满意度的双重效果④。

其次,健康理念限定并指明了多元服务供给主体的价值导向,从理念层面构筑了价值共同体⑤。政府、家庭、老年服务机构、基层社区组织、社会组织等都是长期照护服务的供给主体,依据老年人生命过程中能力的变化,通过整合的照护服务,为老年人提供及时的、可及的、可负担的充分支持,尽可能延长老年人的健康老龄化轨迹⑥,帮助老年人

---

① 陆杰华、刘芹:《从理念到行动:健康中国战略的公共治理逻辑分析》,《社会政策研究》2019年第4期,第136~144页。
② 唐钧、冯凌:《长期照护的全球共识和概念框架》,《社会政策研究》2021年第1期,第18~38页。
③ Hill, R.: "Integrated Care: Foundation Trust or Social Enterprise?", *Journal of Integrated Care*, 2007, 15 (1), 20-23.
④ Michel, J. P., Leonardi, M., Martin, M., et al.: "WHO's Report for the Decade of Healthy Ageing 2021-30 Sets the Stage for Globally Comparable Data on Healthy Ageing", *The Lancet Healthy Longevity*, 2021, 2 (3), e121-e122.
⑤ 易艳阳:《社区老年服务共同体的系统审视与构建路径》,《兰州学刊》2021年第8期,第149~160页。
⑥ 孙鹃娟:《健康老龄化视域下的老年照护服务体系:理论探讨与制度构想》,《华中科技大学学报(社会科学版)》2021年第35卷第5期,第1~8页。

实现身体、心理与社会功能的完美状态。仅仅调节针对老年人的政策或某一部门的政策都不足以全面应对当前的问题,而应当以社会整合和长期发展的视角来重构当前的公共政策体系①。同样,长期照护服务体系的构建也需要将健康理念融入全部的政策与实践中,从影响服务、影响健康的因素的广泛性、整体性、社会性角度出发,整合各子体系的健康职能,发挥我国的政治制度优势,对影响因素进行全面、综合治理,把服务由个别政府部门的业务工作转变为全社会共治的事情②。

第二节 整体性治理下多元供给治理结构的重塑

长期照护服务供给过程中,治理结构的重塑是整体性治理与治理机制设计的出发点。为此,需要探讨政府、市场、社会组织、社区、家庭等不同主体间的权力边界以及各主体在供给过程中的协同。

一、整体性治理下政府责任的重构与多元供给主体的培育

一个合理、清晰、稳定的政府定位是长期照护服务各主体拥有稳定预期和参与动机的前提③。如何在政府的主导下,通过市场、家庭、社会组织等主体的参与、协商、合作与竞争,形成多元主体协同,对于我国长期照护服务供给治理目标的实现意义重大。

(一)政府责任重构

在政府层面,厘清政府职能边界,提供重要的体制、组织和资金保障,是重构中国涉老政策体系的首要保障④。在中国的长期照护服务多元供给中,政府既起主导作用,同时政府的责任又是有限的,政府的角

---

① 彭希哲、胡湛:《公共政策视角下的中国人口老龄化》,《中国社会科学》2011年第3期,第121~138页。
② 李玲、江宇:《一切为人民,一切为健康》,《求是》2017年第7期,第54~56页。
③ 何文炯、王中汉:《论老龄社会支持体系中的多元共治》,《学术研究》2021年第8期,第73~80页。
④ 彭希哲、胡湛:《公共政策视角下的中国人口老龄化》,《中国社会科学》2011年第3期,第121~138页。

色是制度塑造者、政策制定者和政策实施过程中的监督管理者。

1. 统筹规划

首先,推进试点评估,确立长期照护服务制度框架。探索建立长期照护服务制度是我国应对人口老龄化、健全社会保障体系做出的战略部署。党的二十大报告已经明确提出"建立长期护理保险制度"。随着地方试点中的有益探索以及试点范围的扩大,中央政府要致力于长期照护制度的顶层设计和统筹规划,在鼓励地方政府扩大试点的同时,应尽快对各试点进行评估,及时总结试点经验,出台统一的政策性文件,增强对各地的指导,同时为确定顶层方案设计提供依据。在长期照护制度中,需要进一步明确制度框架、政策标准、运行机制等,需求认定、等级评定等标准体系和管理办法,服务机构、照护人员服务质量评价等方面需要逐步定型,形成统筹城乡、可操作性强的完整制度体系,促使长期照护服务理性建制、稳妥发展。

其次,以国家法律、政府行政规章和地方性法规为基础,组成长期照护服务法律法规体系,推动长期照护服务的制度化和规范化。针对失能老人的长期照护服务,需要进一步明确长期照护服务工作体制、政府职责、政策支持体系、社会参与机制、主体法律责任等。建议在《中华人民共和国社会保险法》中,增加"长期护理保险法"一章,将"长期照护"看作独立的社会风险,确立独立的制度和筹资来源;并基于长期护理保险的特殊性,长期护理保险法律条文也应当具体到护理等级、服务内容、服务时间以及对应的保险费给付标准等[1]。通过专门立法来明确各相关主体的责、权、利,实现以法定制、有法可依,为长期照护服务制度的稳定性、权威性与公信力提供法律依据。以立法建立长期照护制度与相关保险和福利及救助的衔接机制,重点是明确与基本医疗保险、基本养老保险、社会福利(特别是养老福利)、社会救助(主要是社会医疗救助、经济困难的高龄失能老人的补贴、重度残疾人护理补贴等)等政策措施的关系,形成系统、协同、高效的保障合力[2]。

---

[1] 戴卫东:《中国长期护理制度建构的十大议题》,《中国软科学》2015 年第 1 期,第 28~34 页。

[2] 王东进:《坚持立足国情实际全面总结试点经验稳步建立中国特色长期护理保险制度》,《中国医疗保险》2021 年第 10 期,第 13~16 页。

2. 建立健全标准与监管体系

为实现照护服务供给的良性运行，更好地规范和精准提供长期照护服务，政府要重点开发国家统一的失能失智老年人分类分级评估标准、各类长期照护服务的质量规范、专业培训规范和服务质量监督机制等政策工具，构筑长期照护政策的知识生产体系[1]。

首先，完善老年人失能失智等级评定和需求认定标准，为长期照护服务发展提供关键机制支撑。失能失智等级评估标准是待遇享受和基金支付的重要依据，是构成完整制度体系的重要组成部分[2]。在总结试点城市经验的基础上，考虑待遇均衡性、制度公平性。2021年，国家医疗保障局、民政部印发关于《长期护理失能等级评估标准（试行）》的通知，主要对评估指标、评估实施和评估结果判定做了规定。专业评估指标体系由日常生活活动能力、认知能力、感知觉与沟通能力组成[3]。在评估体系推进过程中，仍需要在借鉴他国评估经验和理念的基础上，在评估对象、评估内容、评估方法等方面不断完善。在评估对象方面，如对于失智老人这一特殊群体，与一般失能老人相比存在诸多不同之处，对评估标准也需要进行新的选择。在失能等级评估内容方面，除现有提出的评估指标外，还需要充分考虑家庭成员的身心状态、老年人的生活环境、家庭的居住状况等[4]，使失能评估更全面、更严谨。在评估方法方面，可借鉴个案分类系统、机器学习算法等分组方法，为照护资源的配置提供更加科学有效的依据。在评估结果的应用方面，各试点地区可根据实际情况，对该评估标准、审定机构、等级划分进行细化完善，加强对失能等级评估标准的实施应用，促进标准统一、待遇均衡与制度公平。探索国家医疗保障局、民政部、中国残疾人联合会等各部

---

[1] 杨团：《中国长期照护的政策选择》，《中国社会科学》2016年第11期，第88~111页。

[2] 郭鹏：《长期护理失能等级标准两年内统一》，《民生周刊》2021年第17期，第40~41页。

[3] 国家医保局办公室、民政部办公厅：《国家医保办公室　民政部办公厅关于印发长期护理失能等级评估标准（试行）的通知》（医保办发〔2021〕37号），2021年，http://www.gov.cn/zhengce/zhengceku/2021-08/06/content_5629937.htm。

[4] 刘晓梅、成虹波、刘冰冰：《长期照护保险制度的脆弱性分析——日本的启示与我国的反思》，《社会保障研究》2019年第2期，第93~104页。

门的协作机制,实现评估结果跨部门互认,如对国家医疗保障部评估符合待遇享受条件的失能老年人,民政部在给予照护补贴、养老机构入院评估时加以采信,探索建立评估数据共享机制、评估效果的评价机制等①。

其次,建立健全长期照护服务的质量规范、监管机制。照护服务质量评价体系是服务质量监管的前提,只有明确服务的质量标准、评价指标和评价机构,质量监管才有可能落地实施。试点城市发布了长期照护服务的地方标准,为提升照护服务质量提供技术保障。2019年,《卫生健康委 银保监会 中医药局关于开展老年护理需求评估和规范服务工作的通知》提出,在老年护理服务领域建立国家级专业规范标准,以规范机构护理、社区护理和居家护理等老年护理服务。② 其中,在《护理服务项目建议清单(试行)》中包括了生活护理类、护理与康复类、心理护理类和中医护理类等。医疗机构应当根据老年人护理需求的评估结果和实际情况,提供科学、适宜的护理服务类型和服务内容。可根据具体实际增加或细化服务项目,制定有针对性的服务措施,确定服务项目和频次。按照相关服务指南和技术操作标准等,规范提供服务,保证服务质量。政府的标准是最低标准,相关行业协会及护理机构还应继续推进高标准的照护准则出台,在照护服务的配套建设上更加精准、合理和科学,从而提升整体服务质量。

最后,建立健全照护服务机构和从业人员的监管制度。长期照护服务机构的准入与退出及服务人员资质是建立有序的供方市场的保障。其一,建立严格的长期照护服务机构准入与退出机制。长期照护服务机构涉及区域养老机构、医疗机构,以及与街道(乡镇)、民政部门签订社区养老照护服务合同的其他企事业单位、社会组织。对于符合规定的申请设立或承接长期照护服务项目或设施管理运营的社会组织和企业,经医保部门核准后,向社会公示,公布申请机构名单。同时,构建严格的

---

① 黄瑶:《〈长期护理失能等级评估标准(试行)〉出台,我国长期护理保险制度基础不断夯实》,《中国社会工作》2021年第26期,第18~22页。
② 卫生健康委、银保监会、中医药局:《卫生健康委 银保监会 中医药局关于开展老年护理需求评估和规范服务工作的通知》(国卫医发〔2019〕48号)2019年,http://www.gov.cn/gongbao/content/2019/content_5449667.htm。

退出机制,对于不符合法律明确规定需要退出服务市场的机构即行勒令退市[①]。其二,确立从业者职业资格认证和持证上岗制度,逐步提高从业人员的上岗门槛。除服务人员之外,其他专业人员必须具有相关职业资格,行政管理人员则由政府提供短期培训,并且每年组织开展各类人员的从业道德和职业技能培训[②];评估机构、评估人员要提高专业化水平,成立由专业的医生、护士、康复治疗师等组成的集体评审小组和复核评审小组[③]。结合我国劳动力市场现状和照护服务需求,短期内可对照护服务人员根据服务项目进行分类区别处理,对于从事医疗护理、紧急救援和心理支持等较为专业服务的人员,需要具备一定资质,实行持证上岗,而对于从事其他日常护理服务的可要求经培训后上岗,待条件成熟后可再作资质方面的要求[④]。其三,健全鉴定、检查和第三方评估等工作机制,充分发挥社会监督的作用。等级鉴定机构可依托受委托的医疗机构。在此基础上,人力资源和社会保障部、民政部、国家卫生健康委员会等政府职能部门的行政垂直监管不可或缺。探索引入第三方监管机制。独立于行政部门的第三方机构评估和大众媒体的监督在评价公平性、督促效率性方面则具有独特的优势[⑤]。同时,关注家庭照护的特殊性[⑥]。为防范其中可能存在的道德风险,有必要建立相应的家庭照护服务质量监管措施,以家访为主、培训为辅,通过访问的形式监督服务开展情况,以培训方式促进服务质量提升。

(二) 多元供给主体的培育

长期照护进入国家重大政策规划,政府应积极转变服务理念,需要

[①] 马晶、袁文全:《长期护理服务质量监管机制研究——以德国法为例》,《西南民族大学学报 (人文社科版)》2018年第39卷第1期,第103~108页。

[②] 钟仁耀:《提升长期护理服务质量的主体责任研究》,《社会保障评论》2017年第1卷第3期,第79~95页。

[③] 王群、汤未、曹慧媛:《我国长期护理保险试点方案服务项目的比较研究》,《卫生经济研究》2018年第11期,第38~42页。

[④] 马晶、袁文全:《长期护理服务质量监管机制研究——以德国法为例》,《西南民族大学学报 (人文社科版)》2018年第39卷第1期,第103~108页。

[⑤] 戴卫东:《长期护理保险:中国养老保障的理性选择》,《人口学刊》2016年第2期,第72~81页。

[⑥] 马晶、袁文全:《长期护理服务质量监管机制研究——以德国法为例》,《西南民族大学学报 (人文社科版)》2018年第39卷第1期,第103~108页。

树立起国家主导，社区、家庭、市场协同合作，公众参与的新型社会公共服务的理念①。以传统家庭为主，市场结构失衡，社区嵌入不充分以及社会组织参与不足的长期照护，不仅影响服务供给质量和水平，更难以应对快速老龄化、高龄化的严峻形势。政府在对老年人长期照护服务体系进行整体规划的同时，还应整合多方资源，积极引导、支持和鼓励机构、社区、家庭以及其他社会力量参与到长期照护服务中来，构建长期照护服务的多元协同供给。

长期照护服务多元供给主体的培育是供需双方面的。从需方角度，应针对失能和收入情况的不同采取不同的筹资原则。对于中度失能者，政策对象应该重点关注低收入者，通过民政救济的方式解决其绝大部分费用问题，提高政策的服务可及性；对于重度失能者，政策对象采用全覆盖的长期照护保险形式，提高一般家庭的购买力，释放其有效需求。与此同时，从资源配置公平性的角度，应该缩小居民和职工长期照护保险的差距；而对于低收入的重度失能者，若经过保险报销后其仍旧购买力不足，则应该结合救济，覆盖其绝大部分服务费用②。通过对照护服务对象的分类保障，一方面释放有效需求，使照护服务市场运转起来；另一方面也兼顾了保险资金使用效率、针对性以及公平性，解决照护服务的可及性问题。在构建以家庭为中心的照护服务体系中，还应积极发挥家庭的照护功能。那些家庭照护能力弱且经济状况难以购买照护服务的群体，也应成为政府补贴的对象。对于那些家庭照护支持力不足并且无力支付照护服务的失能群体，应发放补贴照护服务券，以便其用于购买所需的照护服务③。

二、政府与家庭支持政策的构建④

在老年人的长期照护方面，中国不断强化家庭责任，并以法律形式

---

① 杨团：《中国长期照护的政策选择》，《中国社会科学》2016 年第 11 期，第 88～111 页。
② 房莉杰、周盼：《"多元一体"的困境：我国养老服务体系的一个理解路径》，《江苏行政学院学报》2020 年第 1 期，第 60～66 页。
③ 李珍、雷咸胜：《当前我国建构长期照护保障制度的逻辑反思与现实选择》，《江西财经大学学报》2019 年第 4 期，第 69～81 页。
④ 王莉、王冬：《老人非正式照护与支持政策——中国情境下的反思与重构》，《人口与经济》2019 年第 5 期，第 66～77 页。

明确了家庭的老年人照护义务。借鉴他国经验,中国在强化家庭照护责任的同时,也应将家庭照护者作为重要的利益相关者,在制度层面将其嵌入正式照护体系,做出整体性政策设计。现行中国推行以居家为基础、社区为依托、机构为补充的多层次照护服务体系,强调了各责任主体的融合,这也是构建对家庭照护支持体系的情境设定。就支持层次来讲,政府对于家庭照护者的支持是一种制度性介入。政府作为支持的主导性力量,引导并保证支持体系中各环节的有效运转,对家庭照护者的支持主要体现在政策法规等方面。而家庭照护者所需要的具体服务支持可依托社区平台展开。社区可整合与统筹社会等相关资源,为家庭照护提供人力、物力及服务等资源支持。基于此,中国情境下对家庭照护的支持可以从以下四方面着手。

(一) 出台家庭照护服务支持制度和政策

从整体来讲,家庭照护的支持需要合理的政策设计及制度安排。首先,借鉴国际经验,将老年人长期照护上升到国家战略高度,制定中长期的发展规划,既要突出老龄群体,更要从照护者角度出发,将家庭照护者纳入统筹考虑的范围。明确在老年人长期照护服务中家庭等非正式照护者的重要作用,制订针对家庭照护者的一系列措施。其次,在长期照护战略下,国家应该出台具体的支持性政策。例如,可以与企业建立合作,鼓励企业雇佣家庭等非正式照护者,提供兼职,对照护者实施弹性工作制。结合中国各地长期护理保险制度试点,以及各地对高龄、经济困难的老年人提供经济补贴的实践,试点施行对老人家庭照顾者的经济补贴,特别是对为重度失能失智老人提供照护的家庭成员,提供一定的经济补偿。此外,在政策设定上,也可考虑对照护者给予税收、医疗、养老、住房等优惠政策,为照顾者能安心进行照顾提供良好的环境。

(二) 建立和完善家庭照护支持的相关法律法规

《中华人民共和国老年人权益保障法》在"家庭赡养与扶养"一章中明确规定了老年人养老以居家为基础,家庭成员应当尊重、关心和照料老年人;对生活不能自理的老年人,赡养人应当承担照料责任。但是该法律并没有规定赡养老人者以及长期照护老人者的权利,权利和义务不对等。缺乏法律保障，导致老人家庭照顾者的社会地位不高，其社会价值难以得到体现。因此，有必要完善家庭等非正式照护者的相关法律法规，在法律层面对其身份和社会角色、承担的责任予以规定，保障家庭等非正式照护者的社会地位与价值。

(三) 整合照护资源，提供具体服务支持

社区是中国养老服务体系建设的重点，其内部已经聚集了各种正式及非正式服务资源，故可依托社区，通过资源整合，实现服务与需求的有效对接。首先，可以依托社区成立综合性的社区照护服务管理机构，整合社会工作者、医护人员、心理咨询师、家居环境改造者、志愿者等各类人员，为需要照护的老年人及其照护者进行分级建档、个案评估，设计服务内容、测算服务成本；审核补贴申请；与提供服务的机构签约建立协作关系，购买服务；检查服务；等等。其次，社区从照护者需求出发，可为照护者提供直接支持，如各类喘息服务、情感支持、照护知识和技能培训等。喘息服务在深圳、杭州等地区已经开始尝试，可在此基础上进行进一步推广，为照护者提供一系列的支持性、暂时性、替代性的服务。社区喘息服务内容可以包括：由日间照顾中心提供的半天或全天的喘息服务；在社区内提供的夜间喘息服务；社区内的各项支援服务；离家喘息服务，提供专门的服务人员，或者为照护者能够正常工作提供的喘息服务。针对照护者可能出现的不良情绪，社区可为其提供心理疏导。社区可设立全国免费咨询电话，由专业人士提供照护者所需的各种帮助。社区本身也可在心理疏导服务基础上开发出针对家庭照护者的专业咨询课程，为其提供一个情感宣泄和压力缓解的出口。社区还可以作为培训照护者护理技能的培训平台，由社区卫生服务中心、照护中心的护理人员和康复师，以及社区照护经验丰富的照护者及护工定期举办照护知识讲座或照护技巧培训。社区可推动照护者的信息平台建设，如建立照护者协会、照护者联盟，或成立网站、微信群，发布医疗、照护等资讯，解答照护者在照护过程中遇到的各种问题。社区可通过定期聚会，交流经验，使照护者获得归属感，获得理解与认同。

(四) 认可家庭照护者的社会价值，形成广泛的社会支持

中华民族孝文化源远流长，百善孝为先已深入人心。但随着中国社

会经济快速发展，家庭结构的变迁，就业流动性增强等现实问题，家庭照护传统面临着挑战。要充分发挥媒体的宣传作用，对家庭照护者的社会价值予以尊重和认可，为家庭等非正式照护者提供支持。可考虑设立"家庭照护者"活动日来确立照护者的地位，树立照护典型，嘉奖他们的辛苦付出。以媒体宣传、社会活动引导社会舆论，凝聚社会共识。除此之外，还应积极呼吁社会成员共同参与老年人长期照护工作，充分利用民间组织为居家养老者及其照护者提供医疗、咨询、康复等社会服务。

三、政府与市场关系的调整

面对政府直接参与照护服务供给机制出现的诸多问题，许多国家普遍将市场化作为一种解决方案，将市场机制嵌入长期照护服务改革。就我国的长期照护服务市场化政策发展历程与试点实践来看，尽管在长期照护服务供给中形成了以民营照护机构为主、政府协议管理等市场化供给机制，但仍存在市场整体供给能力低、市场竞争不充分、市场与政府的职能边界模糊、监督管理机制不健全以及消费者选择权利难以实现等问题。因此，在推进中国长期照护服务改革中，政府应充分发挥市场在资源配置中的决定性作用，承担起市场培育者和规制者角色，同时重视家庭照护传统，将市场化改革内嵌于本土情境。

（一）培育市场主体，增强供给能力，为市场竞争机制的形成提供前提

长期护理保险试点推出后，中国部分城市的照护服务市场得到了一定的发展。市场主要依据需求的变化提供能够满足多样化需求的照护服务，实现照护服务的多元化供给①。但在长期照护服务领域，多元竞争的市场并不存在。如何培育多元供给主体，促进非营利组织和营利机构发展壮大，提升其服务供给能力，将是推进中国长期照护服务供给侧改革的首要方向。因此，在原有政策的基础上，应进一步鼓励民间资本参

---

① 李珍、雷咸胜：《当前我国建构长期照护保障制度的逻辑反思与现实选择》，《江西财经大学学报》2019年第4期，第69~81页。

与居家和社区照护服务，运营老年人日间照料中心，提供就餐、托养、助浴、休闲和上门照护等服务，逐步使社会力量成为发展照护服务业的主体，推动有竞争力的照护服务市场形成。发展"居家—社区—机构"的全方位长期照护服务模式。鼓励社会力量举办规模化、连锁性的照护机构，将普惠性服务与个性化服务相结合，增强针对失能老人居家照护服务需求的精准供给。地方政府也应通过多种途径，优化支持方式，对居家、机构和社区日间照护服务做出通盘规划和连接、协调，形成一整套帮助失能失智者选择适配性服务的社区长期照护规划和设计[①]，促进社区合作网络的形成，实现社区嵌入与融合的治理格局。通常，长期照护服务需求会自然带动照护服务市场的发展，但在短期内可通过政策支持，鼓励照护服务业的发展。政府应出台相关政策，鼓励、培育照护市场，加强专业照护人员的培训。政府还应出台有针对性的政策，调动参与长期照护服务机构的积极性。针对照护服务人才短缺的瓶颈，除了政府的政策激励，还可以发挥市场力量的作用，通过专业机构培训具有专业素质的照护管理人员、技术人员和服务人员等。

（二）充分履行政府责任，保障市场有序运行

政府责任的充分履行对长期照护服务市场化至关重要，是长期照护服务市场化顺利运行的重要保障和必要前提。无论是强化供给市场竞争，还是突出消费者选择，实行长期照护服务市场化改革的初衷都离不开政府作用的发挥。在照护服务市场化过程中，提供照护服务依然是政府的基本职责，通过引入市场化工具来提高其所投入资源的使用效率，及时回应消费者对更高效、更优质的照护服务的迫切需求。

目前，在老龄化背景下，中国长期照护服务需求日益增长。照护服务市场化并不是为了削减政府长期照护服务的开支，相反，政府应加大投入，满足庞大的社会需求。同时，照护服务市场化过程本身需要在政府强有力的监管下进行。政府对照护服务市场化的监管可划分为准入监管、价格监管、质量监管、退出监管等。在市场准入方面，政府需要进行相关制度安排，建立公平、公开的竞争性秩序。另外，政府监管是确保照护服务市场化成功运行的重要保障。要保证老年照护服务这一特殊

---

① 杨团：《中国长期照护的政策选择》，《中国社会科学》2016年第11期，第88~111页。

产品供给的有效性,必须不断提高政府的监管水平,使政府成为"精明的买主"。政府要通过建立完善规范化的资格准入制度、采购承包制度、合同管理制度、评价考核制度和激励约束制度,形成良好的市场环境;人力资源和社会保障部、民政部等多部门需要通力合作,加强行政监督职能,完善评估与监督的配套机制,矫正市场失灵,保障长期照护制度良好运转。从这一点来说,政府扮演了市场培育者和规制者的双重角色。

(三)促进老年人在供给市场中发挥主体作用,担负起积极消费者角色

市场化的照护服务供给赋予老年人广泛的选择权,可以通过市场途径满足老年人多样性的需求。为此,需要提升老年人群体的购买能力。首先,需要进一步推行长期护理保险制度,不断探索对应的筹资渠道和筹资机制,凡是符合条件的老年人都可通过定点服务机构申请补贴待遇。其次,推动商业类长期护理保险的发展,针对长期护理保险试点尚未覆盖的老年人群体,扩大照护服务保障和经济补偿的范围。例如,广州市针对长期护理保险试点暂时未覆盖的高龄失能老人,推出了"高龄照护商业保险",这种商业保险模式在一定程度上解决了其缺乏专业照护、无能力支付照护服务费用的难题,既减轻了财政压力,实现了风险共担,又为保险业提供了新的业务增长点和介入养老照护服务市场的切入口。这一风险共担的形式体现了"使用者付费"原则,有利于培育照护服务消费市场[①]。再次,结合我国各地长期护理保险制度试点情况以及各地对高龄、经济困难的老年人提供经济补贴的实践,实行老年人家庭照护者的经济补贴政策,特别是那些为重度失能失智老人提供照护的家庭成员,应给其提供一定的经济补偿。最后,也可考虑对老年人与照护者给予税收、医疗、养老、住房等优惠政策,为老年人与照护者提供资金上的保障。

政府部门也需要通过广泛的宣传与引导,增强老年人及其家庭成员的风险意识,使其形成购买长期照护服务的意识并购买服务。一些试点地区还可以考虑建立照护服务监测分析与发展评价机制,完善照护服务

---

① 杨欣、苏赞:《"长"者有护 "高"枕无忧》,《广州日报》,2020年8月31日。

标准，发布照护服务机构服务质量信息、服务指南等，从信息和技术支撑上提升老年人在照护服务供给中的市场参与度，助推老年人及其家庭成员承担起积极消费者的角色。

（四）重视家庭照护传统，将市场化改革内嵌于本土情境

家庭是我国长期照护筹集资金和服务提供的重要承担者。在新的社会发展阶段，家庭、政府与市场的关系在老年人照护服务供给方面亟须重构，照护服务市场化应与家庭照护相结合。应加紧出台家庭照护者支持政策，给予家庭成员照护津贴激励，为照护者提供喘息服务，这不仅可增强家庭的照护能力，也可在需求层面促进照护服务的市场化供给。在供给方面，与提升家庭照护能力密切相关的服务也应成为市场化服务供给的重要内容，如将失能老人家庭成员照护培训纳入政府购买服务目录等。应将市场资源与居家照护相结合，发展市场化的居家照护服务，实现资源的合理配置①，通过市场化运作为居家照护服务输送专业人才。

四、政府与社会组织的嵌合

非营利组织、公益组织、慈善机构等社会组织是我国建立发展多层次、多样化老年长期照护服务的中坚力量。社会组织要成为长期照护服务的重要供给主体，需要嵌入政府主导的治理体系中，在结构层面使政府与社会组织实现互补，并进行整体性治理，供给照护服务，使有限的资源更加契合老年人的长期照护需求。

（一）嵌合中的责任边界

我国长期照护服务领域的社会组织尚处于发展初期，还需要政府明确责任边界，引导规范社会组织参与对老年人的长期照护服务供给。

首先，政府要明确社会组织参与照护服务的合法性，明晰社会组织的身份和性质，从国家层面充分肯定社会组织在保障基本民生与为老服

---

① 何文炯：《老年照护服务——扩大资源并优化配置》，《学海》2015 年第 1 期，第 88~93 页。

务中的重要地位。具体在老年人照护服务中，政府应加快政策法规的制定，设立社会组织参与提供照护服务的准入条件，对照护服务社会组织降低注册门槛，简化登记程序；大力培育和发展社会组织，调整在税收政策、评价标准等方面不利于社会组织发挥照护作用的限制条件。各地方可以根据本地社会组织的发展，形成更具有针对性和可操作性的制度体系。例如，细化社会组织参与照护服务供给的内容、标准、经费来源与使用规则、合同违约以及纠纷处理办法等。建立照护服务质量控制机制，构建针对社会组织的照护服务监督评价制度等[1]。

其次，伴随着政府与社会组织合作的深化，政府需要发挥监督管理的责任本位。对社会组织的监管包括：一是建立跨部门合作监管机制，由民政部门牵头，金融管理部门、审计部门、财政部门、公安部门、税务部门等多部门共同参与，并完善问责追责制度。二是引入第三方评估机构，对社会组织的绩效、财务、运行等进行客观考核与评价，加强事中、事后的监管。三是充分利用信息技术，建立统一的信息共享平台和公开的社会组织基本情况数据库来保障跨部门合作，建立动态的社会组织信息反馈机制来保证及时发现、纠正和惩罚失范行为[2]。另外，还可以充分利用信息网络平台，鼓励大众传媒和公众对社会组织进行广泛的监督。

（二）嵌合中的结构调整

随着社会组织能力的增强和独立性的提高，构建政府与社会组织的良性互动关系，需要二者间的结构调整。

首先，政府应向社会组织让渡必要的生存空间，向社会组织释放、转移或委托更多资源与职能，支持其生存发展。要为各类社会组织的发育和壮大努力创造条件。从政策制定、投资环境、资金支持、税收优惠、场地提供、业务开展和人员培训等方面对社会组织加以扶植[3]，加

---

[1] 宋全成、孙敬华：《我国社会组织参与居家照护服务供给问题研究——基于组织合法性的视角》，《中州学刊》2021年第3期，第62~68页。
[2] 颜克高、叶静：《社会组织有序发展的理论与现实审视及政策建议》，《领导科学》2020年第22期，第20~23页。
[3] 姬飞霞、王永梅、张航空：《老年照护服务市场化供给：理论基础、制约因素与优化路径》，《社会建设》2019年第6卷第6期，第15~24页。

强社会组织在老年照护服务方面的供给优势。特别是通过政府财政优势，缓解社会组织经费压力，使其可以集中精力于业务能力建设上，真正促进社会公益组织发展，使其成长为能够激发社会公益慈善精神的核心主体①。鼓励社会组织在社会治理和照护服务中发挥更大的作用，逐步提高社会组织承接照护服务供给的积极性。

其次，政府需要创新与社会组织的合作方式，促进社会组织的发展。政府通过政策优惠与合作平台搭建的方式，孵化、培育、发展社会组织。政府通过无偿提供孵化基地、共享社会资源、建立标准化评估等方式，为社会组织提供治理理念、资源整合、业务培训和项目开发等方面的帮助，助推社会组织成长发展，形成协作运行机制②。同时，政府也需要充分运用市场机制和社会机制来选择社会组织，搭建公开竞争的项目承接平台，基于契约合作关系为社会组织提供资源支持，推动社会组织有序竞争和优化发展③。

最后，政府需要拓展社会组织参与长期照护服务的平台，实现互惠共赢。积极引导和鼓励社会组织与社区合作，地方政府可依托社区服务平台，通过资源转移、社区授权等方式降低服务门槛，鼓励和支持各类社会组织依托社区提供照护服务。同时，在社会组织参与社区居家照护服务的过程中，政府要建立健全对社会组织服务的评估和监督机制以及奖惩联动制度，细化各项服务评估标准，严格把控服务质量④，保证社会组织为老年群体提供其所需要的照护服务。社会组织也可运用自身的组织优势，与政府积极沟通，发挥其在照护服务体系中的信息反馈作用。通过加强自身建设，社会组织也能增强对于社区居民照护需求反应的敏感性，及时了解社区居民照护服务多样化的需求，并迅速、有效地开展服务。通过增进彼此的理解与支持，形成由政府主导，居民、社会

---

① 李娟、王胜：《社会组织承接政府养老项目的执行困境及路径优化思路——基于"制度—文化"的分析框架》，《学习论坛》2021年第5期，第88~95页。

② 邱玉婷：《市域社会治理现代化格局中社会组织协同治理的效能提升》，《理论导刊》2021年第8期，第84~92页。

③ 颜克高、叶静：《社会组织有序发展的理论与现实审视及政策建议》，《领导科学》2020年第22期，第20~23页。

④ 张丽艳、邓晰文：《中国社会组织参与养老服务热点问题分析》，《生产力研究》2020年第8期，第156~160页。

组织、志愿者等多元参与的社区治理格局①。

(三) 嵌合中的价值共识

参与照护服务供给的社会组织与其他主体是一种协同合作关系,应以更广泛的社会参与为根本,吸取更多的社会资源服务社会。社会组织发展的推动力在于形成全社会的普遍共识。为此,政府要加强对社会组织的宣传和组织支持,提升社会对社会组织的认同、理解和信任。政府可借助新闻媒体、行业研讨会、学术交流会等渠道,对社会组织的作用、活动、招聘、新闻等进行广泛宣传②。在全国范围内树立社会组织参与居家照护服务的典型,扩大示范效应。通过广泛的宣传、推广,让公众更具体地了解社会组织参与照护服务的内容、形式、福利政策等,让社会公众明确社会组织提供的照护与传统家庭照护的区别,了解社会组织服务发展取得的成效与面临的困难③,推动社会公众对社会组织有更加直观的认知,进而提升社会组织参与照护服务供给的社会认知度。特别是在社区内,应宣传社会组织参与照护服务供给的专业优势,提升社会公众对社会组织的信任度,鼓励社会公众购买社会组织提供的居家照护服务④。

第三节 整体性治理下多元供给治理机制的推进

治理机制是保障治理系统长效运转的基石。长期照护服务供给治理面临巨大的利益调整,既涵盖国家、地区和地方不同层级的整合,也包含生活照料、医学护理等功能的整合,还包含照护服务组织内的相关部门之间,以及政府、家庭、市场与社会组织不同主体的整合。因此,老

---

① 李建伟、王伟进、黄金:《我国社区服务业的发展成效、问题与建议》,《经济纵横》2021年第5期,第48~60页。
② 王昵昀、刘亚娜、李春:《政府向社会组织购买养老服务中的责任链条及框架体系构建》,《改革与战略》2015年第2期,第168~172页。
③ 陈岳堂、熊亮:《非营利组织参与社区公共品供给的困境与对策》,《湖南社会科学》2015年第5期,第60~64页。
④ 宋全成、孙敬华:《我国社会组织参与居家照护服务供给问题研究——基于组织合法性的视角》,《中州学刊》2021年第3期,第62~68页。

年长期照护服务供给的重构需要通过整体性治理跨越一系列组织边界、部门边界和功能边界。

一、长期照护服务多元供给层级整合

长期照护服务多元供给的困境更加需要政府注重治理层级的整合。在中国，治理层级的整合被称为府际关系的协调与管理，包括政府部门之间、各地区政府之间、地方政府之间、中央政府与地方政府之间，包含利益关系、权力关系、财政关系、公共行政关系等①。当前，中国老年人长期照护制度仍处于试点阶段，政府需要促进各个层级间的合作，确保组织机构间通过充分沟通与合作，实现有效协调与资源整合，进而形成统一的政策目标下的治理行动。

在中央政府层面，长期照护的重点是顶层制度设计。顶层设计在战略规划和政策制定中得以体现，包括长期照护的发展目标和理念、政策定位和实现路径等。作为应对人口老龄化的重要战略安排，建立长期照护制度，作为独立的社会制度安排，是构建我国社会保障体系的关键，也是长期照护制度本身可持续发展的必然路径。基于各试点城市的探索，国家医疗保障局宜在总结经验的基础上，及早出台全国统一的政策性文件，明确长期照护制度的建制原则与基本框架，以增强对各地的指导。为克服制度碎片化、缺乏稳定性的问题，还需要通过专门立法来明确各相关主体的责、权、利，实现以法定制、有法可依②。考虑到我国各地区间的差异和政府部门的既有职责分工，需要划定组织统筹主体的层级与所属职能部门③，为长期照护制度在全国的推行提供组织保障。从国家长期照护政策规划的高度，将其与现行的卫生政策、社会保险和社会救助政策及其相关的社会保障制度相衔接，明确划分老年服务机构的政策分类和政策支持重点，并且重点开发国家级的统一的失能失智老年人分类分级评估标准、各类长期照护方式的质量规范、专业培训规范

---

① 黄滔：《整体性治理视域下地方循环经济发展策略研究》，武汉大学，2010年。
② 华颖：《国际视野下的中国长期护理保险政策选择》，《学术研究》2021年第7期，第91~97页。
③ 陈永杰、张家玉：《人口老龄化与长期护理保险试点——广州模式》，北京，中央编译出版社，2022年，第193页。

和服务质量监督机制等政策工具①。为了缩小地区之间老年照护服务的差异，中央政府还需要提高政策的统筹层次，进行跨区域的资源调节与分配，通过财政转移支付来保障地区之间的制度公平性。

以中央政府的方针政策为导向，长期照护制度的探索可由地方政府因地制宜地展开。在事权责任划分明确的基础上，加强服务政策供给中的央地合作，将切实可行的战略规划从中央下达到地方，把地方良好的实践经验上传到中央，重视基层治理体系的构建，以坚实的基础不断推进两者的合作，提升服务供给效率和质量②。地方政府根据本区域的实际情况对政策进行细化或再规划，使得长期照护政策具有层级性的特点，形成中央统一性与区域多样性的格局③。各地需要根据中央政府长期照护服务方面的顶层设计，制订符合地方特色的行动计划。各地区可根据自身经济发展状况、民众收入水平以及长期照护服务需求等制定长期照护发展的专项政策规划，合理确定本土化实施办法和政策标准以及实现目标的配套政策和行动方案。同时，地方政府也需要将长期照护服务建设纳入城乡发展规划，统筹安排。在地方层面，特别是在社区层面，采用具体的策略规划整合照护资源，鼓励并支持多元主体提供照护服务。

二、长期照护服务多元供给部门整合

长期照护服务体系是一个多主体、多部门参与的复杂系统。在长期照护服务供给治理中，只有厘清各部门职责，打破现有的部门利益、局部利益，推动部门协同联动，才能为老年人长期照护服务提供保障。

为实现老年人长期照护服务的共同目标，国家有必要设立专门机构，整合跨部门资源，建立多部门统筹协调机制。基于现有试点经验，

---

① 杨团：《中国长期照护的政策选择》，《中国社会科学》2016年第11期，第88~111页。

② 韩烨、付佳平：《中国养老服务政策供给：演进历程、治理框架、未来方向》，《兰州学刊》2020年第324卷第9期，第187~198页。

③ 韩小凤、赵燕：《重构我国老年福利供给问题的分析框架——基于整体性治理理论视角》，《东岳论丛》2018年第12期，第110~115页。

医疗保障部门在长期照护制度中的作用不断凸显。2018年，国家医疗保障局成立。国家医疗保障局将人力资源和社会保障部的城镇职工、城镇居民基本医疗保险、生育保险以及拟定和实施长期护理保险制度改革方案管理职责，国家卫生健康委员会的新型农村合作医疗管理职责，国家发展和改革委员会的药品和医疗服务价格管理职责，民政部的医疗救助管理职责加以整合，符合同一类业务或事务由同一部门统一管理的原则①。同时，试点实践中，医疗保险制度与长期照护制度密切相关，也需要国家医疗保障局牵头，在长期照护制度的发展中起到更大的统筹作用。

在国家医疗保障局统筹协调的基础上，各部门需要厘清职责，建立沟通协商机制，为协同推进长期照护制度提供组织保障。基于当前政府的部门分工，国家医疗保障局负责组织拟订并实施老年长期照护制度改革方案，以及长期护理保险基金的监督管理工作。国家卫生健康委员会、民政部共同制定长期照护服务规范②。国家卫生健康委员会基于专业优势，负责医疗机构开展长期护理服务的行业管理；基于国家卫生健康委员会的信息，建立老年人信息采集、数据分析平台，以及知识库体系③，依靠信息化手段促进老年人的健康。民政部负责管理养老服务机构开展的长期照护服务，统筹配置与养老服务相关的资源。当前，国家卫生健康委员会和民政部正在开展医养城市试点工作，应当以此为契机将老年照护服务体系建设纳入地方政府的考核指标④。民政部统筹推进、督促指导、监督管理长期照护服务工作，牵头发动社会和家庭建立老化失能老人的长期照护服务体系，承担老年人福利和特殊困难老年人的救助工作。民政部与中国残疾人联合会也需要做好与长期照护服务相关的协调与衔接。财政部则需要对长期照护服务的财政投入制定指导标

---

① 鲁全：《中国医疗保障管理体制变革与发展研究》，《中国人民大学学报》2020年第34卷第5期，第25~33页。

② 上海市人民政府办公厅：《上海市长期护理保险试点办法》（沪府办规〔2021〕15号），2021年，https://www.shanghai.gov.cn/202202bgtwj/20220120/d679bd209c7248aca27227023e46edc3.html。

③ 王常颖、李芬、陈多等：《以人为本的整合型服务模式在英国的实践及经验借鉴》，《中国卫生资源》2019年第22卷第6期，第430~455页。

④ 杨燕绥、陈诚诚：《银色经济条件下的医疗服务体系重构——辨析老年长期照护与医疗服务的关系》，《国家行政学院学报》2017年第2期，第46~51页。

准和方案,协助开展对长期照护制度的筹资机制的优化设置,保障长期照护基金的规范使用①。协作中可考虑由人力资源和社会保障部、财政部、国家卫生健康委员会、民政部借助信息技术建立虚拟化的跨部门管理协调平台。由该平台承担服务申请、需求评估、服务规划、服务分派、轮候和转介以及资金结算功能,成为链接多元化服务供方和由服务项目构成的长期护理服务体系的网络中心枢纽②。

此外,政府在推动长期照护保险制度发展的同时,应当关注老年产业协会、老年保健协会等相关行业组织、民间团体以及相关领域专家学者的观点和建言,使其成为推动长期照护保险制度发展的一股重要力量③。应充分发挥全国老龄工作委员会办公室的作用,加强中国老龄协会的议事协调功能和与国家长期照护专门机构的行政连接④。近年来,一些非政府机构如各研究所、研究中心、民间智库等也积极参与老龄化研究,提供各项政策咨询。政府通过加强与这些机构的合作交流也有助于改进未来的长期照护服务相关政策的决策。

三、长期照护服务供给社区层次功能与资源整合

社区是老年群体社会治理最基本、最重要的治理单元,也是老年群体社会治理最为有效的治理工具⑤。社区层次的照护服务是实现以老年人照护需求为导向,实现整体性照护,突破长期照护服务供需困境的关键点。

社区与各级政府共同作为责任主体参与长期照护服务平台的搭

---

① 陈永杰、张家玉:《人口老龄化与长期护理保险试点——广州模式》,北京,中央编译出版社,2022年,第194页。
② 和红:《德国社会长期护理保险制度改革及其启示:基于福利治理视角》,《德国研究》2016年第3期,第58~72页。
③ 田蕴祥、杜亚斌:《台湾地区长期照护保险制度发展过程中对日本经验的借鉴研究》,《华北电力大学学报(社会科学版)》2020年第2期,第56~63页。
④ 杨团:《中国长期照护的政策选择》,《中国社会科学》2016年第11期,第88~111页。
⑤ 陆杰华、韦晓丹:《老龄社会新形态下城市老年群体社会治理模式的变革》,《江苏行政学院学报》2021年第116卷第2期,第65~73页。

建[1]。以社区服务中心为平台,协调促进区域内各部门合作与资源共享,需要建立部门间协同管理机制。在现行政府部门架构下,理顺民政部、国家卫生健康委员会、人力资源和社会保障部、国家医疗保障局等老年服务供给相关部门权责清单。在民政部主导的基础上,以"议事委员会""信息平台"等渠道畅通部门沟通与合作,形成彼此认同与协作的部门联动机制[2]。确立民政部为社区长期照护服务管理中的主导方,在民政部管辖的社区服务中心,设置相对独立的长期照护服务部门。民政部和地方政府下放权力,赋权社区,扩大社区在地区照护服务发展规划中的决策权,打造社区平台[3]。

社区层次通过整合多方面资源,做到机构嵌入、资源嵌入、服务功能嵌入。以社区为平台,积极促进多方联动。社区照护服务中心将社区小型服务机构、养老服务机构、社区医疗机构、医养结合养老机构、综合服务中心、家庭养老床位、家庭适老化改造等分散的服务供给主体连接起来,加强区域内家庭照护、居家照护、社区照护、机构照护提供者之间的联系。社区也将实现由不同服务机构共同为老年人提供连续性养老、医疗、康复、护理服务,实现服务终端的功能性整合[4]。社区照护服务模式的特点是以老年群体原住家庭为起点,在特定范围内,提供长期照护、医疗资源、健康预防以及日常生活支援一体化式的照护服务[5]。通过加强不同类型机构之间的联结与合作,使老年人在治疗、康复、健康和临终,以及自理、半失能和完全失能等各个时期,获得顺畅的服务对接与转介安排,快速获得当下所需的照护服务[6]。

各类照护服务机构、资源与功能在社区得以融合,在社区组织平台

---

[1] 原新、金牛:《中国医养结合模式治理的基点、焦点和要点》,《河海大学学报(哲学社会科学版)》2021年第23卷第2期,第71~78页。

[2] 易艳阳:《社区老年服务共同体的系统审视与构建路径》,《兰州学刊》2021年第8期,第149~160页。

[3] 曹鸣玉:《英国苏格兰第三部门社区养老服务多组织联动体系探析》,《中国行政管理》2020年第1期,第142~148页。

[4] 龚秀全:《医养融合的实现路径及其策略性嵌入——以上海为例》,《华东理工大学学报》2016年第5期,第95~103页。

[5] 杨哲、王茂福:《日本医养结合养老服务的实践及对我国的启示》,《社会保障研究》2021年第1期,第93~102页。

[6] 梁誉、林闽钢:《论老年照护服务供给的整合模式》,《中共福建省委党校学报》2017年第7期,第88~95页。

中得以衔接，在社区老年服务递送中得以整合。应细化一系列机制设计，包括：在街道设立综合服务中心，形成"一站多点"的服务网，以10~15分钟的服务圈为基础向当地老年人提供上门服务①；以家庭医生制度、签约服务机制、信息联通机制等形成一个多中心联动的服务网络②；通过跨学科小组评估、一站式服务及个案管理，确保急性照护、长期照护等服务之间的连续性，协同提供服务；通过探索"物业服务+长期照护服务"模式，支持物业服务企业开展老年供餐、定期巡访等形式多样的照护服务，提供助餐、助浴、助洁、助急、助行、助医、照料看护等照护服务；培育孵化长期护理服务社会组织和队伍，发展社区志愿服务组织，引入市场资源对社区综合为老服务中心进行运营管理，实现服务效益最大化③；以社区卫生服务中心（站点）、养老服务机构、日间照料中心、社会组织孵化基地为依托，形成"家庭、政府、社区、专业机构、社会力量、志愿者、邻里互助"多位一体的网格化服务；以志愿服务和"时间银行"为依托，形成"一老多人帮、一呼随时助"的良性互动机制④。

---

① 赵建国、邵思齐：《日本地域综合照护服务体系的维度分析与启示》，《社会科学战线》2019年第11期，第270~274页。
② 唐尚锋、张慧林、唐东锋：《医养结合服务内容界定与新模式研究》，《中国卫生事业管理》2021年第38卷第9期，第650~652页。
③ 万谊娜、考亦娜：《社区长期护理服务资源整合逻辑与实现条件——以上海市为例》，《北京航空航天大学学报（社会科学版）》2021年第34卷第4期，第67~75页。
④ 黄石松、伍小兰：《"十四五"时期中国老年健康服务体系建设的路径优化》，《新疆师范大学学报（哲学社会科学版）》2021年第42卷第5期，第126~134页。

第五章 结论与展望

本章首先依据研究框架,围绕研究主旨"长期照护服务:从多元供给到整体性治理"进行回顾与总结。依次从长期照护服务多元供给的国际变革与整体性治理趋向,中国长期照护服务多元供给的现状与困境,以及整体性治理下中国长期照护服务多元供给的理念变革、结构重塑与机制推进三个层面加以提炼。其次,给出主要研究结论。最后,提出引申性思考。结合长期照护服务的整合与整体性治理趋向,回顾研究过程和思路,指出长期照护服务整体性治理还需要从服务供给、资金激励与监管等多方构建。未来将结合这些维度,继续深入研究。

一、长期照护服务:从多元供给到整体性治理

长期照护被视为中国老龄化社会治理的重要突破点。近年来,中国相继出台针对失能失智老人的长期照护政策,但总体上,长期照护服务仍处于起步阶段,存在着部门责任边界不明、机构定位模糊、政策割裂、资源碎片化和服务片段化等治理失灵问题,难以满足老年人多元、连续和完整的照护需求,也造成了照护服务供给的低效率。长期照护发展的重心是服务供给。多元供给的整体性治理成为不断改善照护服务效果的必然选择。

基于长期照护服务供给的国际经验表明,长期照护服务体系作为各国政治体制、经济发展水平和人口结构等因素共同作用的产物,呈现出多元主体协同供给的特征,涵盖政府部门、家庭、市场机构和社会组织等正式与非正式照护资源的多维整合。而在不同福利体制下,各主体之间又体现出不同特征。随着老龄化照护需求的增加,女性进入劳动力市场增加,家庭照护减少,以及不断增长的公共财政压力,近几十年来,各国长期照护制度发生了重大的、创新性的制度变迁,也体现出不同的治理机制。改革不仅挑战着政府在长期照护服务中的传统职责及权界,

也改变着供给主体之间的关系与互动、服务递送机制与实施。市场化成为长期照护改革的重要组成部分,其提倡竞争与消费者选择,形成供给与需求方面的多元混合。改革还包括支持家庭照护,在制度层面将其嵌入正式照护体系,乃至实施国家照护者战略。整合代表了各国长期照护服务的普遍趋势,并嵌入了整体性治理思路。各国通过"整体性治理",基于治理结构调整及治理机制的推进,形成跨越一系列组织边界、部门边界和功能边界的高质量、可持续的长期照护服务。

基于中国长期照护服务政策脉络与治理特征的分析表明,中国老年人长期照护服务历经了从"家庭供给为主,政府补缺",到"社会化与家庭相结合",再到"多元供给"的阶段演变,同时也体现出"科层治理""市场治理""多元治理"的特征。就各地试点实践的横向分析表明,中国失能老人长期照护服务供给以家庭为主,同时存在机构照护、社区照护等多元供给主体。试点城市出台了长期照护方案及各类相关政策文件,对长期照护的资格评定、待遇给付、服务供给以及质量监管等方面做了规定,形成了长期照护制度的初步格局,为长期照护体系的运行提供了政策保障。从我国的老年人长期照护服务供给机制来看,基于政府、市场、社会以及家庭和个人之间责任分配方式的不同组合,存在着政府主导的供给、公私合作供给以及社会独立供给等不同类型,其中,公私合作供给已成为发展趋势。从长期照护服务供给保障来看,长期照护服务的评估体系涉及评估工具、失能程度及待遇给付条件等方面。在统一的长期护理失能评估标准发布之前,各试点城市在长期护理失能评估标准体系和管理办法上各有差异。

中国长期照护服务多元供给的治理困境有以下几个方面。首先,在治理理念上,长期照护服务理念与定位存在偏差。在我国,长期照护理念与定位存在偏差,"长期照护"尚未形成一个独立的话语体系。当前政策回应的重点依然是老年人长期照护费用风险。其次,治理结构方面,存在着多元供给主体失衡与非协同。虽然在老年人长期照护服务供给过程中,中国已经形成了政府、市场、家庭以及社会组织等多元主体参与的格局,但实践中,家庭首要照护供给弱化,照护资源可获得性降低,家庭照护的成本和压力加重,服务供给的内容及质量具有局限性,而且家庭照护服务的社会支持缺乏。在机构供给方面,城乡供给短缺与过剩并存,机构供给与老年人服务需求存在较大偏差,医护康服务缺乏协同联动，机构入住率低下，费用保障与人力资源保障均存在着缺口。社区居家照护服务没有充分发挥其强大的资源整合能力，服务缺乏，利用率偏低，既存在供需错位，也存在着明显的区域差异。与此同时，不同主体间尚未形成协同关系。从政府与家庭照护来看，虽然政府与家庭责任演化过程中，"去家庭化"趋向有所增强，但政策支持的广度与深度不足，缺乏系统、有效的政策设计；从政府与市场供给的角色调整来看，政府与市场职能边界模糊，缺位和越位并存；从政府与社会组织的关系来看，社会组织深层次的"路径依赖"依旧存在，自治能力不足，影响社会组织作为独立个体参与长期照护服务的供给。最后，治理机制上存在着碎片化问题。政府治理层级与治理功能的碎片化，形成跨行政区域、跨层级、跨部门的治理困境。管理部门分割，权责不清，政出多门，使得治理主体之间无法发挥资源互补的优势，导致多元共治的协同效应无法实现。

回顾研究内容，借鉴国际经验，基于本土情境，以整体性治理框架致力于解决多元供给的困境，本书给出如下政策建议：

第一，长期照护服务的整体性治理，需要理念创新，培育具有广泛认同的治理理念。应形成以被照护者为中心的治理理念。"以被照护者为中心"突出了对老年人个体化和多样性的长期照护服务需求的满足，强调老年人的整体需求以及跨领域合作，并始终贯穿于服务供给的全过程。无论是政府、市场、家庭还是社会组织的供给，都是具体的手段、方式。与此同时，以人民健康作为价值取向才应该是最终取向，长期照护服务需要将健康作为整合相融的目标使命，构造出老年照护服务多元供给的联结纽带。

第二，在整体性治理理念的指导下，实现长期照护服务供给结构的重塑。政府在长期照护服务的多元供给治理中，其角色是制度塑造者、政策制定者和实施过程中的监督管理者。在政府主导下，培育市场、家庭、社会组织等主体通过参与、协商、合作、竞争等，形成多元主体在长期照护服务中的相互协同；在政府与家庭政策重构方面，出台非正式照护服务支持制度和政策，建立和完善非正式照护支持的相关法律法规，以社区为平台整合照护资源，提供具体的服务支持，认可家庭照护者的社会价值，形成广泛的社会支持；在政府与市场关系的调整方面，强调市场主体的培育，促进积极消费者角色的转变，充分履行政府责任，加大对老年人长期照护服务的投入，加强监管，不断提高政府管理水平，使政府成为"精明的买主"等；在政府与社会组织嵌合方面，强调政府政策保障，强调政府作为政策的制定者、实施过程中的监管者和最后防线的保障者，落实优惠政策，提供资金支持。应努力推进社会组织自身建设，并完善政府与社会组织的合作方式，创设社会组织参与照护服务的社会环境。

第三，以整体性治理推进长期照护服务多元供给机制，实现跨越一系列组织边界、部门边界和功能边界的整合。首先，国家医疗保障局宜在总结经验的基础上，及早出台全国统一的政策性文件，明确长期照护制度的建制原则与基本框架。各地方政府因地制宜地开展长期照护制度的创新与探索。基于试点经验，国家医疗保障局在长期照护中的作用不断凸显，需要由其牵头，协调统筹长期照护制度的发展。其次，在国家医疗保障局统筹协调的基础上，各部门需要厘清职责，建立沟通协商机制，为协同推进长期照护制度提供组织保障。同时，应当关注老年产业协会、老年保健协会等相关行业组织，民间团体以及相关领域专家学者的建言献策。最后，要突破长期照护服务供需困境，关键机制改革是强化社区层次功能与资源整合。确立民政部为社区长期照护服务管理中的主导方。民政部和地方政府下放权力，扩大社区在地区照护服务发展规划中的决策权。社区层级细化一系列机制设计，包括综合服务中心、家庭医生制度、跨学科小组评估、一站式服务、个案管理、物业服务+长期照护服务、社区志愿服务组织等，使得各类照护服务机构、资源与功能在社区得以融合，在社区组织平台中得以衔接，在社区老年服务递送中得以整合。

二、主要结论

综合各部分内容研究，基于对长期照护服务多元供给的整体性治理分析，本研究得出以下基本观点：

第一，针对多元主体因利益分化，权责边界模糊，缺乏整合力量，难以达成可获得、高质量、可持续的照护服务治理目标的问题，基于治理的治理，提出确立政府在多元长期照护服务治理中的核心主体地位，合理定位政府责任，以消除多元主体供给之间的冲突。

第二，基于中国长期照护服务多元供给中不同程度的"多元缺位""多元失衡"问题，目前仍存在家庭照护、市场和社会组织培育的困境，提出政府核心主体下的多主体培育，形成有效的多主体供给，以此区别于西方福利国家既有的"多元供给"理论视角，深入理解中国长期照护服务供给现状，改善供给效率。

第三，就中国长期照护服务多元供给中存在的部门责任边界不明、机构定位模糊、政策割裂、资源碎片化和服务片段化等治理失灵问题，提出基于本土情境的整体性治理观。整合国家医疗保障局、民政部、国家卫生健康委员会、人力资源和社会保障部等相关职能，加强老龄工作委员会议事协调功能，明确划分老年服务机构的政策分类和支持重点，开发国家统一的评估标准、服务质量规范和监督机制等政策工具，强调社区层次资源与机构整合，以此建立适合中国国情的整体性治理模式，推进我国长期照护服务的试点实践。

第四，结合长期照护服务的跨领域性与供给过程的复杂性，提出长期照护服务的多向度思维，寻求治理结构、治理机制与治理理念相统一的创新途径。无论是政府、市场、家庭还是社会组织都是具体的手段，努力塑造以人民健康作为价值取向、多元供给协同、公众参与的社会公共服务理念，以此整合各子体系职能，发挥中国的制度优势，把照护服务由政府部门业务转变为社会共治。

三、长期照护服务的发展及下一步研究方向

在中国快速走向老龄化、失能失智老年人口不断增加的背景下，构建高质量、可持续的长期照护服务体系已到了刻不容缓的地步。但本研究还存在一定的不足：

第一，本研究将整体性治理理论应用于长期照护服务试点，但仍只是一个框架性分析，其理论深度还有待进一步的探讨研究。而内容的庞杂和广泛的适用性也给整体性治理的实施带来严峻的挑战。因而，长期照护服务领域的整体性治理仍有很多值得研究的问题。

第二，在中国长期照护服务供给历程与现状的分析中，限于长期照护制度的试点实行，暂时未能详尽，实践案例的供给治理有区域性局限，难以对长期照护服务供给做出准确认识和把握。中国长期照护服务

试点改革正处于快速推进期，2020年后又扩大了试点范围，并有更多地区开展了探索实践，同时，长期照护的筹资模式、社区居家照护服务建设、信息数字时代对失能失智老人的技术赋能都成为新的值得深入探讨的领域，因此，还需要进一步收集数据与典型案例，在未来研究中更全面、真实地与本土情境相契合，做出更多的探索。

第三，长期照护服务供给，不仅涉及政府、市场、家庭和社会组织等多个主体，同时也是整合了资金、人力、监管、信息等多方要素在内的复杂体系。而本成果更多侧重于从多元供给展开，虽然从供给责任、功能整合角度涉及了资金、监管与信息等方面，但论述不够充分。后期将就其不足之处做出完善。

总体上，长期照护服务是一个系统工程，是一个需要整合资金、人力、机构等多方要素的系统，需要从资金筹资、服务供给与监管等多方来构建。长期照护服务的跨领域性、复杂性、多元化特征，使得供给协同与整体性治理对于目标的实现有重要价值。整体性治理在中国长期照护服务从先行先试到试点推广的政策路径中也同样重要。从长远看，要正确认识长期照护服务的理念与定位，立足国情，探索建立整体性治理模式。限于笔者的关注角度与精力，本研究仅围绕长期照护服务的多元供给进行了阐述。未来将更多地结合长期照护服务的供给、资金与监管维度，拓展框架，继续深入研究。

长期照护服务的整体性治理是复杂的。各国的实践仍处于不同的发展阶段，与整合照护的愿景尚有距离。因此，长期照护服务的多元供给及其整体性治理仍需持续的努力。

参 考 文 献

[1] 安超、王杰秀：《老年照护人才队伍建设——在新机遇中寻求新突破》，《社会政策研究》2022 年第 1 期，第 3~19 页。

[2] 北京市民政局养老工作处：《构建特大城市养老服务体系的北京探索》，《社会福利》2019 年第 3 期，第 10~12 页。

[3] 卜子涵、黄安乐、薛梦婷等：《我国长期护理保险制度试点方案的比较与思考》，《中国社会医学杂志》2021 年第 38 卷第 6 期，第 604~607 页。

[4] 曹方咏峥、林熙：《欧洲国家的公共政策支持：家庭照护》，《老龄科学研究》2019 年第 7 卷第 3 期，第 71~80 页。

[5] 曹鸣玉：《英国苏格兰第三部门社区养老服务多组织联动体系探析》，《中国行政管理》2020 年第 1 期，第 142~148 页。

[6] 曹杨、杜鹏：《失能老人的照料需要满足状况及其影响因素分析》，《人口与发展》2021 年第 27 卷第 1 期，第 95~104 页。

[7] 常成：《结构—机制视角下长期照护政策执行偏差研究》，《社会保障评论》2021 年第 5 卷第 2 期，第 148~159 页。

[8] 陈诚诚：《长期护理服务领域的福利混合经济研究——基于瑞德日韩四国的比较分析》，《社会保障评论》2018 年第 2 卷第 2 期，第 134~147 页。

[9] 陈静、周沛：《论我国老年社会福利供给中政府角色的嬗变》，《东南学术》2015 年第 3 期，第 140~146 页。

[10] 陈璐、范红丽、赵娜等：《家庭老年照料对女性劳动就业的影响研究》，《经济研究》2016 年第 3 期，第 176~189 页。

[11] 陈璐、文琬、刘鸿雁等：《家庭老年照料经济价值及其影响因素——基于意愿调查法的研究》，《人口与经济》2021 年第 1 期，第 68~81 页。

[12] 陈卫民：《发达国家老年照护服务供给体制改革及其借鉴意义》，

《南开学报》2002 年第 3 期，第 58～64 页。

[13] 陈伟涛：《"和而不同"：家庭养老、居家养老、社区养老和机构养老概念比较研究》，《广西社会科学》2021 年第 9 期，第 144～150 页。

[14] 陈欣欣、陈燕凤、龚金泉等：《我国农村养老面临的挑战和养老服务存在的突出问题》，《中国农业大学学报（社会科学版）》2021 年第 38 卷第 4 期，第 64～77 页。

[15] 陈怡俊、黄海峰：《基于整体性治理的农村公共服务供给机制研究》，《农村经济》2020 年第 1 期，第 62～70 页。

[16] 陈奕男：《长期护理保险财政补贴方案优化研究——基于上海数据的模拟》，《地方财政研究》2021 年第 10 期，第 80～91 页。

[17] 陈永杰、张家玉：《人口老龄化与长期护理保险试点：广州模式》，北京，中央编译出版社，2022 年，第 122～124 页。

[18] 陈岳堂、熊亮：《非营利组织参与社区公共品供给的困境与对策》，《湖南社会科学》2015 年第 5 期，第 60～64 页。

[19] 崔树义、杜婷婷：《居家、社区、机构养老一体化发展研究》，《东岳论丛》2021 年第 42 卷第 11 期，第 36～44 页。

[20] 崔树义、杨素雯、田杨：《供需视角下社区居家养老服务提质增效研究——基于山东省 1200 名老年人的调查》，《山东社会科学》2020 年第 9 期，第 127～133 页。

[21] 代涛：《"以人为中心"整合型医疗健康服务体系的关键要素研究》，《中国卫生政策研究》2022 年第 15 卷第 1 期，第 2～10 页。

[22] 戴卫东：《长期护理保险——中国养老保障的理性选择》，《人口学刊》2016 年第 2 期，第 72～81 页。

[23] 戴卫东：《中国长期护理保险制度构建研究》，北京，人民出版社，2012 年，第 5 页。

[24] 戴卫东：《中国长期护理制度建构的十大议题》，《中国软科学》2015 年第 1 期，第 28～34 页。

[25] 戴卫东：《中国家庭老年照料的功能变迁与价值转向》，《安徽师范大学学报（人文社会科学版）》2021 年第 49 卷第 1 期，第 64～73 页。

[26] 邓大松、李玉娇：《失能老人长照服务体系构建与政策精准整

合》,《西北大学学报(哲学社会科学版)》2017年第47卷第6期,第55~62页。

[27] 邓勇:《我国残疾人国家监护制度的建构路径与制度设计》,《残疾人研究》2022年第3期,第20~27页。

[28] 丁建定、贺梦阳:《当代西方国家老年照护服务的典型特征》,《杭州师范大学学报(社会科学版)》2022年第44卷第2期,第74~82页。

[29] 董红亚:《中国政府养老服务发展历程及经验启示》,《人口与发展》2010年第5期,第85~89页。

[30] 杜春林,臧璐衡:《从"碎片化运作"到"整体性治理":智慧养老服务供给的路径创新研究》,《学习与实践》2020年第7期,第92~101页。

[31] 杜鹏、高云霞、谢立黎:《中国老年照护服务——概念框架与发展路径》,《老龄科学研究》2022年第10卷第9期,第1~10页。

[32] 杜鹏、李兵、李海荣:《"整合照料"与中国老龄政策的完善》,《国家行政学院学报》2014年第3期,第86~91页。

[33] 杜鹏:《新时代积极应对人口老龄化发展报告——中国老龄化社会20年:成就·挑战与展望》,北京,人民出版社,2021年,第33页。

[34] 房莉杰、周盼:《"多元一体"的困境:我国养老服务体系的一个理解路径》,《江苏行政学院学报》2020年第1期,第60~66页。

[35] 高传胜:《供给侧改革背景下老年长期照护发展路径再审视》,《云南社会科学》2016年第5期,第152~157页。

[36] 葛蔼灵、冯占联:《中国养老服务的政策选择——建设高效可持续的中国养老服务体系》,北京,中国财政经济出版社,2019年,第104~105页。

[37] 耿爱生、王珂:《英国"医养结合"的经验与启示》,《华东理工大学学报(社会科学版)》2016年第31卷第5期,第87~94页。

[38] 龚秀全:《医养融合的实现路径及其策略性嵌入——以上海为例》,《华东理工大学学报》2016年第5期,第95~103页。

[39] 郭丁:《鲍勃·杰索普的元治理理论探析》,《山东社会科学》

2022年第1期,第83~89页。

[40] 郭林、谌基东:《中国老年照护的嬗变、逻辑与制度完善》,《学术研究》2021年第7期,第85~90页。

[41] 韩小凤:《我国老年福利供给的碎片化及整体性治理》,北京,中国社会科学出版社,2019年,第1版,第112页。

[42] 韩央迪:《从福利多元主义到福利治理——福利改革的路径演化》,《国外社会科学》2012年第2期,第43~50页。

[43] 韩烨、付佳平:《中国养老服务政策供给——演进历程、治理框架、未来方向》,《兰州学刊》2020年第324卷第9期,第187~198页。

[44] 郝君富、李心愉:《德国长期护理保险——制度设计、经济影响与启示》,《人口学刊》2014年第2期,第104~112页。

[45] 何文炯:《长期照护保障制度建设若干问题》,《中共浙江省委党校学报》2017年第3期,第5~12页。

[46] 何文炯:《老年照护服务——扩大资源并优化配置》,《学海》2015年第1期,第88~93页。

[47] 何文炯、王中汉:《论老龄社会支持体系中的多元共治》,《学术研究》2021年第8期,第73~80页。

[48] 和红:《德国社会长期护理保险制度改革及其启示——基于福利治理视角》,《德国研究》2016年第3期,第58~72页。

[49] 胡宏伟、李延宇:《中国农村失能老年人照护需求与成本压力研究》,《中国人口科学》2021年第3期,第98~111页。

[50] 胡宏伟、王红波:《整体性治理视域下我国医保体系托底保障功能评估与改进》,《中州学刊》2022年第2期,第70~79页。

[51] 胡湛、彭希哲:《应对中国人口老龄化的治理选择》,《中国社会科学》2018年第12期,第134~155页。

[52] 华颖:《国际视野下的中国长期护理保险政策选择》,《学术研究》2021年第7期,第91~97页。

[53] 黄健元、杨琪、王欢:《我国养老服务体系发展——从医养结合到整合照护》,《中州学刊》2020年第11期,第86~91页。

[54] 黄石松、伍小兰:《"十四五"时期中国老年健康服务体系建设的路径优化》,《新疆师范大学学报(哲学社会科学版)》2021年

第 42 卷第 5 期，第 126～134 页。

［55］姬飞霞、王永梅、张航空：《老年照护服务市场化供给——理论基础、制约因素与优化路径》，《社会建设》2019 年第 6 卷第 6 期，第 15～24 页。

［56］纪竞垚：《社会化照料会替代家庭照料吗？——基于 CLHLS 纵向数据的实证分析》，《南方人口》2020 年第 35 卷第 3 期，第 1～12 页。

［57］江海霞、郑翩翩、高嘉敏等：《老年长期照护需求评估工具国际比较及启示》，《人口与发展》2018 年第 24 卷第 3 期，第 65～73 页。

［58］金昱希、林闽钢：《智慧化养老服务的革新路径与中国选择》，《兰州大学学报（社会科学版）》2021 年第 49 卷第 5 期，第 107～116 页。

［59］荆涛：《长期护理保险——中国未来极富有竞争力的险种》，北京，对外经济贸易大学出版社，2006 年，第 19 页。

［60］雷咸胜：《中国长期照护服务供给体系及其 PPP 取向》，《老龄科学研究》2017 年第 5 卷第 7 期，第 12～21 页。

［61］雷雨若：《20 世纪 90 年代以来西方福利治理的特点、政府角色变化及实践困境——基于文献的梳理》，《当代中国政治研究报告》2018 年，第 73～90 页。

［62］雷雨若、王娟：《地方政府购买居家养老服务中的监管失灵及其矫正——基于南京、宁波、广州、合肥和深圳的分析》，《济南大学学报（社会科学版）》2020 年第 30 卷第 1 期，第 145～156 页。

［63］李建伟、吉文桥、钱诚：《我国人口深度老龄化与老年照护服务需求发展趋势》，《改革》2022 年第 2 期，第 1～21 页。

［64］李建伟、王伟进、黄金：《我国社区服务业的发展成效、问题与建议》，《经济纵横》2021 年第 5 期，第 48～60 页。

［65］李劲、刘勇：《行动者间的割裂与内城社区福利治理困境——基于广州市 H 街区长者福利服务体系的考察》，《华南师范大学学报（社会科学版）》2021 年第 1 期，第 117～128 页。

［66］李娟、王胜：《社会组织承接政府养老项目的执行困境及路径优

化思路——基于"制度—文化"的分析框架》,《学习论坛》2021年第5期,第88~95页。

[67] 李磊、李连友:《从碎片到整合——中国社会保障治理的进程与走向——基于"理念—主体—路径"的分析框架》,《经济社会体制比较》2021年第1期,第1~10页。

[68] 李玲、江宇:《一切为人民,一切为健康》,《求是》2017年第7期,第54~56页。

[69] 李双全、张航空:《政府购买社会组织居家养老服务——典型模式、适用条件及潜在风险》,《江淮论坛》2019年第6期,第175~179页。

[70] 李文军:《政府是承担养老服务供给的首要责任主体》,《深圳特区报》2019年8月20日。

[71] 李珍、雷咸胜:《当前我国建构长期照护保障制度的逻辑反思与现实选择》,《江西财经大学学报》2019年第4期,第69~81页。

[72] 梁誉、林闽钢:《论老年照护服务供给的整合模式》,《中共福建省委党校学报》2017年第7期,第88~95页。

[73] 廖小利:《农村失能老年人长期照护服务需求及影响因素分析——基于湖南的实证》,《人口与发展》2019年第1期,第119~128页。

[74] 林宝:《从七普数据看中国人口发展趋势》,《人民论坛》2021年第15期,第56~59页。

[75] 林闽钢、勾兆强:《PPP视角下公办养老机构"一院两制"改革研究》,《社会科学研究》2018年第5期,第88~93页。

[76] 林莞娟、王辉、邹振鹏:《中国老年护理的选择:非正式护理抑或正式护理——基于CLHLS和CHARLS数据的实证分析》,《上海财经大学学报》2014年第16卷第3期,第54~62页。

[77] 林艳、党俊武、裴晓梅:《为什么要在中国构建长期照护服务体系?》,《人口与发展》2009年第15卷第4期,第52~64页。

[78] 刘柏惠:《我国家庭中子女照料老人的机会成本——基于家庭动态调查数据的分析》,《人口学刊》2014年第5期,第48~60页。

[79] 刘传铭、乔东平、高克祥:《政府与社会组织的互动模式——基于北京市某区的实地调查》,《经济社会体制比较》2012年第3

期，第174~180页。

[80] 刘德浩：《长期照护制度中的家庭团结与国家责任——基于欧洲部分国家的比较分析》，《人口学刊》2016年第4期，第36~47页。

[81] 刘焕明：《失能失智老人长期照护的多元主体模式》，《社会科学家》2017年第1期，第46~50页。

[82] 刘璐：《我国长期护理保险财政补贴研究》，中国财政科学研究院博士学位论文，2021年。

[83] 刘娜、刘长庚：《居民收入提升与家庭照料约束》，《财经研究》2014年第7期，第4~16页。

[84] 刘涛：《福利多元主义视角下的德国长期照护保险制度研究》，《公共行政评论》2016年第9卷第4期，第68~87页。

[85] 刘晓梅、成虹波、刘冰冰：《长期照护保险制度的脆弱性分析——日本的启示与我国的反思》，《社会保障研究》2019年第2期，第93~104页。

[86] 刘晓梅、李蹊：《德国长期照护保险供给体系对我国的启示》，《学习与探索》2017年第12期，第43~47页。

[87] 刘亚娜：《中美老龄者家庭长期照护比较与启示——基于美国"国家家庭照护者支持计划"的考察》，《学习与实践》2016年第8期，第106~115页。

[88] 鲁全：《中国医疗保障管理体制变革与发展研究》，《中国人民大学学报》2020年第34卷第5期，第25~33页。

[89] 陆杰华、刘芹：《从理念到行动：健康中国战略的公共治理逻辑分析》，《社会政策研究》2019年第4期，第136~144页。

[90] 陆杰华、韦晓丹：《老龄社会新形态下城市老年群体社会治理模式的变革》，《江苏行政学院学报》2021年第116卷第2期，第65~73页。

[91] 罗丽娅、丁建定：《长期照护服务的国际实践举措与启示》，《学习与实践》2019年第6期，第67~76页。

[92] 马嘉蕾、高传胜：《老年人长期照护服务的需求生成、供需失衡与治理思路——以江苏省为例》，《云南民族大学学报（哲学社会科学版）》2022年第39卷第6期，第76~84页。

[93] 马晶、袁文全：《长期护理服务质量监管机制研究——以德国法为例》，《西南民族大学学报（人文社科版）》2018 年第 39 卷第 1 期，第 103~108 页。

[94] 〔美〕拉塞尔·M. 林登：《无缝隙政府——公共部门再造指南》，汪大海译，北京，中国人民大学出版社，2002 年，第 118 页。

[95] 〔美〕莱斯特·M. 萨拉蒙：《公共服务中的伙伴关系——现代福利国家中的政府与非营利组织的关系》，田凯译，北京，商务印书馆，2008 年，第 96 页。

[96] 〔美〕莱斯特·M. 萨拉蒙：《政府工具——新治理指南》，肖娜等译，北京，北京大学出版社，2016 年，第 19~36 页。

[97] 〔美〕尼尔·吉尔伯特，〔美〕保罗·特雷尔：《社会福利政策引论》，沈黎译，上海，华东理工大学出版社，2013 年，第 190 页。

[98] 〔美〕萨瓦斯：《民营化与公私部门的伙伴关系》，周志忍译，北京，中国人民大学出版社，2002 年，第 105 页。

[99] 〔美〕斯蒂芬·戈德史密斯，〔美〕威廉·D. 埃格斯：《网络化治理——公共部门的新形态》，孙迎春译，北京，北京大学出版社，2008 年，第 135、148。

[100] 〔美〕约翰·多纳休：《合作——激变时代的合作治理》，徐维译，北京，中国政法大学出版社，2015 年，第 271 页。

[101] 潘鸿雁：《金山区颐和苑——上海养老服务领域的 PPP 模式探索》，《人口与计划生育》2016 年第 9 期，第 27~28 页。

[102] 裴默涵：《整合型老年人健康服务体系研究——英国的案例与思考》，《人口与经济》2019 年第 2 期，第 68~77 页。

[103] 裴晓梅：《为长期照护筹资——关于长期照护保险试点的研究》，北京，北京科学技术出版社，2021 年。

[104] 彭华民：《中国政府社会福利责任——理论范式演变与制度转型创新》，《天津社会科学》2012 年第 6 期，第 77~83 页。

[105] 彭希哲、胡湛：《公共政策视角下的中国人口老龄化》，《中国社会科学》2011 年第 3 期，第 121~138 页。

[106] 彭希哲、宋靓珺、黄剑煜：《中国失能老人长期照护服务使用的影响因素分析》，《人口研究》2017 年第 41 卷第 4 期，第 46~59 页。

[107] 彭宅文:《新社会风险与社会政策改革》,《公共行政评论》2016年第9卷第4期,第64~67页。

[108] 齐海丽:《社会组织参与城市公共服务供给的美国经验及启示》,《学会》2017年第9期,第20~27页。

[109] 齐天骄:《欧洲福利国家长期照护服务变迁及对我国的启示》,《社会保障研究》2021年第6期,第55~64页。

[110] 曲延春:《农村环境治理中的政府责任再论析——元治理视域》,《中国人口·资源与环境》2021年第31卷第2期,第71~79页。

[111] 任勤、何泱泱:《社会养老服务供给主体间的职能与合作》,《四川大学学报(哲学社会科学版)》2016年第3期,第116~122页。

[112] 申喜连、罗丹:《供需矛盾视域下失能老人长期照护问题研究——基于政府责任的反思与重构》,《湘潭大学学报(哲学社会科学版)》2022年第46卷第1期,第58~63页。

[113] 施巍巍:《发达国家老年人长期照护制度研究》,北京,知识产权出版社,2012年。

[114] 史诚、王中华:《老年长期照护服务体系协同治理模型构建与案例研究》,《中国卫生事业管理》2022年第39卷第6期,第401~405页。

[115] 宋全成、孙敬华:《我国建立老年人长期照护制度可行吗?》,《经济与管理评论》2020年第36卷第5期,第65~75页。

[116] 宋士云:《中国社会福利制度的改革与转型》,《河南大学学报(社会科学版)》2010年第50卷第3期,第86~93页。

[117] 宋雪飞、周军、李放:《非营利组织居家养老服务供给:模式、效用及策略——基于南京市的案例分析》,《南京大学学报(哲学·人文科学·社会科学)》2017年第54卷第2期,第145~156页。

[118] 孙建娥、王慧:《城市失能老人长期照护服务问题研究——以长沙市为例》,《湖南师范大学社会科学学报》2013年第42卷第6期,第69~75页。

[119] 孙洁:《我国长期护理保险试点的经验、问题与政策建议》,《价

格理论与实践》2021年第8期,第22~27页。

[120] 孙鹃娟:《健康老龄化视域下的老年照护服务体系——理论探讨与制度构想》,《华中科技大学学报(社会科学版)》2021年第35卷第5期,第1~8页。

[121] 唐钧、冯凌:《长期照护的全球共识和概念框架》,《社会政策研究》2021年第1期,第18~38页。

[122] 唐钧:《老年照护体系的整体效应》,《甘肃社会科学》2022年第4期,第94~104页。

[123] 田蕴祥、杜亚斌:《台湾地区长期照护保险制度发展过程中对日本经验的借鉴研究》,《华北电力大学学报(社会科学版)》2020年第2期,第56~63页。

[124] 涂爱仙:《供需失衡视角下失能老人长期照护的政府责任研究》,《江西财经大学学报》2016年第2期,第70~76页。

[125] 万乐平、韦慧燕、杨光媚等:《基于EQ-5D量表的社区居家老年人医养结合服务需求分析》,《郑州大学学报(医学版)》2022年第57卷第6期,第810~815页。

[126] 万谊娜、考亦娜:《社区长期护理服务资源整合逻辑与实现条件——以上海市为例》,《北京航空航天大学学报(社会科学版)》2021年第34卷第4期,第67~75页。

[127] 汪波、李坤:《国家养老政策计量分析——主题、态势与发展》,《中国行政管理》2018年第4期,第105~110页。

[128] 汪锦军、张长东:《纵向横向网络中的社会组织与政府互动机制——基于行业协会行为策略的多案例比较研究》,《公共行政评论》2014年第5期,第88~108页。

[129] 王常颖、李芬、陈多等:《以人为本的整合型服务模式在英国的实践及经验借鉴》,《中国卫生资源》2019年第22卷第6期,第430~455页。

[130] 王佳林:《长期护理保险制度构建——国际经验及对我国的启示》,《南方金融》2019年第519卷第11期,第3~10页。

[131] 王晶、张立龙:《老年长期照护体制比较——关于家庭、市场和政府责任的反思》,《浙江社会科学》2015年第8期,第60~68页。

[132] 王莉莉：《公办养老机构转制发展现状及对策研究》，《兰州学刊》2019年第2期，第192~208页。

[133] 王莉、王冬：《老人非正式照护与支持政策——中国情境下的反思与重构》，《人口与经济》2019年第5期，第66~77页。

[134] 王莉、余璐：《我国长期照护服务供给——市场化政策、实践与反思》，《中州学刊》2021年第7期，第88~95页。

[135] 王莉：《政府还是家庭——长期照护服务供给责任反思》，《学术论坛》2018年第41卷第5期，第117~124页。

[136] 王浦劬、〔美〕莱斯特·M.萨拉蒙等：《政府向社会组织购买公共服务研究——中国与全球经验分析》，北京，北京大学出版社，2010年，第205~206页。

[137] 王蓉蓉、肖明朝、赵庆华等：《老年人长期照护需求评估研究现状》，《中国老年学杂志》2020年第40卷第12期，第2671~2675页。

[138] 王上、李珊：《国外喘息服务的发展及对我国居家养老的启示》，《东北师大学报（哲学社会科学版）》2014年第6期，第285~287页。

[139] 王雯、朱又妮、叶银：《老年人社区整合型照护服务——国际经验与治理借鉴》，《西安财经大学学报》2022年第35卷第2期，第94~106页。

[140] 王玉芬：《探索医养结合模式的政策思考》，《开放导报》2016年第3期，第75~80页。

[141] 王睍昀、刘亚娜、李春：《政府向社会组织购买养老服务中的责任链条及框架体系构建》，《改革与战略》2015年第2期，第168~172页。

[142] 王震：《居家社区养老服务供给的政策分析及治理模式重构》，《探索》2018年第6期，第116~126页。

[143] 王震：《社区医疗卫生体制改革与治理模式创新》，《社会治理》2018年第1期，第60~66页。

[144] 文太林、张晓亮：《长期护理保险财政补贴研究——基于15个试点城市的比较分析》，《地方财政研究》2020年第1期，第93~100页。

[145] 吴君槐、马琦峰、李蕾等：《长期护理保险失能—照护等级评估制度区域比较研究——以长三角地区10个试点城市为例》，《科学发展》2021年第10期，第105～113页。

[146] 武玲娟：《农村老年人社区养老服务需求及其影响因素分析——基于第四次中国城乡老年人生活状况抽样调查山东省数据》，《山东社会科学》2018年第8期，第97～103页。

[147] 武玉：《医养康养模式的内涵逻辑、国际经验与本土启示》，《老龄科学研究》2022年第10卷第7期，第68～78页。

[148] 夏志强、付亚南：《公共服务多元主体合作供给模式的缺陷与治理》，《上海行政学院学报》2013年第4期，第35～42页。

[149] 肖云：《中国失能老人长期照护服务问题研究》，北京，中国社会科学出版社，2017年，第1版，第143页。

[150] 谢立黎、付敏：《我国老年照护服务供给模式的变迁与选择》，《老龄科学研究》2019年第7卷第4期，第21～30页。

[151] 邢梓琳、杨立雄：《混合福利经济视角下的中国老年长期照护服务体系建构——基于德日韩三国实践经验比较》，《行政管理改革》2022年第5期，第93～103页。

[152] 徐宏、岳乾月：《新时代背景下长期照护服务PPP供给模式研究》，《山东社会科学》2018年第276卷第8期，第92～98页。

[153] 严福长：《健全大城市大养老服务体系的广州谋策》，《社会福利》2021年第8期，第12～15页。

[154] 颜克高、叶静：《社会组织有序发展的理论与现实审视及政策建议》，《领导科学》2020年第22期，第20～23页。

[155] 晏月平、李雅琳：《社会资本视域下失能老人照护情况及生活满意度研究——基于"中国健康与养老追踪调查"的实证分析》，《残疾人研究》2022年第1期，第77～88页。

[156] 杨建海：《失能半失能老人居家养老的社会支持体系研究》，《人民论坛》2019年第19期，第64～65页。

[157] 杨团：《中国长期照护的政策选择》，《中国社会科学》2016年第11期，第88～111页。

[158] 杨燕绥、陈诚诚：《银色经济条件下的医疗服务体系重构——辨析老年长期照护与医疗服务的关系》，《国家行政学院学报》

2017 年第 2 期，第 46～51 页。

[159] 杨哲、王茂福：《日本医养结合养老服务的实践及对我国的启示》，《社会保障研究》2021 年第 1 期，第 93～102 页。

[160] 易艳阳、周沛：《元治理视阈下养老服务供给中的政府责任研究》，《兰州学刊》2019 年第 4 期，第 184～193 页。

[161] 〔英〕R. E. 阿什沃思，〔英〕A. M. 麦克德莫特，〔英〕G. 库里等：《公共行政定性研究的理论化——严谨性与丰富性相结合的多元化》，《国外社会科学》2020 年第 3 期，第 145～159 页。

[162] 〔英〕鲍勃·杰索普：《治理与元治理——必要的反思性、必要的多样性和必要的反讽性》，程浩译，《国外理论动态》2014 年第 5 期，第 14～22 页。

[163] 〔英〕皮特·阿尔科克，〔英〕玛格丽特·梅，〔英〕凯伦·罗林森：《解析社会政策——福利提供与福利治理》，彭华民译，上海，华东理工大学出版社，2017 年，第 101～108 页。

[164] 俞可平：《治理与善治》，北京，社会科学文献出版社，2000 年，第 107～126 页。

[165] 原新、金牛：《中国医养结合模式治理的基点、焦点和要点》，《河海大学学报（哲学社会科学版）》2021 年第 23 卷第 2 期，第 71～78 页。

[166] 曾凡军、潘懿：《基层治理碎片化与整体性治理共同体》，《浙江学刊》2021 年第 53 期，第 64～71 页。

[167] 曾凡军、韦彬：《后公共治理理论——作为一种新趋向的整体性治理》，《天津行政学院学报》2010 年第 12 卷第 2 期，第 59～64 页。

[168] 张桂敏、吴湘玲：《社会组织参与居家养老服务的规则探析——基于应用规则的逻辑》，《西北人口》2021 年第 42 卷第 3 期，第 52～62 页。

[169] 张慧芳、雷咸胜：《我国探索长期护理保险的地方实践、经验总结和问题研究》，《当代经济管理》2016 年第 9 期，第 91～97 页。

[170] 张继元、王建云、周富玲：《社商协作的多层次长期护理保险体系研究——学界探讨、业界探索与国际经验》，《华东理工大学

学报（社会科学版）》2018 年第 33 卷第 4 期，第 93~98 页。

[171] 张举国：《"一核多元"：元治理视阈下农村养老服务供给侧结构性改革》，《求实》2016 年第 11 期，第 80~88 页。

[172] 张瑞利、祝建华：《失能老人照护服务碎片化及其整体性治理研究》，《中州学刊》2022 年第 2 期，第 80~86 页。

[173] 张思锋：《中国养老服务体系建设中的政府行为与市场机制》，《社会保障评论》2021 年第 5 卷第 1 期，第 129~145 页。

[174] 张盈华：《老年长期照护的风险属性与政府职能定位——国际的经验》，《西北大学学报（哲学社会科学版）》2012 年第 42 卷第 5 期，第 40~46 页。

[175] 章晓懿、马德秀、陈谦谦：《整合照料视角下的老年家庭照护床位政策研究》，《今日科苑》2021 年第 7 期，第 3~12 页。

[176] 赵怀娟：《老年人长期照护服务主体与服务组合研究》，北京，人民出版社，2020 年，第 202~203 页。

[177] 赵建国、邵思齐：《日本地域综合照护服务体系的维度分析与启示》，《社会科学战线》2019 年第 11 期，第 270~274 页。

[178] 郑秉文：《改革开放 30 年中国流动人口社会保障的发展与挑战》，《中国人口科学》2008 年第 5 期，第 2~17 页。

[179] 郑功成：《中国社会保障 70 年发展（1949~2019）：回顾与展望》，《中国人民大学学报》2019 年第 33 卷第 5 期，第 1~16 页。

[180] 郑伟、姚奕、刘子宁等：《长期护理保险制度的评估框架及应用——基于三个案例的分析》，《保险研究》2022 年第 10 期，第 65~78 页。

[181] 郑雄飞：《一种伙伴关系的建构——我国老年人长期照护问题研究》，《华东师范大学学报（哲学社会科学版）》2012 年第 44 卷第 3 期，第 141~148 页。

[182] 钟仁耀：《提升长期护理服务质量的主体责任研究》，《社会保障评论》2017 年第 1 卷第 3 期，第 79~95 页。

[183] 朱浩：《中国养老服务市场化改革三十年的回顾与反思》，《中州学刊》2017 年第 8 期，第 66~72 页。

[184] 朱铭来、王本科：《商业健康保险的"十三五"回顾和"十四

五"发展展望》,《中国保险》2021年第5期,第8~12页。

[185] 朱天飚:《〈社会科学中的研究设计〉与定性研究》,《公共行政评论》2015年第8卷第4期,第63~68页。

[186] 竺乾威:《从新公共管理到整体性治理》,《中国行政管理》2008年第10期,第52~58页。

[187] Abrahamson, P., Boje, T. B., Greve, B. : *Welfare and Families in Europe*, Aldershot: Ashgate, 2005.

[188] Alaszewski, A., Baldock, J., Billings, J., et al. : "Providing Integrated Health and Social Care for Older Persons in the United Kingdom", *Centre for Health Services Studies*, 2003.

[189] Alaszewski, A. M., Billings, J. R. : "Integrated Health and Social Care for Older Persons: Theoretical and Conceptual Issues", *Providing Integrated Health and Social Care for Older Persons*, 2017, 47 (4), 86-96.

[190] Alcock, P. : "From Partnership to the Big Society: the Third Sector Policy Regime in the UK", *Nonprofit Policy Forum*, 2015, 7 (2), 95-116.

[191] Anttonen, A., Haïkïö, L. : "Care 'going market': Finnish Elderly-Care Policies in Transition", *Nordic Journal of Social Research*, 2011 (Special Issue), 71-90.

[192] Anttonen, A., Meagher, G., Vad, M., et al. : *Szebehely M. (eds) Marketisation in Nordic Eldercare: a Research Report on Legislation, Oversight, Extent and Consequences*, Stockholm: Stockholm University, 2013.

[193] Anttonen, A., Sipilä, J. : "European Social Care Services: Is It Possible to Identify Models?", *Journal of European Social Policy*, 1996, 6 (2), 87-100.

[194] Arlotti, M., Aguilar, H. M. : "The Vicious Layering of Multilevel Governance in Southern Europe: the Case of Elderly Care in Italy and Spain", *Social Policy & Administration*, 2018 (52), 646-661.

[195] August, O. : "Equity Choices and Long-term Care Policies in

Europe: Allocating Resources and Burdens in Austria, Italy, the Netherlands and the United Kingdom", *Routledge Revivals*, 2017.

[196] Ayer, S., Alaszewski, A.: *Community Care and the Mentally Handicapped: Services for Mothers and Their Mentally Handicapped Children*, London: Routledge & Kegan Paul, 1984.

[197] Baines, D., Cunningham, I.: "Care Work in the Context of Austerity", *Competition and Change*, 2015, 19 (3), 183-193.

[198] Barbazza, E., Tello, J. E.: "A Review of Health Governance: Definitions, Dimensions and Tools to Govern.", *Health Policy*, 2014, 116 (1), 1-11.

[199] Barron, D. N., West, E.: "The Quasi-market for Adult Residential Care in the UK: Do for-Profit, Not-for-Profit or Public Sector Residential Care and Nursing Homes Provide Better Quality Care?", *Social Science & Medicine*, 2017, 179 (4), 137-146.

[200] Batljan, I., Lagergren, M.: "Future Demand for Formal Long-term Care in Sweden", *European Journal Ageing*, 2005 (2), 216-224.

[201] Baxter, K., Wilberforce, M., Glendinning, C., et al.: "Personal Budgets and the Workforce Implications for Social Care Providers: Expectations and Early Experiences", *Social Policy & Society*, 2011, 10 (1), 55-65.

[202] Baxter, S., Johnson, M., Chambers, D., et al.: "The Effects of Integrated Care: a Systematic Review of UK and International Evidence", *BMC Health Services Research*, 2018, 18 (1), 350.

[203] Bettio, F., Simonazzi, A., Villa, P.: "Change in Care Regimes and Female Migration: the 'Care Drain' in the Mediterranean", *Journal of European Social Policy*, 2006, 16 (3), 271-285.

[204] Borzaga, C., Defourny, J.: *The Emergence of Social Enterprise*, New York: Routledge, 2004.

[205] Bouget, D., Saraceno, C., Spasova, S.: "Towards New Work-life Balance Policies for those Caring for Dependent Relatives?", *Social Policy in the European Union State of Play*, Brussels: ETUI, 2017.

[206] Bowman, C., Whistler, J., Ellerby, M.: "A National Census of Care

Home Residents", *Age and Ageing*, 2004, 33 (6), 561-566.

[207] Boyle, S.: "United Kingdom (England): Health System Review", *Health Systems in Transition*, 2011, 13 (1), 1-483.

[208] Brandsen, T., Pestoff, V.: "The Third Sectorand the Delivery of Public Services", *Public Management Review*, 2006, 8 (4), 493-501.

[209] Bremer, P., Challis, D., Hallberg, I. R., et al.: "Informal and Formal Care: Substitutes or Complements in Care for People with Dementia? Empirical Evidence for 8 European Countries", *Health Policy*, 2017, 121 (6), 613-622.

[210] Brennan, D., Cass, B., Himmelweit, S., et al: "The Marketisation of Care: Rationales and Consequences in Nordic and Liberal Care Regimes.", *Journal of European Social Policy*, 2012, 22 (4), 377-391.

[211] Brown, J. R., Finkelstein, A.: "The Private Market for Long-term Care Insurance in the U. S.: a Review of the Evidence", *Journal of Risk and Insurance*, 2009, 76 (1), 5-29.

[212] Brown, M., McCool, B. P.: "Vertical Integration: Exploration of a Popular Strategic Concept", *Health Care Management Review*, 1986, 11 (4), 7-19.

[213] Brugiavini, A., Carrino, L., Orso, C. E., et al.: *Vulnerability and Long-term Care in Europe: an Economic Perspective*, London. Palgrave Macmillan, 2017, 60-75.

[214] Burau, V., Robert, H., Theobald, B.: *Governing Home Care: a Cross-national Comparison*, MA: Edward Elgar, 2007, 31.

[215] Carrera, F., Pavolini, E., Ranci, C., et al.: "Long-term Care Systems in Comparative Perspective: Care Needs, Informal and Formal Coverage, and Social Impacts in European Countries", *Reforms in Long-term Care Policies in Europe*, New York: Springer, 2013, 23-52.

[216] Chou, Y. C., Tzou, P. Y., Pu, C. Y., et al.: "Respite Care as a Community Care Service: Factors Associated with the Effects on

Family Carers of Adults with Intellectual Disability in Taiwan", *Journal of Intellectual & Developmental Disability*, 2008, 33 (1), 12-21.

[217] Colebatch, H. K.: "Making Sense of Governance", *Policy and Society*, 2014, 33 (4), 307-316.

[218] Colombo, F., et al.: "Help Wanted? Providing and Paying for Long-term Care", *OECD Health Policy Studies*, OECD Publishing, 2011, 40.

[219] Comas, H. A., Wittenberg, R., Pickard, L.: "The Long Road to Universalism? Recent Developments in the Financing of Long-term Care in England", *Social Policy & Administration*, 2010, 44 (4), 375-391.

[220] Cornell, P. Y., Grabowski, D. C., Cohen, M., et al.: "Medical Underwriting In Long-term Care Insurance: Market Conditions Limit Options for Higher-risk Consumers", *Health Affairs*, 2016, 35 (8), 1494-1503.

[221] Costa, FF. J., Gori, C., Santana, S.: "Financing Long-term Care in Southwest Europe: Italy, Portugal and Spain", Costa, F. J., Courbage, C.: *Financing Long-term Care in Europe: Institutions, Markets and Models*, Basingstoke: Palgrave Macmillan, 2012.

[222] Costa, F. J., Patxot, C.: "The Design of the Long-term Care System in Spain: Policy and Financial Constraints", *Social Policy & Society*, 2005, 4 (1), 11-20.

[223] CostaZ, F. J., Patxot, C.: "The Intergenerational Impact of Long-term Care Financing Alternatives in Spain", *The Geneva Papers on Risk and Insurance*, 2004, 29 (4), 599-619.

[224] Courbage, C., Montoliu, M. G., Wagner, J.: "The Effect of Long-term Care Public Benefits and Insurance on Informal Care from Outside the Household: Empirical Evidence from Italy and Spain", *The European Journal Health Economics*, 2020 (21), 1131-1147.

[225] Courtemanche, C., He, D.: "Tax Incentives and the Decision to Purchase Long-term Care Insurance", *Journal of Public Economics*,

2009, 93 (1-2), 296-310.

[226] Courtin, E., Jemiai, N., Mossialos, E.: "Mapping Support Policies for Informal Carers across the European Union", *Health Policy*, 2014, 118 (1), 84-94.

[227] Coxon, K., Billings, J., Alaszewski, A.: "Providing Integrated Health and Social Care for Older Persons in the United Kingdom", *Providing Integrated Health and Social Care for Older Persons: a European Overview of Issues at Stake*, Aldershot: Ashgate, 2004.

[228] Cylus, J., Richardson, E., Findley, L., et al: "United Kingdom: Health System Review", *Health Systems Transition*, 2015, 17 (5), 1-126.

[229] Daly, M., Lewis, J.: "The Concept of Social Care and the Analysis of Contemporary Welfare States", *British Journal of Sociology*, 2000, 51 (2), 281-298.

[230] Daly, M., Rake, K.: *Gender and the Welfare State: Care, Work and Welfare in Europe and the USA*, Cambridge: Polity Press, 2003.

[231] Deusdad, B., Comas-d'Argemir, D., Dziegielewski, S.: "Restruturing Long-Term Care in Spain: the Impact of the Economic Crisis on Social Policies and Social Practice.", *Journal of Social Service Research*, 2016, 42 (2), 246-262.

[232] Dickinson, A.: "Implementing the Single Assessment Process: Opportunities and Challenges", *Journal of Interprofessional Care*, 2006, 20 (4), 365-379.

[233] Donnelly, S.: *I'd Prefer to Stay at Home but I don't Have a Choice: Meeting Older People's Preference for Care: Policy, but What about Practice?*, Dublin: University College Dublin, 2016.

[234] Dunleavy, P., Margetts, H., Bastow, S., et al: *Digital Era Governance: IT Corporations, the State, and E-government*, Oxford: Oxford University Press, 2006.

[235] Dyer, S. M., Valeri, M., Arora, N., et al.: *Review of International Systems for Long-term Care of Older People*, Adelaide: Flinders University, 2019.

[236] Emerson, K., Nabatchi, T., Balogh, S.: "An Integrative Framework

for Collaborative Governance", *Journal of Public Administration Research and Theory*, 2011 (5), 1-29.

[237] Eng, C., Pedulla. J., Eleazer, P. G., et al.: "Program of All-inclusive Care for the Elderly (PACE): an Innovative Model of Integrated Geriatric Care and Financing", *Journal of the American Geriatrics Society*, 1997, 45 (2), 223-232.

[238] Erlandsson, S., Storm, P., Stranz, A., et al.: *Marketising Trends in Swedish Eldercare: Competition, Choice and Calls for Stricter Regulation*, Stockholm: Stockholm University, 2013.

[239] Esping, A. G.: *Social Foundations of Postindustrial Economies*, Oxford: Oxford University Press, 1999.

[240] Eugene, L.: *Helping the Elderly: the Complementary Roles of Informal Networks and Formal Systems*, New York: Guilford Press, 1985.

[241] Evashwick, C. J.: *The Continuum of Long-term Care*, 3rd ed., London: Cengage Learning, 2005.

[242] Evers, A.: "Part of the Welfare Mix: the Third Sector as An Intermediate Area", *Voluntas*, 1995, 6 (2), 159-182.

[243] Evers, A., Pijl, M., Ungerson, C.: *Payments for Care: a Comparative Overview*, Aldershot: Avebury, 1994.

[244] Fernandez, D. L.: "Measuring Inefficiency in Long-term Care Commissioning: Evidence from English Local Authorities", *Applied Economic Perspectives and Policy*, 2012, 34 (2), 275-299.

[245] Ferrera, M.: "Welfare State Reform in Southern Europe: Fighting Poverty and Social Exclusion in Greece, Italy, Spain and Portugal", *Routledge /EUI Studies in the Political Economy of Welfare*, 2005.

[246] Forder, J., Allan, S.: "The Impact of Competition on Quality and Prices in the English Care Homes Market", *Journal of Health Economics*, 2014 (34), 73-83.

[247] Foster, L., Brown, R., Phillips, B., et al.: "Improving the Quality of Medicaid Personal Assistance through Consumer Direction", *Health Affairs*, 2003, 22 (3), 162-175.

[248] Fowler, A.: "Civil Society Research Funding from a Global

[249] Frahm, K. A., Martin, L. L.: "From Government to Governance: Implications for Social Work Administration", *Administration in Social Work*, 2009, 33 (4), 407-422.

[250] Frericks, P., Jensen, P. H., Pfau, E. B.: "Social Rights and Employment Rights Related to Family Care: Family Care Regimes in Europe", *Journal Aging Studies*, 2014, 29 (4), 66-77.

[251] Garms, H. V., Busse, R.: "Monitoring the Quality of Long-Term care in Germany, Regulating Long-Term Care Quality: an International Comparison", Mor, V., Leone, T., Maresso, A., Cambridge: Cambridge University Press, 2014, 67-101.

[252] Geerts, J., Van den Bosch, K.: "Transitions in Formal and Informal Care Utilisation amongst Older Europeans: the Impact of National Contexts", *European Journal of Ageing*, 2011, 9 (1), 27-37.

[253] Geraedts, M., Harrington, C., Schumacher D., et al: "Trade-off between Quality, Price, and Profit Orientation in Germany's Nursing Homes", *Ageing International*, 2016, 41, 89-98.

[254] Geyer, J.: "Notes About Comparing Long-term Care Expenditures Across Countries", *International Journal of Health Policy and Management*, 2020, 9 (2), 80-82.

[255] Glendinning, C.: "Home Care in England: Markets in the Context of Under-Funding", *Health and Social Care in the Community*, 2012, 20 (3), 292-299.

[256] Glendinning, C., Kemp, P.: *Cash and Care: Policy Challenges in the Welfare State*, Bristol: Policy Press, 2006, 132-133.

[257] Grand, J. L., Bartlett, W.: *Quasi-markets and Social Policy*, Basingstoke, Hampshire: Macmillan Press, 1993.

[258] Greener, I.: "Markets in the Public Sector: When Do They Work, and What Do We Do When They Don't?", *Policy & Politics*, 2008, 36 (1), 93-108.

[259] Gröne, O., Garciabarbero, M.: "Integrated Care: a Position paper of the WHO European Office for Integrated Health Care Services", *International Journal of Integrated Care*, 2001 (1), 21.

[260] Guo, J., Konetzka, R. T., Magett, E., et al.: "Quantifying Long-term Care Preferences", *Medical Decision Making*, 2015, 35 (1), 106-113.

[261] Hanly, P., Sheerin, C., Hanly, P., et al.: "Valuing Informal Care in Ireland: Beyond the Traditional Production Boundary", *Economic & Social Review*, 2017, 48 (3), 337-364.

[262] Hardy, B., Mur-Veemanu, I. Steenbergen, M.: "Interagency Services in England and the Netherlands: a Comparative Study of Care Development and Delivery", *Health Policy*, 1999, 48 (2), 87-105.

[263] Harrington, C., Choiniere, J., Goldmann, M., et al.: "Nursing Home Staffing Standards and Staffing Levels in Six Countries", *Journal Nurse Scholarsh*, 2012, 44 (1), 88-98.

[264] Harris, K. L., Sengupta, M., Lendon, J. P., et al.: "Long-term Care Providers and Services Users in the United States, 2015～2016", *Vital and Health Statistics*, 2019, 3 (43), 9.

[265] Harrison, S., Wistow G.: "The Purchaser/Provider Split in English Health Care: Towards Explicit Rationing?", *Policy and Politics*, 1992 (20), 123-130.

[266] Hartnell, C.: *The Community Care Handbook: the Reformed System Explained*, New York: London Age Concern, 1995.

[267] Hicks, P.: "Toward Holistic Governance: the New Reform Agenda", *Public Productivity and Management Review*, 2002 (4), 76-78.

[268] Hill, R.: "Integrated Care: Foundation Trust or Social Enterprise?", *Journal of Integrated Care*, 2007, 15 (1), 20-23.

[269] Hohnerlein, E. M.: "Long-term Care Benefits and Services in Italy", Becker, U., Reinhard, H. J: *Long-term Care in Europe*, Cham: Springer, 2018.

[270] Hood, C.: "Contemporary Public Management: a New Global Paradigm?", *Public Policy & Administration*, 1995, 10 (2),

104-117.

[271] Jagger, C., Matthews, R., Lindesay, J., et al.: "The Impact of Changing Patterns of Disease on Disability and the Need for Long-term Care", *Eurohealth*, 2011, 17 (2), 8-20.

[272] Jessop, B.: "The Changing Governance of Welfare: Recent Trends in Its Primary Functions, Scale and Modes of Coordination", *Social Policy and Administration*, 1999 (33), 348-359.

[273] Jessop, B.: *The Future of the Capitalist State*, Cambridge: Polity Press, 2002, 242-243.

[274] Johnson, N.: *Mixed Economics of Welfare: a Comparative Perspective*, London: Prentice Hall Europe, 1999.

[275] Johri, M., Beland, F., Bergman, H.: "International Experiments in Integrated Care for the Elderly: a Synthesis of the Evidence", *International Journal of Geriatric Psychiatry*, 2003, 18 (3), 222-235.

[276] Kaye, H. S., Harrington, C., LaPlante, M. P.: "Long-term Care: Who Gets It, Who Provides It, Who Pays, and How Much?", *Health Affairs*, 2010, 29 (1), 11-21.

[277] Kaye, H. S., Harrington, C.: "Long-term Services and Supports in the Community: Toward a Research Agenda", *Disability and Health Journal*, 2015, 8 (1), 3-8.

[278] Keen, J., Denby, T.: "Partnerships in the Digital Age", *International Perspective on Health and Social Care: Partnership Working in Action*, Oxford: Blackwell Publishing Ltd., 2009.

[279] Kendall, J.: *Handbook on Third Sector Policy in Europe: Multi-level Processes and Organized Civil Society*, Cheltenham: Edward Elgar, 2009.

[280] Ktinemund, H., Rein, M.: "There is More to Receiving than Needing: Theoretical Arguments and Empirical Explorations of Crowding in and Crowding out", *Ageing and Society*, 1999, 19 (1), 93-121.

[281] Land, H., Himmelweit, S.: *Who Cares: Who Pays, A Report on Personalisation in Social Care*, London: UNISON, 2010, 16-18.

[282] Lehning, A. J., Austin, M. J.: "Long-term Care in the United States: Policy Themes and Promising Practices", *Journal Gerontol Social Work*, 2010, 53 (1), 43-63.

[283] León, M., Pavolini, E.: "'Social Investment' or Back to 'Familism': the Impact of the Economic Crisis on Family and Care Policies in Italy and Spain", *South European Society and Politics*, 2014, 19 (3), 353-369.

[284] Leutz, W. N.: "Five Laws for Integrating Medical and Social Services: Lessons from the United States and the United Kingdom", *The Milbank Quarterly*, 1999, 77 (1), 77-110.

[285] Lewis, J., Glennerster, H.: *Implementing the New Community Care*, Buckingham: Open University Press, 1996.

[286] Lewis, J.: "New Labour's Approach to the Voluntary Sector: Independence and the Meaning of Partnership", *Social Policy and Society*, 2005 (4), 121-131.

[287] Lloyd, J., Wait, S.: *Integrated Care: a Guide for Policymakers*, London: Alliance for Health and the Future, 2006.

[288] Lottmann, R., Lowenstein, A., Katz, R.: "A German-Israeli Comparison of Informal and Formal Service Use Among Aged 75+", *Journal of Cross-cultural Gerontology*, 2013, 28 (2), 132.

[289] Malley, J., Fernandez, J. L., Anigbogu, B.: "Care Regimes on the Move in Europe (CROME)", Internal Report, England Personal Social Services Research Unit, London, 2010.

[290] Means, R., Morbey, H., Smith, R.: *From Community Care To Market Care? The Development of Welfare Services for Older People*, Bristol: Bristol University Press, 2002.

[291] Michel, J. P., Leonardi, M., Martin, M., et al.: "WHO's Report for the Decade of Healthy Ageing 2021-30 Sets the Stage for Globally Comparable Data on Healthy Ageing", *The Lancet Public Health*, 2021, 2 (3), 121-122.

[292] Milstein, R., Blankart, C. R.: "The Health Care Strengthening Act: the Next Level of Integrated Care in Germany", *Health Policy*, 2016,

120 (5), 445-451.

[293] Mor, V., Maresso, A.: "Provision of Health Services: Long-term Care", *Health Care Systems and Policies*, 2016.

[294] Mot, E., Aniko, B.: "Performance of Long-term Care Systems in Europe", *Social Science Electronic Publishing*, 2013 (6), 26.

[295] Motel, K. A., Tesch, R. C., Von Kondratowitz, H. J.: "Welfare States do not Crowd out the Family: Evidence for Mixed Responsibility from Comparative Analyses", *Ageing and Society*, 2005, 25 (6), 863-882.

[296] Moudouni, D. M., Ohsfeldt, R. L., Miller, T. R., et al.: "The Relationship between Formal and Informal Care among Adult Medicaid Personal Care Services Recipients", *Health Service Research*, 2012, 47 (4), 1642-1659.

[297] Mur-Veeman, I., van Raak, A., Paulus, A.: "Comparing Integrated Care Policy in Europe: Does Policy Matter?", *Health Policy*, 2008, 85 (2), 172-183.

[298] Nancy, G.: "The National Family Caregiver Support Program: a Multivariate Examination of State-Level Implementation", *Journal of Aging & Social Policy*, 2010, 22 (3), 249-266.

[299] National Health Service: *Five Year Forward View*, London: National Health Service, 2014.

[300] Neubourg, D., Sigg, R., Behrendt, C.: "The Welfare Pentagon and the Social Management of Risks", *Social Security in the Global Village*, 2002.

[301] Nies, H., Philip, C. B.: *Integrating Services for Older People: a Resource Book for Managers*, Dublin: European Health Management Association, 2004.

[302] Norton, E. C., Newhouse, J. P.: "Policy Options for Public Long-term Care Insurance", *Journal of the American Medical Association*, 1994, 271 (19), 1520-1524.

[303] Pape, U., Brandsen, T., Pahl, J. B., et al.: "Changing Policy Environments in Europe and the Resilience of the Third Sector",

Voluntas, 2020 (31), 238-249.

[304] Pavolini, E., Ranci, C.: "Restructuring the Welfare State: Reforms in Long-term Care in Western European Countries", *Journal of European Social Policy*, 2008, 18 (3), 246-259.

[305] Perri, 6: *Holistic government*, London: Demos, 1997.

[306] Perri, 6: "Joined-up Government in the Western World in Comparative Perspective: a Preliminary Literature Review and Exploration", *Journal of Public Administration Research and Theory*, 2004, 14 (1), 103-138.

[307] Perri, 6: "Joined-up Government in the Western World in Comparative Perspective: a Preliminary Literature Review and Exploration", *Journal of Public Administration Research and Theory*, 2004, 14 (1), 103-138.

[308] Perri, 6, Leat, D., Seltzer, K., et al.: *Governing in the Round: Strategies for Holistic Government*, London: Demos, 1999.

[309] Perri, 6, Leat, D., Seltzer, K., et al.: *Towards Holistic Governance: the New Reform Agenda*, New York: Palgrave Macmillan, 2002.

[310] Pestoff, V.: *Beyond the Market and State: Social Enterprises and Civil Democracy in a Welfare Society*, Aldershot: Ashgate, 1998.

[311] Petersen, O., Hjelmar, U.: "Marketization of Welfare Services in Scandinavia: a Review Swedish and Danish Experiences", *Scandinavian Journal of Public Administration*, 2014, 17 (4), 3-20.

[312] Pfau, E. B., Geissler, B.: *Care and Social Integration in European Societies*, Cambridge: Polity Press, 2005.

[313] Pfau, E. B., Jensen, P. H., Och, R.: "Tensions between 'Consumerism' in Elderly Care and the Social Rights of Family Carers: a German-Danish Comparison", *Nordic Journal of Social Research*, 2011 (Special Issue), 1-22.

[314] Pfau, E. B.: "Welfare State Policies and the Development of Care Arrangements", *European Societies*, 2005, 7 (2), 321-347.

[315] Pollitt, C.: "Joined-up Government: a Survey", *Political Studies*

Review, 2003, 1 (1), 34-49.

[316] Ranci, C., Pavolini, E.: *Reforms in Long-term Care Policies in Europe: Investigating Institutional Change and Social Impacts*, New York, Dordrecht, Heidelberg, London: Springer, 2013.

[317] Razavi, S.: *The Political and Social Economy of Care in a Development Context*, Geneva: United Nations Research Institute for Social Development (UNRISD), 2007, 20-21.

[318] Reinhard, S. C., Bemis, A., Huhtala, N.: *Defining Respite Care: Community Living Exchange*, America: Rutgers Center for State Health Policy, 2005.

[319] Rhodes, R. A. W.: *Waves of Governance*, Oxford: Oxford University Press, 2012, 33-48.

[320] Rice, T., Rosenau, P., Unruh, L. Y., et al.: "United States of America: Health System Review", *Health Systems in Transition*, 2013, 15 (3), 56.

[321] Robinson, R.: "The Finance and Provision of Long-term Care for Elderly People in the UK: Recent Trends, Current Policy and Future Prospects", *Journal of Population & Social Security*, 2002, 1 (2), 33-42.

[322] Rodrigues, R., Glendinning, C.: "Choice, Competition and Care-developments in English Social Care and the Impacts on Providers and Older Users of Home Care Services", *Social Policy & Administration*, 2015, 49 (5), 649-664.

[323] Roit, B. D., Bihan, B. L.: "Similar and yet so Different: Cash-for-Care in Six European Countries' Long-term Care Policies", *The Milbank Quarterly*, 2010, 88 (3), 286-309.

[324] Rose, R.: "Common Goals but Different Roles: the State's Contribution to the Welfare Mix", *The Welfare State: East and West*, New York: Oxford University Press, 1986.

[325] Salamon, L. M.: *America's Nonprofit Sector: a Primer*, New York: Foundation Center, 1992.

[326] Schulz, R., Eden, J.: "Family Caregiving Roles and Impacts",

Families Caring for an Aging America, Washington, D. C.: National Academies Press, 2016.

[327] Seddon, D., Robinson, C.: "Carer Assessment: Continuing Tensions and Dilemmas for Social Care Practice", *Health Social Care Community*, 2015, 23 (1), 14-22.

[328] Smouts, M. C.: "The Proper Use of Governance in International Relations", *International Social Science Journal*, 1998, 50 (155), 81-89.

[329] Stabile, M., Laporte, A., Coyte, C.: "Household Responses to Public Home Care Programs", *Journal of Health Economics*, 2006, 25, 647-701.

[330] Staicovici, S.: "Respite Care for all Family Caregivers: the Life Span Respite Care Act", *Journal of Contemporary Health Law & Policy*, 2003, 20 (1), 243-272.

[331] Stephens, K. A., Constance, V. E., Brenda, M., et al.: "Defining and Measuring Core Processes and Structures in Integrated Behavioral Health in Primary Care: a Cross-model Framework", *Translational Behavioral Medicine*, 2020, 10 (3), 527-538.

[332] Stevenson, D., Bramson, J.: *Regulation of Long-term Care in the United States, Regulating Long-term Care Quality: an International Comparison*, Cambridge: Cambridge University Press, 2014.

[333] Szebehely, M., Trydegård, G. B.: "Home Care for Older People in Sweden: a Universal Model in Transition", *Health & Social Care in the Community*, 2012, 20 (3), 300-309.

[334] Tell, E. J., Cohen, M. A.: "The States Can't Wait: the Long-term Care Financing Imperative", *Generations*, 2019, 43 (1), 51-56.

[335] Theobald, H., Szebehely, M., Saito, Y., et al.: "Marketisation Policies in Different Contexts: Consequences for Home-care Workers in Germany, Japan and Sweden", *International Journal of Social Welfare*, 2018, 27 (3), 215-225.

[336] Thorlby, R., Starling, A., Broadbent, C., et al.: *What's the Problem with Social Care, and Why Do We Need to Do Better?*, London: The

King's Fund, 2018.

[337] Torp, S., Bing, J. P. C., Hanson, E.: "Experiences with Using Information and Communication Technology to Build a Multi-municipal Support Network for Informal Carers", *Medical Informatics*, 2013, 38 (3), 265-279.

[338] Trigg, L.: *Improving the Quality of Residential Care for Older People: a Study of Government Approaches in England and Australia*, London: London School of Economics and Political Science, 2018.

[339] Twigg, J.: "The Medical-social Boundary and the Location of Personal Care, Care Services for Later Life: Transformations and Critiques", *British Society of Gerontology*, 2000, 48-57.

[340] van Exel. J., Morée, M., Koopmanschap, M., et al.: "Respite Care: an Explorative Study of Demand and Use in Dutch Informal Caregivers", *Health Policy*, 2006, 78 (2-3), 194-208.

[341] van Houtven C. H., Norton, E. C.: "Informal Care and Health Care Use of Older Adults", *Journal of Health Economics*, 2004, 23 (6), 1159-1180.

[342] Verbakel, E.: "How to Understand Informal Caregiving Patterns in Europe? The Role of Formal Long-Term Care Provisions and Family Care Norms", *Scandinavian Journal of Public Health*, 2018, 46 (4), 436-447.

[343] WHO: "Framework for Countries to Achieve an Integrated Continuum of Long-term Care", 2021.

[344] WHO: "Germany: Country Case Study on the Integrated Delivery of Long Term Care", WHO2020.

[345] WHO: "Global Strategy and Action Plan on Ageing and Health", 2016.

[346] WHO: "Integrated CARE for Older People (ICOPE): Guidance for Person-centred Assessment and Pathways in Primary Care", 2019.

[347] WHO: "Integration of Health Care Delivery: Report of a WHO Study Group", 1996.

[348] WHO: "Rebuilding for Sustainability and Resilience: Strengthening

the Integrated Delivery of Long-Term Care in the European Region", 2022.

[349] WHO: "Country Assessment Framework for the Integrated Delivery of Long-term Care", 2019.

[350] WHO: "WHO Regional Consultation on Strengthening Integrated Long-term Care Provision", 2021.

[351] WHO: "World Report on Ageing and Health", 2015.

[352] Wiener J. M.: "Long-term Care Financing, Service Delivery and Quality Assurance: the International Experience", *Handbook of Aging and the Social Sciences*, 7th ed., London: Elsevier, 2011, 309–322.

[353] Wijkström, F., Zimmer, A.: "Nordic Civil Societies at a Crossroads", *Transforming the Popular Movement Tradition*. Baden-Baden: Nomos, 2011.

[354] Winblad, U., Blomqvist, P., Karlsson, A.: "Do Public Nursing Home Care Providers Deliver Higher Quality than Private Providers? Evidence from Sweden", *BMC Health Services Research*, 2017, 17 (1), 487–498.

[355] Zimmer, A., Gärtner, J., Priller, E., et al.: "The Legacy of Subsidiarity: the Nonprofit Sector in Germany", Zimmer, A., Priller, E., *Future of Civil Society: Making Central European Nonprofit Organizations Work*, Wiesbaden: Springer fachmedien, 2004.